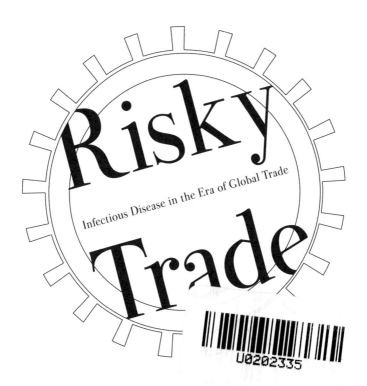

Risky Trade

Infectious Disease in the Era of Global Trade

U0202335

全球化的疾病风险

Ann Marie Kimball

[美] 安·玛丽·金博尔 —— 著 | 尹俊波 等 —— 译

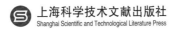

上海科学技术文献出版社
Shanghai Scientific and Technological Literature Press

图书在版编目（CIP）数据

全球化的疾病风险 / （美）安·玛丽·金博尔著；尹俊波等
译 . 一上海：上海科学技术文献出版社 ,2021
ISBN 978-7-5439-8276-5

Ⅰ . ①全… Ⅱ . ①安… ②尹… Ⅲ . ①传染病防治—研
究—世界 Ⅳ . ① R183

中国版本图书馆 CIP 数据核字 (2021) 第 027625 号

Ann Marie Kimball: Risky Trade: Infectious Disease in the Era of Global Trade, 1st edition/ISBN: 9780754644071

译者：
第一章 / 王中立；第二章 / 何琳；第三章 / 谢红；第四章 / 尹俊波；第五章 / 李茜；
第六章 / 林东涛；第七章 / 熊婉；第八章 / 万学红 雷丽敏；第九章 / 万学红 邓洪

组稿编辑：朱文秋　　　　　　　　特约编辑：叶 尧
责任编辑：李 莺　刘蔓仪　　　　封面设计：安克晨

全球化的疾病风险
QUANQIUHUA DE JIBING FENGXIAN
[美] 安·玛丽·金博尔　著　尹俊波　等译
出版发行：上海科学技术文献出版社
地　　址：上海市长乐路 746 号
邮政编码：200040
经　　销：全国新华书店
印　　刷：上海中华商务联合印刷有限公司
开　　本：890mm×1240mm　1/32
印　　张：10.125
字　　数：220 000
版　　次：2021 年 12 月第 1 版　2021 年 12 月第 1 次印刷
书　　号：ISBN 978-7-5439-8276-5
定　　价：69.80 元
http://www.sstlp.com

序

我在许多国家工作过，三十年来亲眼见证了感染性疾病的暴发和反复流行。同时，我有幸在世界卫生组织工作，亲自了解了全球贸易时代的疾病国际大流行，看到了世界各国为对抗公共卫生风险而做出的努力。正如安·玛丽·金博尔博士在其《全球化的疾病风险》一书中所言，微生物有着极强的适应能力，能通过变异和自然选择，生存和繁殖下去。它们也不断通过公共卫生的薄弱环节和人类的高风险行为寻找进攻人类的突破口，同时借助人、昆虫、食物、动物和生物制品等载体在全球到处传播。

所幸的是，在病原体随时可以跨越国境线的同时，人类关于感染性疾病暴发的资讯也在信息高速公路上快速传播；并且，各国政府、科学家还有公共卫生专家都在不断努力甄别和预防这些危害公共健康和经济秩序的感染性疾病。金博尔博士在书里详细描述了 2003 年的严重急性呼吸综合征（SARS）暴发，明确指出仅靠某一国家自身的力量远远不足以报告和应对感染性疾病，建议综合全世界的力量，在互联网的帮助下共同应对疾病流行。在 SARS 暴发期间，各国均接受了前所未有的挑战，遵从统一的规范和要求，例如实时在网上报告 SARS 疑似病例。当时对国际旅客进行严格筛查，以防止 SARS 患者或有接触史的人穿越国境。后来还要求旅客推迟前往 SARS 发生国家的旅行计划。

感染性疾病暴发不仅导致个人的苦难和死亡，同时也严重影响国民经济。不管是直接用于疾病控制的经费还是间接导致的旅游业和贸易的损失都相当可观。对后者的顾虑一度成为公开疫情的障碍。但 SARS 的流行带来了改变：在亚洲，各国政府都以格外坦诚的态度快速及时地报道感染 H5N1 型禽流感病毒的家禽数量，以及人的感染情况，使本国公民和国际社会同时得以了解真实情况。他们这样做代价巨大，主要是不得不宰杀成群的家禽而导致农业方面的经济损失。但在此次灾难中我们看到人类社会的进步，维护国内和国际公共卫生利益的行动不再受国土疆界的限制。

在最近一次脊髓灰质炎病毒传播之际，许多国家表明了超越传统国界概念的意愿。2003 年下半年以来，在脊髓灰质炎本已灭绝的 18 个非洲国家，病毒又死灰复燃，后经由中东传播到亚洲。这些受害国持续通过全球脊髓灰质炎监控网交换病毒基因信息，了解病毒的传播途径和变异规律。在监控和制订应对方案上团结一致，邻国之间采取统一部署等，这些行为都再一次证明了在对抗疾病上国际合作比以前各国单打独斗更加有效。

一些学者认为，对感染性疾病资料进行国际公开报告，甚至开展国际合作，会对国家主权构成潜在的侵犯，威胁了国家主权高于一切的观念。而随着 21 世纪的到来，我们看到了各国共建世界新秩序的积极景象，其中 2005 年 5 月各国政府同意实施具有里程碑式意义的《国际卫生条例》（IHR）修订版，正式搭建了主动监控和应对感染性疾病的国际合作框架。各行业的舵手现在可以有充分理由乐观地相信，他们在全球贸易之海的航行中不会受到感染性疾病的阻碍。

大卫·L. 海曼医学博士
根除脊髓灰质炎办公室特别代表
世界卫生组织传染性疾病处前助理总干事

目录

引言　倒转显微镜看世界

2005 年 5 月，在日内瓦的世界卫生大会接近尾声的时候，一项新的国际卫生条例获准通过。无论从其潜在的重要意义还是从其艰辛的面世过程而言，这都是一个里程碑式的大事件。商业世界和卫生保健这两个层面长期存在因误会、缺乏合作以及文化冲突而导致的鸿沟。新的国际卫生条例为此架起了相互沟通的桥梁，为人类的健康作出了巨大的贡献。笔者作为一名卫生工作者，不揣冒昧，踏入另一看似与医疗卫生毫不相关的领域，试图了解冲突之所在。在此，作者的身份是其中一个阵营的成员，也是另一个阵营的观察者，并不是两方面都精通的专家。

现代商业性企业行为有着前所未有的影响范围、财富积累和创造性。人们对经济统计和其他计量方式的估算方法阻碍了我们正确理解已经发生的资源所有权的变化。根据金融类期刊的报道，全球最富有的 10 个人拥有的个人财富在 186 亿美元到 465 亿美元之间，总值为 3 166 亿美元①。如果这 10 个人组成一个国家，这个国家的国内生产总值（GDP）为 3 166 亿美元，那么它就会轻而易举地跻身于比利时和瑞士之间。当然我们把总资产和国内生产总值相比不甚贴切，但这至少能让我们大致了解第二次世界大战以

① 本书英文版出版于 2006 年，数据、背景等均以 21 世纪初为参照，以下不一一说明。——译者注

来前所未有的私人财富高度密集的现象。目前还没有数据能明确显示公共总资产和私人总资产的比例，也没有全球范围内这两方面年度产值的可靠比较。同时，我们发现很难以国界来界定这些数据，因为现在财富的创造已经在很大程度上成为跨国行为。在此形势下，解决全球健康问题也面临新的挑战。

我们所看到的全球快运，在很大程度上由私营企业经营。它每天承载着上百万的人和成吨的物品跨越重洋。同时它也是疾病流行时微生物的一个崭新的活动渠道。然而，疾病的暴发和流行却属于公共卫生的工作范畴。公共卫生这一被忽视了二十多年的领域，今天必须应对高速发展的经济所带来的挑战，因此也必然需要来自"另一方"的帮助。

在此背景下，本书旨在探索公共卫生所面临的现实而严峻的考验——人类新病原体的出现。书中再现了作为全球化重要环节的商业和交通发展情况。第二章到第四章描述了全球运输渠道中三种不同特征的病原体所导致的疾病，它们分别是潜伏期短、死亡率低的食物传播性疾病，潜伏期长、死亡率高的"神秘"感染以及新出现的潜伏期短、死亡率高的新型强传染性疾病。第五章讨论了人为威胁及生物武器的潜伏期和致命性。

基于前五章的内容，我们进一步着重探讨如何构建全球性预防框架，以应对这些新型病原体的紧急暴发和传播，主要是建立一个"预防金字塔"并考察其在发源地、地区、国内和国际等传播层次的预防能力。最后一章提出了一些具有探讨价值的问题，希望能引发更多的思考。

在某种意义上，本书为我们提供了一个非传统视角，"倒转"

了显微镜，从微观层面开始研究疾病突发、感染和疾病本身，并上升到宏观层面揭示疾病大流行存在的原因。同时从微生物与宿主的接触入手，让我们了解全球系统如何使疾病大流行成为可能。

撰写本书的一个愿望就是，使普通读者也能读懂并能在生活中运用我们介绍的知识，了解这个商业和交通快速发展的世界与不可见的微生物层面的变化之间的关系。支撑我写这本书的是坚定的信念。我坚信当今世界所面临的挑战需要全人类发挥聪明才智共同去面对，仅仅依靠"专家"、官员或政客会使我们丧失成功的机会。依我过去的经验，最好的答案经常来自最不可能的地方，智慧也不仅限于那些有着显赫背景的人。本书提出问题多于解答，希望读者能通过我们所提供的基本证据来得到自己的答案或结论。我甚至希望读者能从此加入对疾病突发情况的研究和讨论之中。

预防医学是一门了解人类疾病的因果关系的学科，其目的是找到原因并预防疾病。这也是本书想要达到的目标。像 SARS 和 HIV/AIDS 以及肠道疾病这样的流行病大灾难通常是可以预防的。但要预防这些灾难，首先得找出灾难暴发的根本原因及相关因素并加以阻断。通常情况下，原因都不是单一的，而是很多。本书不仅介绍了已知的各种致病因素，同时也为大家提供了未经证明的假定因素以供参考。

笔者本人对此类问题的求索经历始于 1982 年对中非共和国的一次访问。中非共和国当时正处在艰难时刻，首都班吉还只是一个集市，小货摊都由竹子搭建而成。在赶集的日子里仅有少数几种物品可供交换：如豆子、棕榈酒之类，不过集市上人来人往，买卖兴旺。一些人到集市上寻找食物，但对大多数赶集的人来说，这主要还是一个交流信息和做些小生意的社交场所。物物交换、讨价还价都存在于人类的本能中。在现代社会里，这样的本能促使人们建立了环球贸易和旅行体系，我们这里称作"全球快运"，它不可阻挡地跨越海洋、大陆、国界线、文化差异、语言和种族等障碍，把人们越来越紧密地联系在一起。

然而这些都是我们可见的宏观世界，在不可见的微观世界又在发生着什么呢？我们认为，新的人类病原体的出现与我们肉眼看不见的微观世界发生的变化息息相关。但只明白这个道理肯定是不够的。与对全球贸易和交通渠道的长期研究了解相比，我们所具有的关于微生物变化的知识还处于婴儿期。我们需要在这方面跟上快速发展的脚步，了解由于自身发展给自己带来的风险。

本书写作过程中承蒙多人鼎力相助，提供资料、观点及研究成果。在此感谢伦敦大学的凯莉·李博士，印第安纳大学的大卫·费德勒教授，西雅图的布鲁斯·普洛金先生，世界卫生组织的大卫·海曼博士、古耐尔·罗杰博士、迈克·莱恩先生、尼克·德拉格先生、本尼迪克特·黛尔女士、麦克斯·哈迪曼博士和马杰利·戴姆博士，世界贸易组织的格蕾琴·斯坦顿、玛莉·伊莎贝尔·哈迪曼和卡门·庞特-维耶拉，以及英国雷丁大学的艾伦·斯温班克教授。

我在华盛顿大学的同事们在本书的写作过程中给予了充分的支持和帮助。其中特别感谢华盛顿大学科研处副处长克莱格·霍根博士，公共卫生学院院长帕特里西亚·瓦尔，以及流行病学教研室主任斯科特·戴维斯教授在经费上的大力支持。如果没有古根海姆基金会的慷慨支持，本书也不可能顺利出版。另外，本书的主要理念起源于笔者在富布赖特基金会的"新世纪学者计划"的工作，在此一并表示感谢。

我的科研合作人吉尔·里德·霍奇斯女士在整个研究、写作、编辑和组织工作中帮助良多。盖尔·博伊尔女士、海曼博士和费德勒博士帮我审阅初稿。博士生有马裕三在有关流感的讨论中多有贡献。插图由朱迪思·亚罗和艾丽西娅·席尔瓦两位女士在文本的基础上绘制。

最后，谨以此书献给那些战斗在公共卫生突发事件前线的人们。世界上最不公平的事就是让本可以预防的流行病大暴发而夺取人的生命或福利。本书最诚挚地希望人类大家庭能免于这样的灾难。现代社会有能力保障公民的人身安全，关键是我们的地球大社区是否愿意为之作出努力。

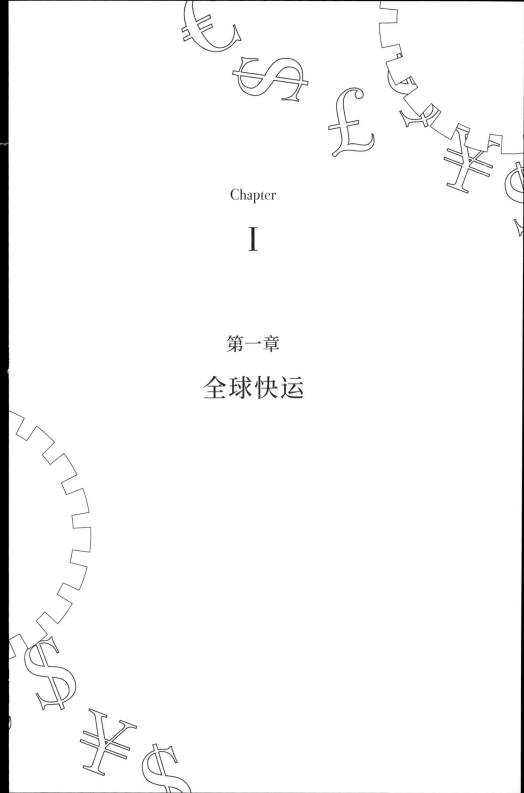

Chapter

I

第一章

全球快运

日内瓦的世界贸易组织（简称世贸组织，WTO）讲演厅一片寂静，数十个国家的代表上身前倾，全神贯注地听着耳机里的同声传译。发言的代表来自中华人民共和国。中国的经济深受急性呼吸综合征（SARS）流行的严重影响，正努力避免对中国农产品的贸易限制带来的进一步损害。发言者声明该国产品完全安全，这种新的疾病通过人与人接触传播——没有证据说明它会通过食物传播（WTO Committee on Sanitary and Phytosanitary Measures，2003 年）。

这位代表的任务非常艰巨。最近的 SARS 暴发在全球范围内引起了恐慌，直至今日，仍有许多未解之谜。截至 2003 年 6 月底，这种新型高致命性、强感染性的肺炎已经有 8 000 多个确诊病例，导致 700 多人死亡。仅仅在中国就有超过 3 000 人发病，致 350 人死亡。SARS 代表了过去十多年来公共卫生界早已预料到的一种威胁，即一种横扫亚太地区的新型人类病原体的出现。SARS 病毒搭旅行者的"便车"，随着商用飞机从一个地区传到另一个地区。更令人担忧的是，人们认为病毒在飞快侵袭各大洲之前，已经实现了物种间的跨越——从动物到人类。尽管其物种间传播方式还未明确，但在全球实验室网络的努力下研究人员在一个月内就绘制出这种冠状病毒的基因图谱。看起来 SARS 这种冠状病毒确实来自动物世界。具体的传播途径尚不清楚，但其中一种可能性是病毒通过果子狸与人群的接触传播开来。微生物从动物传播到人类不足为奇，事实上 2/3 以上的新型人类感染性疾病都源自其他脊椎动物。然而，随着现代全球化贸易和旅行的发展，其潜在的放大效应成为一个日益重要、亟待研究的课题。

SARS 的暴发凸显了伴随全球贸易而来的人类感染的挑战。全球贸易一直在数量、品种及速度上保持增长趋势。同样，公务旅行和旅游的人数与人员流动速度也在不断上升。与此同时，肉眼看不见、正常人类感官无法察觉的微生物在过去、现在和将来都不可避免地成为新兴的全球快运的潜在乘客。与此同时，人类相应的保护屏障在某些地方却日渐陈旧。科学一直在努力跟上微生物不断进化的脚步。世界各地公共卫生条件和个人健康服务机会并不均衡。更有甚者，有些地方的居民甚至不能得到基本的清洁饮用水和卫生设施。这些现实的问题时刻在制造新的危机，并表现为不断增加的感染性疾病。其中一些疾病，如通过食物传播的沙门菌病，致病菌在人们与其长期的战斗中不断改变其行为模式；而另一些，如 SARS，则是人类面对的全新威胁。

感染发生因素——"贸易相关传染病"

1991 年，极具声望的美国医学研究所（IOM）新型传染病工作小组正式把贸易和旅行确定为"感染发生因素"。这个以诺贝尔奖获得者约书亚·莱德伯格（Joshua Lederberg）为首的研究小组在其报告《新型感染性疾病》中提出了关于微生物与人类的世界不断变化的独特见解，认为形势不容乐观（Lederberg，Shope 等，1992 年）。克林顿政府为之震惊，迅速组织了一个跨部门工作小组对报告提及的安全问题进行深入研究，并准备相应政策和应对方案。白宫国际科学工程技术委员会（CISET）强调了这一威胁及其

解决方案本身的跨领域性。疾病流行已经不仅仅是医疗保健或公
共卫生部门的事，它们其实涉及无数领域，包括全球贸易与旅游。
因此，有效的应对措施也不能局限于卫生部门。根据政策指导，
美国科技政策署开始在其参加的所有论坛上探讨应对突发性感染
性疾病流行的方案，集合包括政治、经济、国际舞台以及医疗卫
生相关组织的力量。遗憾的是尽管有了辉煌的开头，但在各种干
扰下应对规划开始走弯路，多学科计划并没有得到应有的重视。

　　1994 年在备受瞩目的亚太经济合作组织（APEC）领导人非正
式会议之后，我开始与该组织就新型传染病方面的工作进行合作。
亚太经济合作组织有 21 个成员经济体，因其高达 26 亿的人口和占
全球贸易份额的 60% 以上的贸易额成为世界最大的贸易合作组织
之一。同年，在温哥华的工业科学与技术大会上，我遇到一位白
宫科学技术政策办公室的代表，并且发现我们都在进行抗击新型
人类病原体的跨学科研究。此后我们便合作建立了本区域第一个
新型感染性疾病电子预警系统。十年来，"亚太经济合作组织新型
感染网络"一直在对新发疾病进行追踪。

　　所谓"贸易相关传染病"指的是：

　　1. 为满足全球需要而不断增加产出所导致的疾病（如大型屠
宰场、拥挤的饲养环境、为生产某种终端产品而蓄积大量生物制
品等因素导致的疾病）；

　　2. 通过全球货物配送渠道传播或增多的疾病（如通过萝卜从
美国带到日本的大肠埃希菌病）；

　　3. 其发生和报道对贸易产生巨大经济影响的疾病［如 SARS
给中国造成的损失和牛海绵状脑病（疯牛病，BSE）给英国造成

的损失]。

此外还有类似的"旅行相关传染病",虽然对此目前还没有明确的定义,但下面这段描述能让人们有个大致的理解:

> 旅行者是具备互动性的生物单位,他们在不同的时间和地点沾染、携带并遗留病原体等物质。旅行者在旅途中和旅行结束后不断对其所到之处及当地的人群造成改变。某一生物区域特有的疾病可能因为旅行者携带病原体进入新的地理环境而在他处出现、复制并长期生存下去。
>
> (Wilson,2003 年)

看不见的旅行者——微生物

不管是贸易还是旅游,微生物旅行者总会出现,并随着货物或人由各种交通工具带往遥远的地方。我们对微生物的旅行途径及其在不同环境中的生存能力有越来越深的了解。它们可能在任何地方和任何旅行方式中出现,甜瓜、杏仁、荷兰豆、汉堡、人类、集装箱等都可成为它们的交通工具。就我们所知,病原体不具"思维能力",然而它们却是最勇敢无畏的生存者,有着短暂的寿命但极具繁殖能力。它们的寿命以小时或天计算,数量却在进行指数级增长。进化生物学告诉我们,以这样的生存方式它们可以在自然选择的基础上大量繁殖生存。在人类的一个生命周期内,它们可以成百上千代地繁殖,因此具备相当大的机会发生变异以适应环境。

军事战略中的"知己知彼，百战不殆"，对于安全贸易战略来说同样重要。微生物世界复杂多样，在贸易相关传染病中，主要有四类"害人虫"：细菌、孢子、病毒和朊病毒。它们之间的区别很重要。细菌通常可以不依赖人类宿主而独立生存；孢子是一种有高度抗性的细菌休眠体，条件适宜时又可发芽；病毒需要通过人类或其他动物宿主才能繁殖；而所谓的朊病毒本身不是病原体，只是蛋白质。事实上，朊病毒理论还处于假定阶段，因为到目前为止，研究只是提示但并未证明是它导致了牛海绵状脑病和人类新型克-雅病（nvCJD）。这个"朊病毒假说"还有待人们像证明其它病原体的致病性一样对其进行证明。

科赫法则

在科学研究中因果关系总是扑朔迷离，难以确定。20世纪初德国科学家罗伯特·科赫（Robert Koch）提出了著名的科学验证方法，以证明某一微生物是某种疾病的主要原因：

● 必须总能在该疾病相关情况下观察到该微生物。

● 必须总能从宿主身上分离出该微生物并能在纯实验室环境中对其进行培养。

● 该微生物必须能在被引入易感宿主时引发该疾病。

● 必须能从此宿主身上再次分离出该微生物并再一次在实验室环境中培养成功。

现在朊病毒研究尚处于假说阶段并不足为奇，事实上微生物学尤其是病毒学绝大多数领域都相对较新，缺乏充分的科学解释。朊病毒致病假说是对我们对疾病的传统理解的革命性挑战，因为其中未涉及任何遗传物质，复制的发生只与空间因素和蛋白质折叠相关；它让人重新思考詹姆斯·沃森和弗朗西斯·克里克的DNA 螺旋，或至少把它放在更温和的背景下看待，不再那么激进。总之，大家需要了解的是，科学在感染性疾病这个领域远远未曾达到普通读者所相信的那样先进。正如大家将看到的那样，我们过去几十年来的骄傲自满极为鲁莽。面对不断发生的新型传染病，我们的知识基础还非常薄弱，亟待加强。

我们已知许多微生物，其实未知的则更多，其中有些对人类是致病性的，而有些不是。微生物学致力于研究对人类有致病性的微生物。要分离或描述它们需要我们能够查看或检测它们，然后再分离并在实验室培养，以备进一步研究。这项工作所需的基本工具在 19 世纪后半叶到整个 20 世纪都在不断发展，它们已经大大拓宽了我们在这个领域的视野。人们一直在试图了解全球贸易和旅行对人类健康的影响，现在微生物研究方面的进展已被证明对此至关重要。随着诊断技术的日益成熟，人们已经能够追踪某些特定病原体在各大洲之间传播的情况。

直到最近，人们才得以运用新技术展示微生物的基因构成，概括地了解庞大的病原体群体，并对已知和未知的病原体进行比较。美国国家医学图书馆维护的全球基因图谱信息总汇——基因库涵盖了约 30 000 种细菌的资料（图 1 - 1）。

最近对马尾藻海（Sargasso Sea）的研究显示，海水中可能存在两百多万种细菌，而一吨土壤中可能包含四百万种细菌。事实

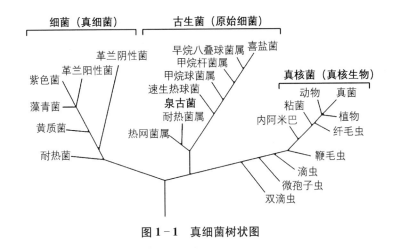

图 1-1　真细菌树状图

上，基因库中有基因资料记载的细菌只有一半拥有正式描述。这意味着对于已取得基因信息的微生物，我们了解其特性的还不到一半。人们越来越清楚地认识到，即使是对发现已久的病原体，我们的了解也可能是不完善或过时的。许多相关"事实"都基于50年前或100年前的观察，未经现代手段的严格检验。科学总是基于观察，也就是说我们看得越清楚，就能越准确地检测和描述。当我们只有最简单的显微镜时，检测主要就靠描述了。它有多大？它是什么颜色的？如果这样染色看起来像什么？放到这种溶液中会怎样？有时，新的检测手段出现很长时间后关于已知致病菌的"事实"还会继续存在，比如很多教科书都说在长期暴露于石棉的人群中，结核发病率会增加——其实这个说法出现于20世纪30年代，至今未得到验证。一方面我们需要清醒地看到我们对新型病原体的认识不足，同时也不能忘记我们对已知病原体的了解也非常匮乏。现在贸易相关传染病往往出人意料，这给了我们有力的提醒。以前谁知道沙门菌能渗入芒果皮（详见第二章）？

　　传统的微生物学把病原体分为几类并笼统地归纳它们的特征。然而伴随全球贸易而来的新型传染病改变了这种传统做法。与对病原体归类相比，了解每种特定病原体的具体行为模式更加有用。通常病原体被发现的原因都是它们对人类起了某种作用。它如何导致感染？感染的临床症状和体征是什么？受感染者需要多长时间才会发病？发病的严重程度如何？致命吗？可治愈吗？新型感染医学研究所的报告敦促科学界考虑全球的宏观环境对微生物世界的影响。这个倡议确实有意义，但同时也意味着许多微生物学家尤其是病毒学家等要改变他们研究的方式和观念。从 20 世纪初期开始，通过显微镜观察、分类、描述和在试管或培养基上验证这一系列程序是已经成为常规做法。微生物随着日渐扩大的人类社区环境而不断进化，科学家们也必须不断检测和研究其改变情况。人们越来越明确地意识到微生物的突变与宏观世界中的大事件一样迅速和具有重大意义。

　　历史上生态学已经定义了有机体（如海龟）与环境之间的关系，即生物如何与周遭环境互动。这门学科对于阐述物种濒危或消失的趋势以及人类与环境的关系都至关重要。20 世纪 60 年代以后的生态学研究都集中在自然环境方面：森林群落的生命周期、热带雨林的生态位等。现在科学家越来越把着眼点放在"人为环境"上。道路、建筑、堤岸等都在改变人类和其他生物与生活环境的互动关系。从某种意义上说，贸易和旅行为微生物生态研究提供了新的理念框架。贸易与旅行构成了一种不断移动和变化的人为环境，为微生物的生存和繁殖提供了挑战与机遇。在这种喧嚣的环境中，微生物通常会发现人类是很方便的宿主。正是不断变化的人为环境为与贸易、旅游相关的新型人类感染架桥铺路。

保罗·伊瓦尔德（Paul Ewald）及其同事在其《传染病的进化》一书中尝试了在生态学、进化理论及感染性疾病之间进行知识嫁接（Ewald，1996 年）。他们已经开始了把生态学及其压力引入急速进化的微生物世界的艰巨工作。一些人类活动，如水源净化，对微生物物种的进化策略有着确凿的影响；贸易与旅行对微生物界所产生的前所未有的影响也在系统研究之列。它们对人类流行病正发挥着越来越重要的作用，因此，现在是认真关注的时候了。

空运、海运、陆运

据世界旅游组织统计，2004 年国际游客到达总人数为 7.6 亿人次，创造了新的纪录（2005 年）。据估计每天有大概 140 万人跨越国境线（Wilson，2003 年）。人类旅行是 SARS 快速在全球范围内扩散的关键，同时也是"搅动"其他几种感染性疾病的罪魁祸首，这些疾病包括登革热、流感、麻疹和脊髓灰质炎。当然，旅行与疾病传播之间的联系由来已久，历史上不乏类似故事，如入侵者或移民把新的疾病带给土著人并造成大量死亡。然而现代的全球化旅行有着前所未有的特点：（1）旅行人口数量大；（2）长途旅行的速度快；（3）旅行范围大及其导致的人口相互联系的紧密度高。空中运输除了改变人员输送方式以外，也输送着 40% 的全球贸易。现在即使相隔千里，一个人从 A 地到 B 地所需的交通时间也不足以使绝大多数疾病在受感染者身上发作。因此，一个感染者可能在加拿大登机，旅途中身体安然无恙，在抵达印度几天后才表现出临床症状。

14世纪，意大利颁布公共卫生法律以限制与旅行相关传染的时候，主要措施在于隔离。英文中"quarantine"（隔离）一词源自意大利单词"quaranta"，意思是"四十"，指的是允许乘客下船之前，轮船被要求停留在港口外40天。40天以后，船上旅客可能患有瘟疫和黄热病的威胁就已经过去了，因为任何感染经过这段时间内都会不可避免地发作。在现代的旅行世界，航班机组成员如果怀疑某个旅客生病的话，他们会在着陆前一小时用无线电发出通知。即便如此，也很少有飞机在着陆时受到隔离，当然更不可能隔离40天了。虽然旅行医学研究是以保持旅客在旅途中的健康为重心的，然而过去十年中，这一专业开始扩展，更多地包含了处理新型感染性疾病以及了解旅行者在疾病发生及传播过程中的作用。

近期的全球贸易

与人类旅行一样，物品的运送也越来越远、越来越快了。从20世纪70年代开始，世界贸易额稳步上升，每年平均增长约6%。当然也有偶尔的倒退，如1992—1993年全球经济衰退，以及2001年美国"911事件"后更为明显的下降。尽管绝大部分国际贸易金额与工业产品有关，但农产品仍然一直占据着重要份额。从1963

年农产品占国际贸易总额的30%，到2002年占9%（约合5 830亿美元），如图1-2所示（WTO，2004年）。

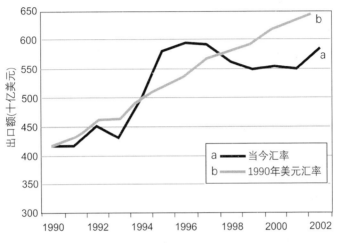

图1-2 1990—2002年世界农产品出口情况

注：依据WTO，ITS对农产品的定义。
资料来源：WTO，ITS，2003年。

发达国家控制着整个农产品进出口市场，在前十位农产品出口国中只有巴西是发展中国家（Arcal，Maetz，2000年）。其中，从奶酪到香肠，加工食品的比例越来越大。2002年加工食品几乎占农产品出口量的一半。正如我们后面的章节将详细说明的那样，这些加工过程通常会增加食品沾染病原体的机会。

技术、文化和经济因素都是全球交流的驱动力。通信和交通的发展极大地缩短了时间、拉近了距离。包装和冷藏技术的革新使得最娇贵的食品都可以长途运输。越来越多的人出国旅行或移居海外，使得人们的口味也日渐全球化。富足而又关心健康的消费者，开始希望随时随地都能吃到新鲜的蔬菜和水果。全球蔬菜和水果市场的价值从 1961 年的 34 亿美元增长到 2001 年的近 700 亿美元（Huang，2004 年）。"时令""异国风味""本地特产"等说法逐渐过时。

这样的全球化食品贸易催生了跨国企业构建的一体化供应链，这些供应链长达数百万米，跨越大洲和大洋。你今天买的甜瓜可能是从美洲最南部千里迢迢来到你家餐桌上的。这从根本上改变了产品安全的运作方式。产品安全性，特别是食品和生物制品的安全性，是公共卫生的一个重要范畴。为了能够检测出产品中的污染源及其所致疾病，公共卫生安全网需要覆盖纵横数百万米的巨大范围。

为跨境贸易铺平道路的是双边或区域性贸易团体，如北美自由贸易区和欧洲联盟（简称欧盟），它们能减少贸易障碍，协助交易成功。成员之间达成某种协议，如相互认同食品安全，这样协议内国家的食品进口就不需要在过国境时做额外的检查。区域性和双边协议从 20 世纪 50 年代开始盛行，现在多达一百多个。除此以外，还有世贸组织下的各种协定。世贸组织成立于 1995 年，目的是保障"自由贸易"以提高全球各国的经济利益。

"自由"贸易

世贸组织的成立旨在让国际贸易涉及的关税、安全要求等方面的若干协定制度化。其中包括用以指导国家间关于动植物农产品贸易的《实施动植物卫生检疫措施的协议》（SPS）。简单地说，动植物卫生检疫措施协议决定了交易如何发生，并公平地界定了动物活体、种子和其他商品的运输标准。成员在双边贸易谈判中可运用相关准则；如未能达成协议，可以遵循正规程序提出需要解决的问题。

货物进口的政策很复杂，在很多经济体中它也是国家决策的结果。除了考虑进口商品潜在的国内市场，每个国家都或多或少限定了进口商品的质量和数量。对于不同性质的产品通常都有相关法规规定其质量、成分纯度以及许可的污染物和微生物含量。有了国际贸易协定，这些标准都日益全球化，参与贸易的国家都采用相同或类似的衡量标准。

尽管农业贸易被看作贫穷国家经济发展的机会，但这类国家却经常被排除在世贸组织谈判以外。世贸组织在 2001 年卡塔尔多哈的年会中认识到这一点，并呼吁更多贫穷国家派出代表参与，呼吁更多考虑中下经济水平国家的需要。《多哈宣言》的签订回应了这种呼吁，为后来的发展中国家的农业和其他初级产品贸易的机会均等讨论奠定了基础。国际援助组织通常会定期帮助贫穷国家开发出口作物投入市场以刺激国家经济增长。不幸的是，这种把发展中国家拉入全球化市场的努力可能带来负面的卫生影响。本应该用于卫生与社会服务的资源可能流向经济和贸易发展（McMichael，1993 年），也可能出现出口市场因为与某种产品相关的疾病暴发而崩溃，给小农业主带来灾难性后果。

即使发展中国家渐次融入国际贸易网络，仍然存在巨大的不公平——并在带来其他问题的同时产生更严重的疾病传播的问题。

在全世界 64 亿人口中，超过 10 亿人没有清洁的饮用水，26 亿人生活在缺乏卫生设施的环境中（UNICEF，WHO，2002 年）。在发展中国家，发现和治疗疾病通常可能仅仅依赖少量的卫生工作者和松懈的报告体制，但面对无数紧迫的问题。解决了问题，这些国家才能达到国际贸易安全标准。

第二章到第五章将探讨各种旅行、贸易相关的健康问题（包括长潜伏期疾病，如牛海绵状脑病及新型克-雅病），以及快速传播性疾病（如禽流感），甚至生物恐怖主义行为发生的可能性。

贸易谈判与制裁：大卫遇见歌利亚①

许多发展中国家的经济仍然过于依赖农产品出口，如可可豆、肉制品和香蕉等，从而使得它们的国民经济特别容易受到国际市场、疾病和贸易制裁的伤害。以紧急预警系统为例，该系统允许一个国家为了避免潜在感染发生而对别国的产品实施禁运。使用这个系统的大多为贸易额巨大的国家，但小额贸易国家有时却会成为谈判和禁运令的受害者，国家经济遭受重大损失。当 1998 年欧盟发布了一项通知，限制从乌干达、坦桑尼亚、莫桑比克及肯尼亚这四个非洲维多利亚湖泊国家进口鲜鱼时，贸易争端的本质就显而易见了，如幼年大卫和巨人歌利亚一样实力悬殊的贸易伙

---

① 大卫（David），以色列国王，年少时杀死后者；歌利亚（Goliath），巨人勇士，被前者用石头打死。

伴间不可能有真正的公平关系。1997 年维多利亚湖泊地区霍乱暴发后，欧盟开始关注该地区渔产品的微生物安全问题，并派代表团研究如何对"有能力的当局"，即此四国政府，进行卫生援助。追踪访问后，欧盟认为该四国未能采取有效措施保障安全，因此应该加以进口限制。

值得注意的是，在此期间欧洲消费者并未出现任何霍乱病例。在对该地区执行鲜鱼产品进口限制时，欧盟依据的是"预防原则"，即在未有明确科学证据的情况下对潜在的健康风险采取防范性措施。限制令规定了五天的强制性检验期，事实上这等于是禁止了新鲜产品的进口。1998 年欧盟向世界卫生组织正式提交禁令。这四个非洲国家派代表到日内瓦进行抗议。同时世界卫生组织（WHO）发布了一项史无前例的声明，不建议这种情况下实施制裁。

尽管制裁在六个月内得以取消，但这对当事非洲小国的经济产生了长远影响。本人和同事专门研究过这四国在此后对欧盟各国的贸易额变化。由于仅通过欧盟统计系统收集到其中一半贸易伙伴的信息，因此表 1-1 的数据可能被低估了。

表 1-1　非洲四国贸易额损失（LIT）占国内生产总值（GDP）和对欧盟出口总额比例

年份	总 GDP（亿美元）	LIT/GDP	出口总额*（美元）	LIT/出口总额*
1997	247	0.26%	2 959 966 288	2.13%
1998	257	0.47%	3 056 564 000	3.47%
1999	268	0.72%	2 798 671 552	6.10%
2000	276	0.74%	2 628 410 784	6.97%

续　表

年份	总 GDP（亿美元）	LIT/GDP	出口总额 *（美元）	LIT/出口总额 *
2001	289	0.87%	1 213 393 824	18.33%
2002	303	0.96%	2 769 109 024	9.02%

注：＊缺莫桑比克的出口数据，价值、百分比的计算不包括莫桑比克。
资料来源：Kimball，Taneda 等，2005 年。

如表 1-1 所示，因为整个国家经济规模小，贸易限制的影响带来的伤害很大，甚至在正式制裁终止几年后伤害仍然存在。这个案例提示我们注意，对无资格参与贸易协定制定过程的贫穷经济体来说，援引这些贸易协定存在一定的风险。类似这四个国家的经济体最容易受伤害，它们都只有少数几种小量出口商品，并依赖一个单一的大型出口市场。在这次事件中维多利亚湖的渔民损失了 80% 的经济来源，其他相关地区的出口经济也受到影响。

联合国开发计划署（UNDP）研究了非洲国家参与世贸组织谈判的情况，发现 2000 年 15 个非洲国家在日内瓦的世贸组织总部没有派驻代表，并且"很少有发展中国家成员能有效参与重大谈判与决策"（UNDP，2002 年）。此案例中作为霍乱预防措施而实施的禁运令产生了毁灭性影响，这提示人们关注无权参与世贸组织议程的贫穷经济体的巨大风险。那些"增值出口产品"没有国内市场的国家尤为危险。

另一方面，亚洲国家一直以来都把贸易视为经济发展的中心，并常规性参加世贸组织议程。对这些国家来说全球化贸易所带来的经济发展是现实可见的。亚洲国家及地区主要分为两大贸易阵

营——东南亚国家联盟（ASEAN）和亚太经济合作组织
（表1－2），它们各自拥有为数众多的成员。亚太经济合作组织横跨
太平洋，除了亚洲国家及地区成员外，还包括一些来自南美洲和北
美洲的国家。东南亚国家联盟的成员全部是太平洋沿岸的亚洲国家。

表1－2　亚太经济合作组织和东南亚国家联盟成员

亚太经济合作组织成员	东南亚国家联盟成员
澳大利亚	文莱
文莱	柬埔寨
加拿大	印度尼西亚
智利	老挝
中华人民共和国	马来西亚
中国香港	缅甸
印度尼西亚	菲律宾
日本	新加坡
韩国	泰国
马来西亚	越南
墨西哥	
新西兰	
巴布亚新几内亚	
秘鲁	
菲律宾	
俄罗斯	
新加坡	
中国台北	
泰国	
美利坚合众国	
越南	

东南亚国家联盟和亚太经济合作组织都越来越重视感染性疾病，并把它纳入政策议程中。2003 年 SARS 更刺激了这样的转变，在公共卫生安全方面地区贸易组织从勉强的合作变成积极的支持。目前这些区域性经济贸易团体与全球或地区公共卫生当局之间的互动正在发展中，并且已经有了一些颇有希望的动议，以期共同迎接挑战。我们与亚太经济合作组织联合取得的一个成果，是在 2000 年后明文确定了新型感染性疾病为领导人宣言（成员方领导人的宣言）的重要内容。

国际卫生条例

除了世贸组织协定以外，另一个涵盖贸易、旅游和卫生的重要规定是世界卫生组织修订之后的《国际卫生条例》（IHR）。这些条例建立了一个有效的框架，规定了哪些公共健康威胁应该在何时报告给世界卫生组织。将疾病汇报到世界卫生组织，一方面能有效警示国际社会关注潜在疾病暴发情况，另一方面能在复杂诊断、监测、通信设备以及国际专家等方面对发生地提供有益帮助。报告制度同时有助于提供和获取旅行警告。正如我们在 SARS 暴发中看到的一样，世界卫生组织发布的旅行警告一般用于提醒旅游者推迟到疫区的不必要的旅行，这对旅游业和贸易都有着巨大影响。因此，对当事国来说报告潜在流行病信息自然是勉为其难。但从理论上讲，世贸组织协议和《国际卫生条例》一样，在防止区域性疾病的国际流行上起着关键作用。

疾病预防金字塔

在预防科学里有三个层次：初级、二级和三级预防（图 1 -
3）。比如，在人类免疫缺陷病毒（HIV）/艾滋病（AIDS）方面：
- 初级预防是对 HIV 感染的预防。
- 二级预防是预防 HIV 感染或 AIDS 的临床疾病。
- 三级预防是预防感染并发症，如结核或死亡。

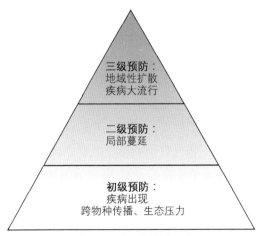

预防级别：微生物传播级别

图 1 - 3　预防金字塔

把防止新型感染性疾病对人类的侵害的层次比喻为金字塔可
能不完全贴切，但至少它能提供一个有效框架，让我们探讨如何
防备层出不穷的新型传染病，阻止其借助全球贸易和旅行的快速

通道传播扩散。

如图 1-3 所示，在这个模式里初级预防必须做到防止新型感染性疾病的最初出现。我们了解紧急感染发生时的一些情况：病原体一般是从其他脊椎动物传染到人类；病毒，特别是像流感、SARS 和 HIV 这样的核糖核酸（RNA）病毒似乎更长于跨越物种障碍，只是还没有明确了解其机制。在以下几章中我们将看到一些因素可以使疾病传染变得更加容易：缺乏清洁用水和卫生设施的动物饲养环境，人口增长给动物生存带来的空间压力，以及现有的抗感染方法使动物饲养和生物制品流程发生的改变等。如第六章所要讨论的那样，我们也可以采取一些措施来应对这些因素以预防感染发生，而这些措施就是初级预防。二级预防指的是防止感染在地区传播而导致流行病。控制这种传播的关键在于清洁用水和基本卫生设施，充足的卫生和管理资源，良好的分析诊断、监测和其他流行病学能力。我们将在第七章讨论这些因素。三级预防涉及由贸易和旅行导致的国际大流行或区域性传播。这就需要《国际卫生条例》和世贸组织协议方针，同时也需要国际贸易组织和卫生组织之间的合作。世界卫生组织的使命在于促进世界健康，但之前的《国际卫生条例》太过陈旧，不能有效应对新型传染病。随着 SARS 的出现情况有所好转，修订的法规在 2007 年生效，继续发挥重要作用。但归根结底，贸易方面最有影响力的还是世贸组织支持下制定的协议。然而贸易的本质决定了竞争性和个体性，而不是全球化的合作精神（Koivusalo，2003 年）。第八章将讨论如何使目前的《国际卫生条例》和世贸组织协议发挥更大的作用——防止疾病的跨境传播。

企业的作用

可以看出，预防金字塔里没有私营企业的位置，但事实却不应如此。我们回顾所有的例子里都有私营企业在发挥作用，它们和跨国集团一样宁愿选择自律，并不喜欢条款的干涉。然而我们当前还不能确定这样大范围的全球性健康威胁仅靠孤立主义的商业世界能否解决。如何解决？这是一个亟待仔细考虑的问题。我们现在有着许多在不同国家的公司之间起桥梁作用的行业团体，但在目前不断增长的流行病压力下要兼顾贸易与公共卫生确实有相当大的难度。

全球性问题与全球性解决方案

现实情况是微生物不会识别国界或其他区域边界，对贸易伙伴也不会给予应有的优惠待遇。对于感染性疾病，各个击破的方法行不通，特别是在当某些国家和地区作为全球市场的一部分，却缺乏基本的预防、发现和治疗手段的情况下。以下各章将会更深入地讨论与全球贸易和旅行相关的疾病形势，以期说明卫生问题必须是贸易的核心成分之一。同时这些研究也可以给我们提供预防与控制方面的战略性帮助。挑战是巨大的，而过去十年间日益加速的突发感染事件告诉我们，时间是短促的。

🎧 更多的思考

◎ 什么是贸易相关传染病?

◎ 微生物与人类的繁殖方式不相同,微生物的繁殖方式是怎样的? 与人类相比其优势何在?

◎ 所谓感染性疾病的"潜伏期"指的是个体从感染发生到出现临床疾病的时间。在现代交通如此便捷快速的情况下,"潜伏期"给感染性疾病的控制带来了什么实际问题?

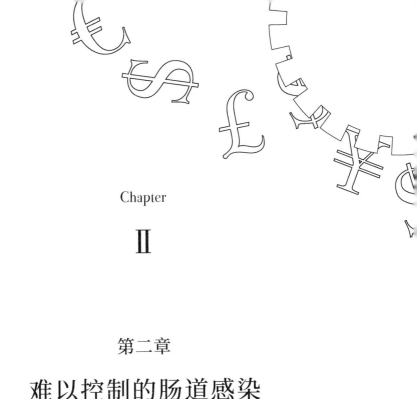

Chapter

II

第二章

难以控制的肠道感染

几十年来，医疗服务提供者一直提醒国际旅行者注意避开未经处理的水源、未煮熟的食品以及生鱼，以避免胃肠道疾病。然而由于现今全球市场发达，你可能因在自己家楼下的小店购买食物而染上"旅行者腹泻"（Osterholm，1997年）。随着消费需求提升和国际竞争加剧，食品生产和分销在国内和国际商场都大幅度增长，新病原体不断出现，原先已知的微生物也在扩大其影响范围。

给人类带来灾难的罪魁祸首，包括人们熟知的沙门菌、大肠埃希菌、单核细胞性李斯特菌（*Listeria monocytogenes*），以及环孢子虫（*Cyclospora cayetanensis*）。它们的适应力极强，能侵入水果、蔬菜、禽肉、牛肉和奶制品，并借此在全球传播（表2-1）。它们通常在沿途繁殖并传播给人类。在科学家们刚发现其传播途径时，它们又会立即发生变异，或从一个新地方冒出来。比如，沙门菌最初在鸡蛋上生存，后来又在水果上被发现，最后到坚果。大肠埃希菌最初只与牛肉糜有关，后来居然出现在萝卜苗上。

表 2-1 美国的食源性病原体

病 原 体	感染率（每百万人口病例数[a]）
环孢子虫	0.7
弧菌	2.1
李斯特菌	3.4
鼠疫耶尔森菌	4.4
大肠埃希菌 O157:H7	21.0
志贺菌	79.0
沙门菌	144.0

续　表

病　原　体	感染率（每百万人口病例数）
弯曲菌	157.0
总数	411.6

注：a 感染率由数据换算得出，资料来源包括 CT，MN，GA，OR 和 CA，MD，NY，TN 等食源性疾病检测网站（FoodNet）。共涉及 3 050 万人口。（CDC，2000 年）。
资料来源：US FDA，2003 年。

　　尽管人们明白进口食品不一定就更容易被污染，但为满足全球需要而发展的现代化生产技术，在更快、更便宜地生产出更多产品的同时，确实可能加剧食物安全问题。为了提高牛肉产量在饲养时加入的抗菌药物也促使了新的耐药菌的生成。大规模加工设施为大面积污染提供了方便。发展中国家的农民基础条件不足，很难生产出符合进口国卫生安全标准的产品。诸如软干酪和鹅肝酱这样的珍馐往往与卫生部门的要求不符。这一章我们将研究由食物传播的感染性疾病的国际贸易特征，这些特征助长了此类疾病的发生，并使人们面临的发现、控制等方面的挑战升级了。表2-2 为我们提供了一个研究出发点。

表 2-2　全球贸易与食源性病原体的关系

病　原　体	来　　源	与贸易的联系
沙门菌	19 世纪 80 年代末在猪身上发现。后出现于人类、禽类、牛、啮齿类及外来宠物	为提高全球市场竞争力而在牲口中使用抗菌药物，导致耐药菌株的出现，如 S. Typhimurium DT104 及 S. Newport-MDR Amp C.

病 原 体	来　　源	与贸易的联系
大肠埃希菌 O157:H7	1982 年被确定为人类病原体。宿主包括奶牛、鹿、绵羊、马、猪和狗	肉制品的集约化生产和远距离运输使其能在各种载体中广泛传播，如牛肉糜
环孢子虫	1978 年首次记载人类感染。唯一已知宿主为人类	适应性强的卵细胞随着产品出口被运往他方
李斯特菌	1926 年在兔和豚鼠身上发现，1929 年被确定为人类致病菌，1936 年发现围产期感染	全球市场上生奶酪及其成品越来越流行，造成了李斯特菌的大量繁殖

变异病菌及其他：沙门菌

　　沙门菌是已知时间最长、最普通的食源性病原体之一，然而不断增长的全球贸易所导致的沙门菌病暴发已经揭示了我们当前对其认识不足并且所知陈旧的一些领域。传统认为沙门菌与家禽、蛋、生肉和奶制品有关，现在却更多地发现它出现在坚果、蔬菜和水果上。同时也已经出现多种耐药菌株，如肠道沙门菌（*Salmonella enterica*）中的鼠伤寒杆菌（*Typhimurium*）DT104 血清型等。这些都在颠覆我们以前对这种致病菌活动机制和消灭方法的认识。

　　世界各地都存在沙门菌，只是不同地域有着不同的血清型，使得人们大致可以追踪由国际贸易所产生的新型菌株的由来。沙门菌能在各种不同的食物，特别是牛奶中，很快繁殖。如果该食物没有冷藏，致病菌很快可以达到感染剂量。在适合条件下沙门菌可以持续在一个环境中存活数周甚至数月。感染一般发生在未经处理或未煮熟的鸡蛋、禽肉、奶制品或肉制品中。人类也可以经由粪-口渠道接触到细菌，水果、蔬菜也有可能因污染的水、器具表面等而染菌。

沙门菌（*Salmonella*）

沙门菌最初在 19 世纪 80 年代由美国农业部部长丹尼尔·E. 萨蒙（Daniel E. Salmon）博士及其同事西奥博尔德·史密斯（Theobald Smith）发现。该菌属肠杆菌属，最初作为猪身上的家畜致病菌被分离出来。后来在人类和其他几种家养和野生动物，包括家禽、牛及啮齿类动物，以及外来宠物如鬣蜥和海龟中发现。该菌寄生在这些鸟类、爬行类等动物宿主的肠道中，并通过受污染的食物传播到人类身上。

历史上沙门菌因为易于被早期技术识别而广为发现。由于该菌喜欢低氧环境，很容易在温暖的琼脂上加以培养。在现代灵敏的检测技术下，沙门菌仍然是最常见的食源性疾病的致病菌之一，每年约导致 140 万个病例。按血清型（特定的抗原组合）分类，有超过 2 000 种沙门菌株。

沙门菌潜伏期很短，为 6~72 小时，一般在暴露后 12~36 小时发病。可能在感染后几天、几周内有传染性，少数情况下甚至几个月后仍有传染性。细菌穿透肠壁细胞，并繁殖扩散。常见发病症状为腹泻、发热、恶心，偶尔伴呕吐。该病一般不致命。易感人群为婴儿、老人及免疫受损个体。绝大多数病例可以自愈，严重病例常规使用抗菌药物，如氟喹诺酮类。

沙门菌有过多次大流行疫情。据估计 1994 年美国有 224 000 人因为食用了明尼苏达州施万食品公司生产的冰淇淋而患上沙门菌肠炎。在明尼苏达州，卫生官员注意到 1994 年 9 月越来越多的沙门菌肠炎病例报告后，通过深入调查发现患者中有很高比例曾食用过施万食品公司生产的冰淇淋。其后不久，生产商召回了所有在明尼苏达州马歇尔厂生产的产品，并暂时停产。调查人员根据明尼苏达州受感染的消费者人数和产品在美国国内的销售分布情况，估计感染暴发的程度（Hennessy，Hedberg 等，1996 年）。在检查了冰淇淋厂生产预混料的设备和槽车后，调查员认为有几批次的冰淇淋预混料在槽车里受了污染，在此之前槽车装过未经巴氏消毒的鸡蛋（Hennessy，Hedberg 等，1996 年）。食品公司采取了一系列纠正措施，包括设置专门容器来存放运输后不会再进行巴氏消毒的产品，然后恢复了生产。事实上这些槽车在使用之前有部分是经过清洗的。这样的容器间交叉感染让人们更加深刻地认识到沙门菌顽强的生存能力和感染所需的低剂量。

新通道

沙门菌病疫情暴发的原因越来越复杂，包括从欧芹到椰奶的国际贸易食品，范围极其广（Jones，Schaffner，2003 年）。这些新发现的感染源的作用机制有的令人难以置信，有的人们还未能详细了解。例如，虽然美国加利福尼亚州原产杏仁至少有两次成为美国和加拿大沙门菌病流行的主要疑凶，但调查人员一直都未能确定这种坚果的污染渠道（CDC，2004 年）。收获、干燥和去壳过程都有可能导致污染。细菌可能通过粪-口渠道感染工人，工人在收获、处理或包装时将细菌传播到产品上。污染源也可能是加工流程的容器和设备表面。甚至在清洗了设备的情况下，也可能有细菌残留在不易清洗的缝隙里，并且在其中繁殖，最终导致产品污染。

植物芽苗是较新的感染源（Taormina，Beuchat 等，1999 年）。嫩芽嫩苗在 20 世纪 70 年代作为"健康食物"出现在美国的三明治和沙拉里，并逐渐成为种子贸易的新品种。过去 30 年来，种子交易量从 20 世纪 70 年代的近 10 亿美元增长到 2004 年的 40 亿美元以上（图 2-1）。除了土豆、甜菜、萝卜和小麦等种子以外，全球种子贸易还包括专门用于发芽的紫花苜蓿和绿豆。一旦这些种子到达交易目的地，就以水栽法培养成幼芽。在整个生产过程中，从生长、收获到装运，种子都有可能被污染，最主要的污染途径是接触动物粪便。有时芽苗通过土壤中的粪便感染沙门菌，有时栽种地接近牲畜养殖地也会导致粪便污染。在收获和装运过程中，种子可能经由工人、设备或容器被污染。储存种子的干燥条件使得沙门菌和其他致病菌能够存活长达数月。在这个过程中，致病菌与种子相安无事，但在适合种子发芽的温湿环境里微生物就开始大量繁殖并快速生长。蔬菜芽苗被认定与一系列北美、西欧和日本的流行病暴发有关（Taormina，beuchat 等，1999 年），详情见表 2-3。1999 年和 2002 年，在两次沙门菌和大肠埃希菌感染暴发后，美国食品药品管理局发布警告，让消费者注意食用未经完全煮熟的蔬菜芽苗的健康风险。

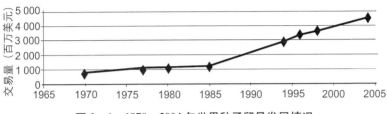

图 2 - 1　1970—2004 年世界种子贸易发展情况

资料来源：国际种子联盟（International Seed Federation），http：//www. worldseed. org/statics. htm.

表 2 - 3　1973—1998 年蔬菜芽苗相关疾病暴发情况

年份	病　原　体	培养确诊病例数[a]	发生地点	芽苗种类	可能污染源
1973	蜡状芽孢杆菌	4	美国 1 个洲	豆、水芹、芥菜	种子
1988	圣保罗沙门菌	143	英国	绿豆	种子
1989	戈尔德科斯特沙门菌	31	英国	水芹	种子和/或发芽装置
1994	病牛沙门菌	595	瑞典、芬兰	紫花苜蓿	种子
1995	斯坦利沙门菌	242	美国 17 个州、芬兰	紫花苜蓿	种子
1995—1996	纽波特沙门菌	133[b]	美国 7 个州、加拿大、丹麦	紫花苜蓿	种子
1996	蒙得维的亚沙门菌 火鸡沙门菌	500	美国 2 个州	紫花苜蓿	种子和/或发芽装置

续　表

年份	病　原　体	培养确诊病例数[a]	发生地点	芽苗种类	可能污染源
1996	大肠埃希菌O157：H7	6 000	日本	萝卜	种子
1997	大肠埃希菌O157：H7	126	日本	萝卜	种子
1997	火鸡沙门菌	78	加拿大	紫花苜蓿	种子
1997	婴儿沙门菌鸭沙门菌	109	美国2个州	紫花苜蓿、绿豆、其他	种子

注：a：培养确诊病例数仅代表流行病暴发中很小的一部分。很多患者并未寻求医疗帮助，或者即使寻求了医疗帮助也未做细菌培养。

　　b：仅包括俄勒冈和英属哥伦比亚两州的数据。

资料来源：Taormina，Beuchat 等，1999 年。

　　蔬菜芽苗引起的前几次疾病暴发发生在 1973 年的美国，原因是使用家用设备发豆芽。在此以后，又发生了几起规模更大的流行，比如 1995 年暴发的斯坦利沙门菌病，暴发范围包括美国 17 个州和芬兰。感染源最终锁定为荷兰的一家经销商，其种子收集自意大利、匈牙利和巴基斯坦，但一直未能确定具体来源（国际调查详情请见第七章）。

　　第一例进口芒果污染导致的疾病暴发，污染渠道尤其令人费解。1999 年美国 13 个州共 78 人因同一普通肠道沙门菌菌株而感染患病，15 人入院，2 人死亡（Sivapalasingam，Barret 等，2003 年）。调查人员最终追查到巴西一家农场的芒果。他们发现一个奇怪的现象，所有食用同一农场芒果的欧洲人都没有感染。他们推理得出的结论是发往美国的芒果为了满足美国的标准特别增加了一个热水处理的步骤，以消灭产品上可能存在的地中海果蝇——欧洲标准中没有硬性要求这一程序。农场主因为害怕杀虫剂的致癌作用而采用热水处理。然而调查者发现在包装前把芒果先后用热水和冷水浸泡反而使得水果内空气收缩，导致污染水分的吸入。这样一来，巴西农场主为了达到美国要求同时避免癌症风险而采用的消杀方式为病原体传染提供了通道。

耐药性

在科学家追踪沙门菌不断扩大的传播渠道的同时，这种细菌还在不停变异以开拓新渠道。我们看到自从 1996 年以后沙门菌感染的总体数量在下降，但同时新的耐药菌株却不断出现。超过 1/4 的沙门菌分离菌株对至少一种抗菌药物有耐药性；很大一部分对多种抗菌药物具有耐药性（Smolinski，Hamburg 等，2003 年）。这类致病菌造成的感染不仅因为耐药性而难以治愈，而且可能导致更重的病情和更高的入院率（Martin，Fyfe 等，2004 年）。据美国医学研究所估计，美国每年为治疗对抗生素具有耐药性的疾病支出高达 30 亿美元。

其中最突出的耐药菌株是鼠伤寒沙门菌最终噬菌体（*Salmonella typhimurium*）104 型（*S. typhimuriom* DT104），在氟喹诺酮类抗菌药物 1990 年开始用于产肉动物后越来越常见。该菌株对好几种普通抗菌药物，包括青霉素、氯霉素、链霉素、磺胺和四环素具有耐药性（CDC，1997 年；Threfall，2002 年）。1984 年鼠伤寒沙门菌 DT104 首次在英国发现，之后很快成为英格兰和威尔士最常报告的沙门菌，并被发现存在于鸡肉、猪肉、香肠、肉饼，当然还有牛肉中（CDC，1997年）。2000年发生在英格兰和威尔士的一次 DT104 暴发感染了 361 人，感染源是几家外卖食品机构的生菜；但生菜的来源和污染渠道未能明确（Horby, O'Brein 等，2003年）。20世纪80年代早期在美国 DT104 感染只发生过几次孤立病例，而到90年代中期该致病菌开始广为传播（Glynn, Bopp 等，1998年）。第一次正式记录的流行病暴发是1996年10月在内布拉斯加州有18名学生受到感染。调查人员认为可能的致病原因是饮用过期牛奶或者接触带菌的乌龟和小猫（CDC，1997年）。1997年发生在华盛顿州、加利福尼亚州以及佛蒙特州的耐药菌株感染也与饮用未经处理的牛奶有关（Villar, Macek 等，1999年）。

近些年在美国出现了一种新型耐药菌株——纽波特沙门菌（*Newport*-MDR Amp C）。它对至少九种抗菌药物耐受或不敏感，包括 DT104 的耐受抗菌药物，以及常用于治疗儿童严重沙门菌感染的头孢菌素（Gupta, Fontana 等，2003年）。国家抗菌药物耐药监测系统（NARMS）分离出的纽波特沙门菌耐药菌株比例从1998年的1%上升到2001年的26%（128例中分离出33例）（CDC，2002年）。同时纽波特沙门菌在牛中的感染发生率也在上升。研究提示人类感染可能与接触牲畜或食用肉制品有关。调查人员认定2002年五个州的流行病暴发是食用生肉或未经完全煮熟的牛肉糜所致（CDC，2002年）。

出现这些耐药菌株的原因之一是在动物饲养中盲目使用抗菌药物。尽管大部分人类耐药菌感染是由于人类滥用抗菌药物所致，但产肉动物饲料中的抗菌药物添加也是比较重要的原因。在美国每年所使用的抗菌药物总量里，有 40%～80% 用于产肉动物（Shea，2004 年）。从 20 世纪 50 年代开始，农场主便在家禽家畜中使用抗菌药物对抗疾病和促进生长。随着越来越多的牲畜圈养在密集的地方，人们越来越担心疾病传播的问题。在饲养过程中使用抗菌药物被认为能防止小型感染、促进生长，这是在全球竞争加剧的情况下为了获得优势的一种策略。其中把抗菌药物作为生长促进剂使用尤其危险，因为它要求长期对大量动物使用小剂量抗菌药物，所以有可能慢慢把动物变成抗菌药物耐药菌的培养库（GAO，2004 年）。一旦动物身上的细菌产生耐药性，它们就可以通过被污染的肉、土壤和水传播给人类（耐药性的进一步讨论详见第六章）。我们不能否认在产肉动物中使用抗菌药物来应对疾病的重要性和必要性，但治疗性使用和非治疗性使用之间界限太模糊。与此同时，世界竞争压力不断增加，促使生产者考虑一切可能的方法以提高产量，降低成本。

大规模生产与跨国公司：大肠埃希菌 O157：H7

全球市场的竞争压力不仅刺激了食物性动物饲养中的抗菌药物添加行为，也促成了食品生产企业的整合。我们看到越来越多的巨型跨国集团公司利用规模经济不断把小型农场挤出市场（Lang，1999 年）。美国的农场数由 1929 年的 630 万降到 1998 年的 220 万（Chalk，2004 年）。饲育场的牛一般都超过 30 000 头。伴随强化生产的高效率而来的是交叉感染高风险，同时追踪感染源的难度也随之提高。一头牛的碎牛肉会在整个加工过程的无数个环节中跟成千上万头牛的肉糜混在一起，从宰杀到处理到零售的每个流程都意味着接触。大肠埃希菌 O157:H7 的流行使人们更直观地看到大规模生产所带来的麻烦。

大肠埃希菌 O157:H7（*E. coli* O157:H7）

大肠埃希菌通常寄生在人们肠道内，帮助杀灭有害细菌，但这种细菌也发展出几种致病菌株，包括 1982 年首次确认为人类致病菌的高毒性大肠埃希菌 O157:H7。其名称来源于构成：第 157 细胞体抗体（O）和第 7 鞭节抗体（H）。该致病菌被发现以来导致了至少 30 个国家的疾病流行，每年仅在美国就有大约 73 000 个病例，60 人死亡，多发于夏季温暖的美国北部和西部各州。

有少数感染者不会表现出任何症状；有 70%~90% 的患者出现腹绞痛和血样腹泻（出血性肠炎）。这些感染者中大约 5% 会发展成溶血性尿毒症（HUS），这是一种最终会导致肾衰竭的严重疾病。该感染的危害主要是由大肠埃希菌 O157:H7 所产生的志贺（Shiga）毒素导致的液体蓄积和组织损害。老人和五岁以下幼儿风险最大，而且溶血性尿毒症是儿童肾衰竭最常见的原因。大肠埃希菌 O157:H7 的潜伏期为 2~10 天，感染后成人 1 周、儿童 3 周内具有传染性。绝大多数情况下治疗手段主要是防止脱水，使病情自然消退，一般持续 5~10 天。如果发生严重溶血性尿毒症可能需要肾移植。对严重大肠埃希菌 O157:H7 感染是否使用抗菌药物还在讨论中；一些研究表明抗菌药物的运用可以起到保护作用，但其他一些研究却发现它们会加剧病情。该细菌目前尚无疫苗。

绝大多数感染发生在食用牛肉制品，特别是牛肉糜和生牛奶后。1993—1999 年美国已确定该致病菌的食源性疾病暴发几乎一半都与牛肉有关（Codex Alimentarius Commission，2002 年）。

牛肠道中的大肠埃希菌 O157:H7 在绞肉的过程中扩散到肉上，奶牛乳房上的细菌也可在挤奶过程中直接或通过污染设备传播开来。最近人们也发现农产品也可能导致大肠埃希菌 O157:H7 污染。2003 年调查人员甚至发现俄亥俄州的流行病暴发源自吸入受肥料污染的锯末（Varma，Greene 等，2003 年）。除牛外，该致病菌还存在于其他一些家养或野生动物身上，如鹿、羊、马、猪和狗等。被感染的人也通过各种场所如厨房、拥挤的泳池、托儿所和疗养院等传播致病菌。细菌跟随远洋轮船漂流过海的事件也发生过数次。大肠埃希菌 O157:H7 能在中温和冷冻环境中生存，仅 50~200 个致病菌就可以导致人类感染。

1982 年冬，俄勒冈州卫生官员注意到一系列症状独特的疾病。患者主诉严重腹痛，血样腹泻，发热症状很轻或无热度（Riley，Remis 等，1983 年；Wells，Davis 等，1983 年）。几个月后密歇根州也出现相似流行病。至少 48 名患者出现这种神秘感染。当地医院实验室检验结果显示，常见致病菌（沙门菌、志贺菌以及弯曲菌）都是阴性，最后检测出大肠埃希菌 O157:H7。该菌株是 1975 年首次发现的血清型，之前只发生过一次人类感染。通过调查患者，流行病学家追踪出感染源为当地一家麦当劳店出售的未烧熟的牛肉饼，最终来源是为其提供牛肉馅的一家密歇根州饲养场。

在此后十年中，美国西部和中西部还发生了数起跟牛肉馅有关的大肠埃希菌 O157：H7 流行。直到臭名昭著的"盒子里的杰克"大流行才使人们真正重视它。1992 年 11 月华盛顿、爱达荷、加利福尼亚和内华达等州五百多人出现典型症状，其中 4 人死亡。大肠埃希菌 O157：H7 流行病再一次由快餐店出售的牛肉引发，牛肉受到污染且未煮熟。

最初发现该流行病暴发的是一位小儿胃肠科医生。他在 1993 年 1 月注意到溶血性尿毒症病例和血性腹泻急诊病例猛增（Bell，Goldoft 等，1994 年）。他随后与医院、实验室和医生联系，并且告知公众，最终发现好几百例相似病例。访问患者后调查人员相信本次流行很可能与"盒子里的杰克"快餐店出售的汉堡牛肉饼有关。卫生官员检测了感染发生时所生产的牛肉饼，发现几个批次带菌。该餐厅很快召回 100 万多个汉堡牛肉饼，最终收回 20%，据估计防止了 800 个额外病例发生（Bell，Goldoft 等，1994 年）。通过检查该店的汉堡牛肉饼制作过程，人们发现绝大多数汉堡牛肉饼制作时未达到州卫生法规规定的 68.3℃中心温度。美国疾病控制和预防中心（简称 CDC）的工作小组确定一家加拿大和五家美国屠宰场为可能感染源，但却未能准确确定罪魁祸首具体是哪一家。

现在大肠埃希菌 O157：H7 已经成为越来越多地区关注的致病菌，特别是欧洲、南美洲和北美洲，以及南非和日本（图 2-2）。常见大肠埃希菌 O157：H7 的感染源为某些肉类及农产品，范围较广，从意大利腊肠、瓜类到生菜都有可能带菌。大多数情况下农产品被水或含粪便的土壤污染，一般途径为农业废弃物。细菌在死水或冷冻产品中可以生存数月。2004 年 2 月日本冲绳发生三例

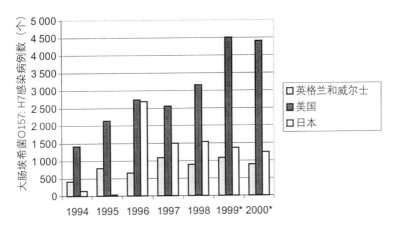

图 2 - 2　三个国家大肠埃希菌 O157：H7 感染报告病例比较

注：1. 美国数据统计年份为 1994—2000 年；英格兰和威尔士为 1994—2000
　　　年；日本为 1996--2000 年。＊表示美国 1999 年和 2000 年的暂定数据。
　　2. CDC，NNDSS；病例数包括疑似和确诊患者。
　　3. PHLS 肠道病原体研究室；数据只包括英格兰和威尔士实验室送交
　　　PHLS 的大便培养细菌分离。在 PHLS 进行确认、血清定型，噬菌体定
　　　型和 VT 定型。
　　4. 美国国家卫生与保健部、国家感染性疾病流行病学监测中心；病例数
　　　仅含大便标本培养确认为 O157 血清型患者。
资料来源：肠道出血性大肠埃希菌风险概况及相关商品鉴别，包括豆芽、牛肉
糜、猪肉。Codex Committee on Food Hygiene 第 35 届大会，2003 年 1 月 27 日
至 2 月 1 日。

大肠埃希菌 O157：H7 感染，都与从美军基地购买的冷冻牛肉糜制
作的汉堡包有关。随后的调查显示这批肉糜为 6 个月前在美国生
产，并且很可能也是导致前一年八九月份加利福尼亚州奥兰治县
的好几例感染的罪魁祸首（CDC，2005 年）。1991 年马萨诸塞州
暴发的流行病，最后追踪到的感染源为苹果酒，提醒人们注意该
细菌的耐酸能力。未洗净的苹果在磨坊里压榨，把致病菌传给后

面的苹果。调查人员发现大肠埃希菌 O157:H7 在冷藏的、未经巴氏消毒的苹果酒中生存了将近 3 周（Besser，Griffin 等，1999 年）。同样，这种致病菌也能在蛋黄酱以及其他酸度较高的果汁里生存。

大肠埃希菌 O157:H7 成为国际市场上越来越大的威胁是由于其巨大的毒性和灵活性，以及低剂量导致感染的特性，这个特性使得它能够轻易地传播并为大规模暴发奠定了基础。随着全球需求量的增加和竞争的加剧，肉类生产流程不断强化，潜在的感染范围变得非常广。2002 年，在一次与大肠埃希菌 O157:H7 相关的疾病暴发后，科罗拉多州康尼格拉牛肉公司召回了 1 900 万磅（约合 862 万千克）牛杂和牛肉糜。

受污染的农产品品种越来越多，增加了致病菌的传播风险。例如日本某次大暴发的感染可能来自美国产的萝卜籽。1996 年春夏日本中部发生十几起大肠埃希菌 O157:H7 感染暴发，共涉及患者 10 000 名，其中 6 000 名是学龄儿童，其余是工厂工人。实验室检验发现不同地方的感染分离出的细菌型完全一样，显示了感染的一致性。后来调查确认，未经煮熟的白萝卜苗是流行病暴发前几天学校和工厂餐厅里唯一相同的食物。萝卜苗的来源是一直为两家餐厅供菜的一家日本农场，而其种子则从美国一家种植商处购得。有趣的是美国牛肉行业在这次流行病暴发中也受到打击，调查之初美国进口牛肉也被列为致病源嫌疑之一，虽然后来清除了嫌疑，但公众的担心导致第二年日本从美国进口牛肉的数量下降了 40%（State of Utah Department of Agriculture and Food，1998 年）。

不均衡的资源与不为人知的病原体：环孢子虫

商业全球化的吸引力之一在于把先前被排除在外的对手都拉进来，通过更大的市场煽动竞争。在理想的世界中，有着热带气候和广袤耕地的发展中国家常年为其贸易伙伴提供丰富的农产品，互利互惠。但事实肯定不是这么简单。关键问题是一个国家的资源和土地是否适合投入完全依赖外部市场的作物生产。另一个需要考虑的因素是发展中国家是否具备必要的基础设施以生产出具有国际竞争力的产品。发达国家的农场主长期享有的政府补助和公共灌溉系统等便利，而在发展中国家这些便利就会少很多。因此贫穷国家的种植商更容易遭受食源性病原体的毁灭性打击。特别是遇到人们还不甚了解的病原体（例如环孢子虫），情况会变得更复杂。

20 世纪 70 年代末最初发现环孢子虫时，感染似乎还仅限于热带和亚热带地区的发展中国家，感染者一般都是儿童和免疫受损的人群。它最初袭击发达国家是通过那些曾经去病原体所在地旅行的人们，可想而知，他们曾经接触被污染了的水。二十年来，这种细菌一直不为人所熟悉，直到 20 世纪 90 年代北美暴发几次大流行才让人们注意到它，包括它的传播模式。几乎每次暴发都与进口食物有关，最大的疑凶是来自危地马拉的浆果（表 2-4）。

第一次在美国的暴发发生在 1990 年。芝加哥的一家教学医院

表 2 - 4 20 世纪 90 年代美加有记录的环孢子虫病暴发情况[a]

暴发年月[b]	地　点	起数[c]	病例数[d]	载体[e]（食物载体不明）	载体来源	评　价
1990 年 6/7 月	伊利诺伊	1	21	水、食物（食物载体不明）		7 月 5 日修水管导致水传播 或 6 月 29 日派对导致食物传播
1995 年 5—6 月	纽约	1[f]	32	可能食物		水果中来源不明的覆盆子
1995 年 5 月	佛罗里达	2	38	覆盆子？	见评价	危地马拉为可能来源
1996 年 6—7 月	美、加	55	1 465	覆盆子[g,h]	危地马拉	
1997 年 3—4 月	佛罗里达	—[i]	—	什锦生菜	秘鲁或美国	如考虑 1997 年 12 月暴证据，什锦生菜最可能来源为秘鲁
1997 年 4—5 月	美、加	41	1 012	覆盆子[h]	危地马拉	
1997 年 6—7 月	华盛顿特区[j]	57	341	罗勒	可能多来源	见正文中罗勒的本地污染
1997 年 9 月	弗吉尼亚	1	21	果盘	见评价	果盘可能包括（非危地马拉产）覆盆子但无黑莓
1997 年 12 月	佛罗里达	1	12	沙拉什锦生菜	秘鲁什锦生菜	如考虑 1997 年 3 月暴发证据，最可能载体为什锦生菜
1998 年 5 月	安大略	13	315	覆盆子[h]	危地马拉	
1998 年 5 月	佐治亚	1	17	水果沙拉？	不明	多种水果组合

续　表

暴发年月[b]	地点	起数[c]	病例数[d]	载体[e]	载体来源	评　价
1999 年 5 月	安大略	1	104	甜点（浆果）[h]	见评价	包括新鲜危地马拉黑莓、冷冻智利覆盆子和新鲜美国草莓
1999 年 5 月	佛罗里达	1	94	可能是水果很可能是浆果	见正文	多种水果组合
1999 年 7 月	密苏里	至少 2	64	罗勒	墨西哥或美国	

注：a. 暴发详情见正文。某些单列暴发可能相互关联，如 1995 年的纽约和佛罗里达；1999 年的佛罗里达和安大略。本表未包括某些潜在暴发。

b. 如果聚集性病例和散发病例同时出现，那么表中列举的时间及该时间点的活动（例如派对）便与聚集病例相关，食品涉及的作物可能是上个月收割的。

c. 一起暴发指的是有相似暴露史（如参加同一派对）的至少两个病例，其中至少一例得到实验室验证。

d. 该病病例数不准确，原因是诊断不明，病例报告不足或调查不充分（如未能调查所有参加派对的人），此病例数包含实验室验证和临床确诊的病案。

e. 农产品新鲜食用。

f. 感染者不在同一乡村俱乐部活动。

g. 在某饮食提供地危地马拉黑莓的聚会上未提供覆盆子（黑莓新鲜与否不明）。

h. 黑莓的可能作用见正文。

i. 与什锦生菜相关调查主要对象为 3 月中旬在塔拉哈西一家餐厅进食的人（病例数为 29，另有 14 个与此无关的病例，包括其他本地餐厅食用合什锦生菜的沙拉）。另有一些和这起暴发相关的病例发生于 4 月初在佛罗里达的一家餐厅进食的人（5 例）和 3 月 29 日从佛罗里达离港的轮船上（783 人回答问卷，249 人的对照组中 77 人患病，其中 45 人符合病例定义）。

j. 暴发发生在此弗吉尼亚一华盛顿特区一巴尔的摩大都会区。

资料来源：Herwaldt，2000 年。

宿舍里一个培训项目的至少21名学员出现了胃肠道症状，调查结果是跟饮用宿舍的自来水有关（Huang，Weber 等，1995年）。有些患者之前参加过宿舍内的派对，吃过里面提供的食物。当时宿舍的水管正好发生破裂，人们还没有确定食物是否是环孢子虫的传播媒介，因此调查人员暂时的结论是受污染的水可能是这次流行病暴发的原因。然而对环孢子虫的进一步研究提示刚好相反，食物才很可能是那次暴发的罪魁祸首（Herwaldt，2000年）。

1996年5月，美国纽约州、佛罗里达州、得克萨斯州和加拿大的卫生部门都向美国 CDC 报告发现环孢子虫感染群。次月月底，CDC 收到从美国14个州、哥伦比亚特区还有加拿大两个省发来的55个感染群报告，共计病例数725例（Ostroff，1998年；Herwaldt，2000年）。在这次疾病暴发中疾病 CDC 共收到来自美国20个州、华盛顿特区和加拿大的近1 500例报告。环孢子虫是新发现的疾病，人们对其了解还不足，因此卫生官员估计真正的暴发规模应该比报告数据显示的更大（Ostroff，1998年）。调查发现，所有感染者都食用过新鲜覆盆子（此前一年也有过与水果有关的流行病暴发，但规模小得多，调查也没有得出明确结果）。这次的覆盆子追溯产地又被确定为危地马拉。

环孢子虫（*Cayetanensis*）

1977—1978年英国寄生虫学家 Ashford 在巴布亚新几内亚观察并首次记载了由寄生性原虫环孢子虫引起的人类感染。他研究发现，感染者粪便中的寄生虫卵细胞要经过几天才会孵化，因此可以说该病原体在宿主体外需要大概数天至数周才会有传染性。二十年后，人们发现这一特征使得环孢子虫能在农产品上生存一段时间，直到成熟具备感染性。

1993 年秘鲁科学家把这种双球孢子寄生虫划为环孢子虫属，它有两个孢子被，每个又包含两个孢子体（Ortega，Sterling 等，1993 年）。后来它们被称为环孢子虫，名称来源于最初的研究机构秘鲁卡耶塔诺赫里迪亚大学（Universidad Perunana Cayetano Heredia）。

由此而生的环孢子虫病（Cyclosporiasis）的典型症状是反复水样腹泻、疲倦和体重降低，持续时间长达数周。通常病情不是很重，但如果没有治疗的话症状会反复出现。治疗用药一般选用复方磺胺甲基异恶唑（SMZ－TMP）。该病通常并发格林-巴利综合征和反应性关节炎（Shields，Olson，2003 年）。有些人感染后无症状。无感染史的患者和年幼儿童感染后更容易出现症状。该病的潜伏期大约为 1 周。

环孢子虫还有很多不为人所知的秘密。据目前所知其唯一宿主为人类，尚未在动物中发现[1]。感染原因是摄入形成孢子的卵母细胞。该寄生虫从卵母细胞排出到形成具传染性的孢子需要一定时间，表明人与人之间的传播基本不可能（Herwaldt，2000 年）。唯一经证实的传播途径是进食被污染的水或农产品，包括浆果、生菜和罗勒。

环孢子虫在热带和亚热带地区，如危地马拉、尼泊尔、秘鲁

---

[1]　翻译此书时，已发现环孢子虫病为人畜共患寄生性原虫病，已发现牛源环孢子虫。——译者注

和海地比较普遍，在北美和东欧地区也有记载。疾病发生似乎具有季节性，常见于潮湿温暖的月份。还未明确环孢子虫是否能在高温和冷藏环境中生存。

20 世纪 80 年代，为了快速恢复受创的经济，危地马拉培育了几种专为出口的作物，其中包括面向北美市场的浆果。90 年代中期，该行业年产值为 500 万美元，雇佣了多达 30 000 名工人在每年 10 月到次年 5 月进行手工采摘（Hart，Sutton，1997 年）。一系列与危地马拉覆盆子有关的北美流行病暴发最终让他们遭受了严重的损失。

人们开始认识到，流行病暴发时已经来不及确定受污染浆果的确切来源。一般来说环孢子虫病的症状在感染至少一周后才能显现。在浆果进口入关、食用并产生感染症状时浆果季节已经过去。因此，人们无法检测其生长、收割、包装和运输过程。而且同批次的浆果要么都已经被食用了，要么被处理掉了。使该调查更加困难的是人们对于环孢子虫了解有限，尤其不清楚其在食物传播方面的情况。流行范围很大这一事实表明，很有可能导致污染的不是单一农场，而是许多供货商共同的做法造成的（Herwaldt，2000 年）。最后结论是，最有可能的感染源为浆果种植过程中使用的受到污染的水。

针对这些发现，危地马拉浆果协会执行了一系列关于农场用水卫生预防措施，并按风险大小对种植商分类管理。但他们的努力没有取得成效；1997 年浆果季节成为前一年的翻版——美国疾病预防控制中心收到 13 个州、哥伦比亚特区和加拿大一个省共计

41 起疫情报告，涉及病例 762 例。调查结果再一次指向危地马拉，后者不得不暂停覆盆子出口，导致收入损失数百万美元（Powell，2000 年）。1998 年春，基于以往流行病暴发情况和对当前种植手段的了解，美国食品药品管理局对危地马拉进口覆盆子发出禁令。尽管现在无实际证据的进口禁令已经很普遍，但在当时这还不是通常的做法（Calvin，2003 年）。同年加拿大安大略省再次暴发一系列流行病，感染人数超过 300 人，但美国却没有发生，该病的感染源从此再无疑义。

次年，浆果种植商试图通过采取纠正措施建立"卓越示范计划"来恢复美国市场准入，其中包括一系列食物安全办法，如规定从浆果标签上的条码体现具体农场名等（Calvin，2003 年）。2001 年食品药品管理局仍然封闭美国市场。到 2002 年，仅允许三家农场向美国出口覆盆子（Ho，Lopez 等，2002 年）。后来的流行病暴发在程度和规模上都远远小于 1996—1998 年时的疫情，而调查工作也能更轻松地确定感染与具体农场的关系。但同时整个出口市场都明显收缩，小型农场更是被排除在外。在 1996 年贸易高峰时期美国从危地马拉进口覆盆子超过 300 吨。即使是在温和的复苏后，2001 年出口量也比五年前的峰值水平低 16%（图 2-3）。从某些方面来说，为了保持出口而实施安全措施的成本超过了收益（Calvin，2003 年）。

除了覆盆子，环孢子虫也跟其他一些农产品，包括罗勒、什锦生菜和荷兰豆等有关。只有两个病例是直接在植物上检测到病原体，一个是罗勒，另一个是冷冻覆盆子。同样，其污染方式难以确定，因为环孢子虫病潜伏期长达一周，加上病原体在感染被

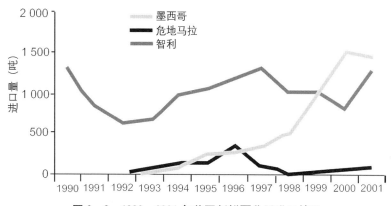

图 2-3　1990—2001 年美国新鲜覆盆子进口情况

资料来源：US Department of Commerce，2003 年。

发现前跟随新鲜农产品接触许多不同的工序和地点。而该病原体的低感染剂量使得问题更加严重，有时只需食用一颗覆盆子便足以致病（Herwaldt，2000 年）。这些特征，连同环孢子虫强大的适应力和神秘的天性，对某些国家的浆果生产和出口造成了极大障碍。这些国家尚不具备清洁水源和卫生设施，更不要提检测网络和实验室条件了。

产品革新与世界口味：李斯特菌

人类与生俱来的食欲帮助我们在国界之间搭起桥梁。超市里的"民族食物"货架和熟食店摆满了从世界各地进口的昂贵食物，从鹅肝酱到烟熏鸭。与此同时，食品厂商还在不断努力开发生产

"即食"食品——在微波炉里面加热一下就可以食用的方便食品。2002 年，加工食品占农业出口总量的将近一半（WTO，2004 年）。而在这些美食走向餐桌之前就制定了的食品安全条例却在这个革新的大潮中被抛诸脑后，因此也为单核细胞增生李斯特菌等"计划外"的细菌提供了一个新窗口。

20 世纪 80 年代，人们发现李斯特菌病与很多备受欢迎的即食食品之间有关联，单核细胞增生李斯特菌这种少见但较危险的细菌引起了公共卫生关注。一餐欢乐晚宴可能包含了很多细菌载体——熟食肉类、熏鱼、新鲜软奶酪以及鹅肝酱饼。冷藏并不能杀灭该菌，它能在冷藏环境下生存。单核细胞增生李斯特菌首次被确定为食源性病原体是在 1953 年，一位孕妇食用病牛产的牛奶而发生感染，导致一对双胞胎死产。后来几十年内单核细胞增生李斯特菌没有得到卫生官员关注，直到 20 世纪 80 年代发生了几次大暴发后情况才得以改变。2000 年，该菌是美国最常导致入院的病原体，同时占所有病原体相关疾病死亡病例的 1/3（US FDA/CFSAN，2003 年）。

有人研究了 1970—2002 年全世界范围内发生的共计 54 次单核细胞增生李斯特菌病暴发，发现其中约 1/3 发生在美国（表 2 - 5）。90% 以上的病例都确定了感染源为污染的肉或奶制品（US FDA/CFSAN，2003 年）。例如 2002 年一起由污染火鸡肉导致的暴发涉及 9 个州，导致 54 人患病，8 人死亡，其中包括 3 名未出生的婴儿。追踪调查发现，受污染的禽肉产自宾夕法尼亚州的"朝觐者的骄傲"（Pilgrim's Pride）食品厂，该厂因此而召回 2 700 万磅（约合 1 225 万千克）火鸡肉和鸡肉产品。

表2-5 1970—2002年美国食源性李斯特菌病暴发情况

年份	食物载体	州	病例数	围产期病例（占总病例百分比）	死亡数（占总病例百分比）	血清型	参考资料
1979	生蔬菜或奶酪	马萨诸塞	20	0（0%）	3（15.0%）	4b	Ho，1986年
1983	巴氏杀菌牛奶	马萨诸塞	32	7（21.9%）	14（43.8%）	4b	Fleming，1985年
1985	墨西哥奶酪（生牛奶）	加利福尼亚	142	93（65.5%）	48（33.8%）	4b	Linman，1988年
1986—1987	冰淇淋、意大利腊肠、法国布里白乳酪	美国宾夕法尼亚	36	4（11.1%）	16（44.4%）	4b，1/2b，1/2a	Scheartz 等，1989年
1986—1987	生鸡蛋	加利福尼亚	2	未知	未知	4b	Scheartz 等，1988年
1987	黄油	加利福尼亚	11	未知	未知	未知	Ryser，1999年
不详	冷冻蔬菜	得克萨斯	7	3（42.9%）	未知	4b	Simpson，1996年
1998—1999	热狗、熟食肉	22个州	101	未知	21（20.8%）	4b	Mead，1999年

续 表

年份	食物载体	州	病例数	围产期病例（占总病例百分比）	死亡数（占总病例百分比）	血清型	参考资料
1999	鹅肝酱饼	康奈提格，马里兰，纽约	11	2（18.2%）	未知	1/2a	Carter，2000年
2000	熟食鸡肉	10个州	29	8（27.6%）	7（24.1%）	未知	CDC，2000年
2000—2001	自制墨西哥奶酪（生牛奶）	新喀里多尼亚	12	10（83.3%）	5（41.7%）	未知	CDC，2001年
2002	熟食火鸡肉片	东北部8个州	63	3（4.8%）	7（11.1%）	未知	CDC，2002年b
总计			466				

资料来源：US FDA，2003年。http：//www.cfsan.fda.gov/~acrobat/lmr2-2pdf. http：//www.cfsan.fda.gov/list.html.

单核细胞增生李斯特菌 （*Listeria monocytogenes*）

单核细胞增生李斯特菌是六种李斯特菌之一，为革兰氏阳性菌，单孢子、杆状，是动物和人类李斯特菌病的主要致病菌。1926年首次在兔子和豚鼠身上发现，1929年第一次确认为人类感染源，1936年人们发现它也是一种围产期污染源。

这种微生物主要生存在土壤、水、泥浆和动物饲料中，但野生和家养的哺乳动物、家禽和人类也都是宿主。它可以直接从动物传到人，也可以发生人与人之间的传播，但最主要的传播方式还是通过食物。

单核细胞增生李斯特菌常见病有两种：李斯特菌胃肠炎和更严重、更具侵入性的李斯特菌病。前者一般发生在健康成人身上，症状与轻微流感相似；后者却可能导致脓毒症和脑膜炎，约1/4患者死亡。李斯特菌病约有1/3发生在孕妇身上，其中一部分妇女（约25%）表现出发热和流产，另一部分无显著症状，但却毫无例外地把细菌传给胎儿，导致胎儿出生即伴随败血症，或者即使表面正常，却很快发展为脑膜炎。感染该菌会致使30%的婴儿死亡；如果出生后几天内患病，则死亡率更高（约50%）。

单核细胞增生李斯特菌的潜伏期为3天至2月，感染体征一般出现在暴露后3周。治疗该病可以用青霉素和氨苄西林（氨苄青霉素），但该致病菌对四环素有一定的耐药性。李斯特菌病威胁最大的人群为胎儿、新生儿、60岁以上的人，以及其他疾病如糖尿病或肝硬化等的患者。

因其症状一般较严重，需要及时医治，所以相比其他致病菌如沙门菌，李斯特菌感染报告率较高。绝大多数病例发生在北美、欧洲和大洋洲工业化程度高的国家。美国 CDC 估计美国每年李斯特菌感染病例数为 2 500 例，其中 500 例死亡。绝大多数为散发病例，而不是聚集性暴发。

该菌可以在很多食物制作和配发过程中生存，耐受冷藏、酸、盐和低湿度环境。最常在牛奶和肉制品中被发现。感染载体有法兰克福香肠、法国布里白乳酪、巧克力、蟹肉棒、猪舌等。也有少部分感染由生吃的水果和蔬菜所致。

最近在卫生与消毒技术方面的努力成功降低了美国的发病率——1989—1993 年感染率下降了 44%，1996—2002 年又下降了 38%。然而不断改变的食品制作和配送方法以及现存体制中的不足之处都阻碍着进步。比如在某些情况下，本已进行巴氏消毒的食品在包装前又被污染。因此，现在单核细胞增生李斯特菌仍然是卫生官员的首要关注对象。2002 年 11 月美国农业部食品安全监督服务局（FSIS）对被视为高风险和中等风险的生产设施提高了检查力度。2003 年 10 月该局颁布了新的"李斯特菌规定"，要求熟食生产商进一步采取措施对抗单核细胞增生李斯特菌污染，比如在烹煮食物冷却后增加额外消毒步骤。2004 年 12 月，食品安全检查局报告称与单核细胞增生李斯特菌相关的产品召回次数由 2002 年的 40 次下降到 2003 年的 14 次，表明付出的努力得到了一定的回报。然而美国李斯特菌病的发生率却稍有上升，从 2002 年每百万人口 2.7 例到 2003 年的每百万人口 3.3 例（表 2 - 6）。

表 2 - 6 食源性李斯特菌病暴发情况

国 家	年份	食物载体[a]	病 例 数					血清型
			总数	孕妇	非孕妇	有基础疾病者	死亡	
美国	1976	生沙拉?	20	0	20	10	5	4b
新西兰	1980	贝壳/生鱼?	22	22	0	0	7	1/2a
加拿大	1981	凉拌卷心菜	41	34	7	0	18	4b
美国	1983	巴氏全脂牛奶和 2% 低脂牛奶?	49	7	42	42	14	4b
美国	1985	未消毒牛奶制品和墨西哥软奶酪	142	93	49	48	30	4b
瑞士	1983—1987	软奶酪	122	65	57	24	34	4b
英国	1987—1989	鹅肝酱饼	355[b]	185	129	未知	94	4b and 4 not 4b
美国	1989	虾?	2	未知	未知	未知	未知	4b
澳大利亚	1990	鹅肝酱饼	9	未知	未知	未知	未知	1/2a
澳大利亚	1991	熏贻贝	4	0	4	0	0	1/2a
新西兰	1992	熏贻贝	4	2	2	2	1	1/2a
法国	1993	猪舌肉冻	279	未知	未知	未知	未知	4b
法国	1993	熟猪肉酱	38	31	7	未知	10	4b
美国	1994	巴氏消毒巧克力奶	45	1	44	1	0	1/2b
瑞典	1994—1995	冷熏鳟鱼	9	3	6		2	4b
法国	1995	软奶酪	17	11	9	5	4	4b

续　表

国　家	年份	食物载体[a]	病　例　数					血清型
			总数	孕妇	非孕妇	有基础疾病者	死亡	
意大利	1997	甜玉米沙拉	1 566	0	1 566		0	4b
加拿大	1996	蟹肉	2	0	2	0	0	1/2a
美国	1998—1999	热狗和熟食肉	50	未知	未知	未知	>8	4b
芬兰	1998—1999	黄油	25	0	25	24	6	3a
芬兰	1999	冷熏鳟鱼	5	0	5	未知	未知	1/2a
英国	1999	奶酪和奶酪沙拉三明治	2	0	2	2	1	4b
法国	1999—2000	熟猪肉酱	10	3	7	6	2	4b
美国	2000	火鸡肉	29	8	21	未知	7	未知

注：a：? 表示仅从流行病学研究显示食物载体。
　　b：41 名患者资料欠缺，不能确定血清型。
资料来源：McLauchlin，2004 年。

单核细胞增生李斯特菌带来的挑战在日益扩大的世界奶酪市场尤为明显。近几十年来，奶酪品种从以前的几十种发展到几百种，包括大量新的软奶酪和手工奶酪品种，其中许多是潜在的单核细胞增生李斯特菌载体。病原体可能在制作过程早期侵入，并在生奶酪中存活下来，或者在经巴氏杀菌后发生再感染。瑞士1983 年至 1987 年有 122 例感染和 34 例死亡病例与夹心蛋糕中的蒙特多尔奶酪有关，最后才明确查出污染物一直停留在陈年老窖里，污染着一批又一批产品（British Columbia CDC，2002 年）。在美国，自制生牛奶奶酪是间发病例的主要源头。1985 年在洛杉矶，这种奶酪导致了 86 例单核细胞增生李斯特菌感染，导致 29 例死亡，其中包括 13 例死产和 8 例新生儿死亡（CDC，1985 年）。该起事故的感染源确认是某商家生产的奶酪，也召回了可能受污染的产品。但有一种被称为 "queso fresco" 的家庭自制新鲜软奶酪，常用未经巴氏消毒的生牛奶生产，使得卫生官员难以监控卫生状况。因此美国约半数的州禁止向私人销售生牛奶。

目前，商业生产的奶酪必须用巴氏杀菌奶制作；如使用生牛奶，则必须保存 60 天以上以确保没有病原体。然而，所谓的 "60 天规定" 近年来受到质疑，因为在 20 世纪 50 年代这条规定颁布的时候很多奶酪品种还不存在，而很多病原体，包括沙门菌和大肠埃希菌 O157:H7 显然能扛住 60 天的生存期限。研究显示单核细胞增生李斯特菌甚至能生存 434 天（Ryser，Marth，1988 年；FNB，IOM 等，2003 年）。令问题更为复杂的是，这些病原体能在食品以外的容器或储藏设备上生存并经由此途径污染奶酪，使得这个 60 天期限形同虚设。目前正对此规定进行修订。同时还有规定要求生牛奶奶酪，包括从法国进口的顶级产品，必须在外包装上加以成分标注。事实上，对于美食爱好者来说，包装标注是生牛奶奶酪不仅不能阻止购买，反而会更刺激其购买欲望。

结　　论

面对日益加剧的全球商业竞争，厂商都在不断开发更新更好的品种以迎接挑战。这样的产品革新又会带来新的卫生问题。新型高效率生产流程要求大批肉类或农产品囤积，这些产品来源众多且混杂，逐渐成为病原体滋生的温床。日益受大众欢迎的生鲜农产品可能携带难以检测的微生物，并在极低的暴露水平下引发感染。此外，水果、蔬菜短暂的保质期使得感染源的追踪和确定更加困难。曾经止步于地域边界的地方性疾病现在也随着市场全球化，同食品一道扩散到境外。人们看到新菌株不仅在新地方不断出现，还通过以前未知的载体传播，并且变异成为前所未见的形式，产生抗菌药物耐药性。不断发展的全球市场动态使得现存的安全系统时刻面临落伍，需要随时更新。

更多的思考

◎ 全球市场如何在你所在的社区商店有所体现？哪些进口商品终年供货？

◎ 食品的营销非常重要。过去两周内你在电视上看到了哪些由食品委员会或行业协会组织的食品营销活动？

◎ 你听说过厂家召回牛肉或奶酪吗？

Chapter

III

第三章

快速传播的新型病原体

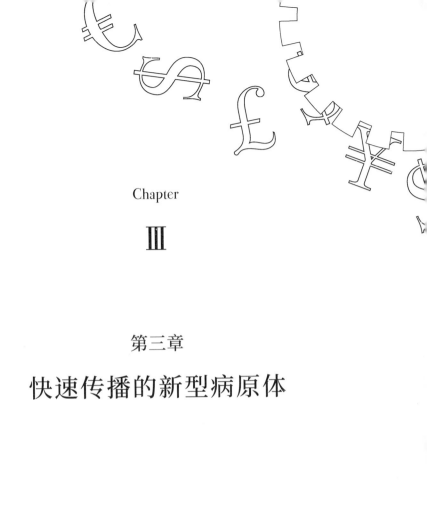
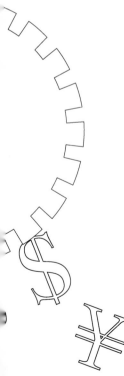

最快速、最可怕的感染性疾病威胁来自可在全球范围内传播的高传染性、不知名的危险病原体。当今国际旅行的快速化使这种危险变得越来越现实。我们能在数小时内到达几千千米以外的地方，而即使是发病最快速的感染性疾病，从感染到发病也需要 6 小时，大多数病原体会有更长的潜伏期，几天、几月甚至几年。这就意味着感染者在真正知道自己生病之前，就可能会有传染性，并可能将新出现的感染性疾病传播到无辜的地区。这些问题在历史上已经屡见不鲜了。18 世纪和 19 世纪的旅行者将梅毒传播到了欧洲，而探险者和冒险家们将麻疹病毒和天花病毒带到了美洲并引起了这些疾病的广泛流行。14 世纪欧洲发生的瘟疫被认为是由亚洲的商人传播的。当今的环境下，疾病传播更为迅猛，时间也逐渐成为对公共健康和安全的不利因素。本章将通过对 SARS 和禽流感的审视来探讨旅行和此类疾病之间的联系。它们在这个全球快运的时代带给我们的教训，让我们不得不更加清醒和理智地去面对这些问题。

交通工具上病原体的传播

现代的交通工具使得乘客在一个密闭的环境中紧靠在一起，而且运输的时间较长。SARS 证实了这对乘客的危害，而这仅仅是近年的一个生动例证。这种危险在这个全球快运的时代已经存在几十年了。凡是人口比较集中的地方就有相互传播的可能。在短途旅行中，乘客们在发病前已从乘坐的交通工具中分散，无从辨别他们所接触的其他乘客是否被传染。少部分人一起旅行时，往往只有几个人受到传染继而发病。但当旅行人数较多且疾病具有特异性和高传染性时，应该对乘客们共处的环境，如游船或飞机等进行调查。

近年来，游轮运输因为乘客和船员经常患上呼吸道和胃肠道疾病而声名狼藉。美国 CDC 船舰卫生项目组收到的报告显示，游轮上发生胃肠疾病流行的次数从 2001 年的 7 次增至 2002 年的 24 次，而且还有不断增加的趋势。增加的原因除了报告更为准确和游轮数量的增长之外，也与游轮自身的特点密不可分。它们承载着成百上千的乘客，且大多数是易被感染的老年人。乘客们共用食品和水源，而且经常置身于各种社交活动之中。典型的游轮流行疾病涉及的人数较多，传播途径多样，并且即使经过严格的卫生检查，还能传播给下一趟游轮上的乘客，可能原因是船员也受到了感染（Widdowson，Cramer 等，2004 年）。

每年约有一千万人搭乘游轮（Schlagenhauf，Funk 等，2004 年）。大多数来自北美，另一部分则是在各个港口登船的不同国籍的人，这就可能导致不同地区的疾病在人群中相互传播。此外，当来自南北半球的乘客相遇时，他们可能会接触到本该出现在其他季节的病原体。因而，通常在冬季流感季节前接种疫苗的人，可能会在夏季意外接触到来自相反季节国家的人。例如，1997 年 8 月，一群澳大利亚的乘客来到纽约并登上一艘游轮。在船上，这些乘客大多数出现了急性呼吸道疾病，疾病进而传播给了整条船上的其他乘客（Miller，Tam 等，2000 年）。究其原因，是因为澳大利亚流感的季节一般在 5 月至 9 月，而纽约却恰恰相反。种种迹象表明，这些澳大利亚乘客在登船之前已经罹患流感。而且，这次游轮上流行疾病的暴发也成了这种特殊病毒在北美首次暴发的标志。与之相似，1998 年 5 月至 9 月阿拉斯加育空地区夏季流感的暴发就与一艘满载游客和船员的游轮进入该地区有关（Uyeki，Zane 等，2003 年）。这艘船沿着加拿大的海岸线一路北上，将感冒病毒带入了沿途经过的地区，而这些地区当时正处在感冒病毒并不活跃的夏季。

　　与坐船不同，空中旅行时人与人的接触时间虽然短暂，但彼此距离更近，在某种程度上承载了更大的疾病传播的风险。据估计，每年乘坐飞机的乘客达到了 15 亿人次，其中有很多乘客连续乘坐 10 小时或更长的时间，约有 5 000 万人次的目的地是发展中国家（Leder，Newman，2005 年；Mangili，Gendreau，2005 年）。与旅行有关的感染性疾病事件已经成为航空时代的一大特征。非洲的疟蚊搭乘飞机在到达欧洲和美国的机场后将疟疾传染给毫不知情的人们。这种"机场疟疾"至少肆虐了十年之久。蚊子可以在飞行于几千米高空的现代飞机机轮井中轻易地存活数小时。它们到达目的地后叮咬处于它们飞行半径之内的乘客或者他人。但因蚊子无法在这样的环境中繁衍后代，只有少数人通过这种途径受到感染。

　　很多争论的焦点都集中在几百人连续几小时坐在拥有空气循环供应系统的飞机里是否有相互传染呼吸道疾病的可能。病原体存活于飞机通风系统中的可能性是很小的；只有那些生命力最强的微生物才能耐得住高效过滤式空气净化器（HEPA）、干燥的空气以及频繁的空气循环（Leder，Newman，2005 年；Mangili，

Gendreau，2005 年）。空气循环系统大致将飞机分成了几个部分，在此系统中，空气从飞机的一侧循环至另一侧，一般不会纵向移动。当然，该系统只有在使用时才能发挥作用。例如，在 1977 年的个案中，一架商用飞机上的 54 名乘客中有 72% 在着陆后 3 天内都患上了流感，而飞机起飞时只有一位流感患者。传播速度如此之快的原因是飞行途中由于机械故障被迫着陆 3 小时，在这 3 小时中，飞机的通风系统处于关闭状态（Moser，Bender 等，1979年）。尽管高效过滤式空气净化器过滤效率极高，但只有 1/7 的飞机装配了这种新型过滤器。不管空气循环系统如何，已经感染的患者咳嗽、打喷嚏都有可能将病原体直接传播给其他乘客。有记载的飞机上传播的疾病包括耐多药结核病、流感以及现在的 SARS（CDC，1995 年；Olsen，Chang 等，2003 年；Leder，Newman，2005 年）。图 3 - 1 说明了 SARS 在商用飞机上的传播过程。

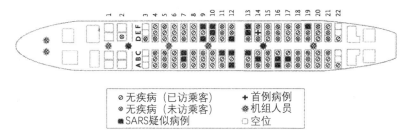

图 3 - 1　商用飞机上 SARS 的传播

注：示意图采用的是从香港飞往北京的波音 737 - 300 飞机。
资料来源：Olsen，Chang 等，2003 年。

导致儿童感染麻疹的麻疹病毒株让美国健康部门均感棘手。一般情况下，病原体在飞机上的传播取决于首发病例（传染病学中最早的患病病例）所处的发病阶段以及相互接触的时间和距离。
当飞行时间为 8 小时或更长，尤其是座位距传染源两排以内时，传
染的风险较大（Mangili，Gendreau，2005 年）。

　　然而，现代航空旅行和贸易中，病原体在飞机上传播的风险
远小于飞机作为一种"传播媒介"的风险。不论乘客是在飞机上
或是在家中感染，携带传染病菌的人可能会旅行几千千米，在旅
途中接触无数人，并在感染变得明显之前将疾病带到另一个地区。
那些受到感染的旅行者在发病之前可能回到自己的家中或社区，
继续自己日常的工作和生活，接触身边的人时间长达几天甚至几
个星期。这种现实问题是对传统的疾病控制措施如检疫隔离的一
种挑战。

检疫隔离和疾病控制策略

　　美国的检疫隔离系统在以往的 30 年里一直萎靡不振，这与人
类对传染病的自满情绪是一致的；讽刺的是，与国际旅行的蓬勃
发展也是一致的。按美国检疫隔离法的规定，通过交通工具传播
的感染性疾病应及时报告给权威机构。对于飞机来说，应在着陆
前 1 小时进行报告，而轮船则必须每天 24 小时随时报告。大多数
与全球快运接轨、拥有国际航班和轮船的国家都采用了相似的策
略。到 2004 年初，美国已在各大机场建立了 6~8 个正常运作的检
疫隔离站。这些站点的工作人员由检疫隔离官员组成，他们总体
上没有接受过针对传染病的培训。大多数应付传染病威胁的工作

由当地的医师完成。1992—2000 年，我曾在西雅图塔科马国际机场做检疫隔离咨询医师的工作。在这段时间里，隔离站只让我出诊过一次，诊治一位来自欧洲的出疹儿童。在确诊这位儿童并没有患麻疹之后，我和检疫隔离的官员察看了过去的一些病例，发现医师出诊只是偶然情况，而且医师的报酬有赖于和航空公司的协议。很明显，如果航空公司必须支付咨询费用，那么他们可能会不愿意请检疫隔离官员帮忙。

1994 年印度瘟疫的暴发使得这种检疫隔离系统的缺点暴露无遗。在瘟疫流行的第一个月，我们对外来人员进行了严密的监视以防止瘟疫通过飞机传入美国。这套系统既包含了主动监视，又包含了被动监视（图 3－2）。也就是说，在由印度飞往美国的飞机上，机组人员通过积极的检查，找出潜在的罹患瘟疫的乘客，而当地的健康部门也保持高度的警惕性，观察瘟疫患者的体征（Fitz，Dennis 等，1996 年）。有关瘟疫症状的宣传单被分发给所有乘客。但是，由于机组人员并没有受过医学知识的培训，他们在乘客中查找患者的能力可想而知。

最终，在这 30 天的警戒期内，全美一共只发现了 13 例可能患传染性肺炎的患者。只有 6 例患者在离开机场前受到了仔细的检查。所幸并无一人感染。但是，显而易见的是，如果这 13 人真的患有这种具有高传染性的肺炎，以机场基础的检疫隔离措施将不足以应对，因为有一半的人在离开机场之前并没有被检查出来，而这些人将一如既往地和家人、朋友以及商业伙伴会面，从而进一步传播这种疾病。

要使检疫隔离措施行之有效，无须等待、价格低廉的医疗服

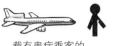

载有患病乘客的
飞机抵达美国机场

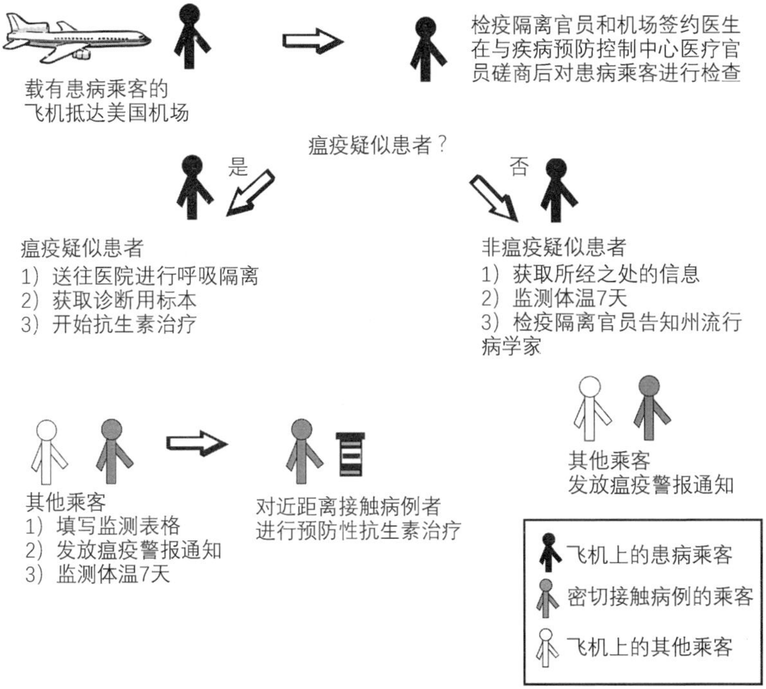

检疫隔离官员和机场签约医生
在与疾病预防控制中心医疗官
员磋商后对患病乘客进行检查

瘟疫疑似患者？

 是　否

瘟疫疑似患者
1）送往医院进行呼吸隔离
2）获取诊断用标本
3）开始抗生素治疗

非瘟疫疑似患者
1）获取所经之处的信息
2）监测体温7天
3）检疫隔离官员告知州流行
病学家

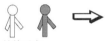

其他乘客
1）填写监测表格
2）发放瘟疫警报通知
3）监测体温7天

对近距离接触病例者
进行预防性抗生素治疗

其他乘客
发放瘟疫警报通知

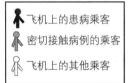

飞机上的患病乘客
密切接触病例的乘客
飞机上的其他乘客

图 3 - 2　瘟疫检测系统运作过程

资料来源：Fritz，Dennis 等，1996 年。

务——由经过专门培训的卫生保健工作者提供的服务，是非常重
要的。没有医务人员的诊治，患者便不能被隔离、诊断和治疗。
保证这项工作的畅通运行对于保护社区不受突发传染病的侵袭具
有非常重大的意义。当今美国健康保险覆盖率存在危机，使美国
民众成为疾病大规模传播的易感人群之一。在发达国家中这一状
况也是独一无二的。根据凯撒公共医疗补助及未参加医疗保险人
员基金委员会 2004 年的调查，多达 4 400 万的美国人未参加医疗

保险（Kaiser Commission on Medicaid and the Uninsured，2004年）。由于未参保人员不愿意接受医疗服务，在生病后往往会延迟预防性和治疗性医疗。所以，当突发的感染（无论是自发还是人为地）袭击社区时，未参保人员将成为最后被诊治的对象。他们会存留于社区增加传播的风险，直到病得足够重时才会去寻求卫生保健工作者的帮助。回到我们上面讨论的瘟疫的例子，如果感染肺炎的患者进入美国并回到他所在的社区，假设该社区较为贫困，医疗保险覆盖率低，那么由此导致的低就诊率将很可能造成瘟疫的传播。更糟糕的是，大多数美国医疗从业者未曾诊治过瘟疫患者，就算未参保人员由于病重而被迫到急诊室就医，医生也未必能够诊断出患者患有严重的瘟疫。

21世纪初的生化恐怖主义和SARS的威胁迫使美国政府重建了检疫隔离系统，改善了预算和人员投入。但是检疫隔离系统的功能仍颇受争议。微生物威胁医学论坛协会召集了一个专家组负责研究检疫隔离系统的定义及其工作模式。该专家组的报告及建议工作仍在进行之中。但是随着SARS暴发的危险愈发突出，我们不得不承认在当今的时代，国家的边防存在着一定的局限性。这绝不是一种可以独立发挥作用的策略。

SARS——普通感冒的表兄肆虐行凶

最近的一次上海之行中，复旦大学的友人带我参观了新建的距市中心65千米的上海市公共卫生临床中心。该市人口为

1 600 万①，令人不可思议的是，他们在 2003 年 SARS 疫情肆虐中却免遭袭击。但是在 SARS 威胁全国之后，当地政府决定投资 1 亿 5 千万美元修建防治设施。医院可以容纳 550 张床位，必要时可扩充至 1 500 张。医院各区的墙壁用不同颜色区分以示感染的程度，并以此警示医务人员。一旦需要隔离，患者所在的整个占地数亩的区域可以被完全封闭。

SARS 威胁发展迅速，通过直接接触传播到了两大洲，且感染后只需几周即可发病。世界卫生组织前所未有地在全球范围内发布了警报和旅游限制建议，全世界的注意力和关切都集中在这一局势上。SARS 具有高致命性，据统计，10% 的临床患者死于 SARS。这与 1918 年流感 2.5% 的病死率形成了鲜明对比。那次流感造成了全球 4 000 万人死亡，曾被认为是现代人类社会最为致命的流行性疾病。随着 SARS 的高死亡率变得明显，采取特别措施控制病情迫在眉睫。

SARS 的传播主要跟人类的旅行有关，而不是商品贸易。在人类通过科学研究正式了解它之前，SARS 病毒已经在人类毫不知情的情况下跟随飞机，跨洲进入了十几个国家。但是，SARS 病毒好像能够冲破物种的界限，从市场买卖的动物传播开来，引发了人类 SARS 病例。中国早期的 SARS 病例中至少有 1/3 与动物有关。人类与 SARS 的斗争不能被看成是一场以人类胜利告终的战争，而只应视作绵绵不断的战争中代价巨大的一次战斗。SARS 疫情的暴发使得公共卫生系统的不足以及科学的不完备显而易见，它们亟

---

① 原文如此。——译者注

待完善。

严重急性呼吸综合征（SARS）

SARS 是一种严重的呼吸系统感染性疾病。一部分患者会产生胃肠症状，但这部分患者的比例尚不确定。SARS 起初的症状包括身体不适、肌肉疼痛以及发热，随后产生呼吸系统症状，包括咳嗽和呼吸急促，可伴腹泻。症状在几天内持续恶化。在发病后的第十天，血液中的病毒量呈峰值。潜伏期为 3~10 天。病毒在一般的环境中至少可存活 1~2 天，在腹泻患者的粪便中最长可存活 4 天。SARS 病毒是一种冠状病毒，类似于动物冠状病毒，通过直接接触患者呼吸道分泌物或者体液在人与人之间传播。有记录显示，SARS 病毒还可通过污染物或气溶胶进行传播。

虽然媒体关于来自非洲丛林的埃博拉病毒和人类免疫缺陷病毒的报道奇异而神秘，但实际上亚太地区才是新出现的人类主要感染性疾病的源头。在 SARS 出现的前十年，感染性疾病就在这一地区时有发生。在此仅列举部分病原体或病种：马来西亚的"立百"病毒、台北的肠病毒、传染整个亚洲的登革热、日本的大肠埃希菌 O157∶H7（通过商品贸易传至美国）、东亚的禽流感以及越南和菲律宾的抗药性肺结核等等。所以，SARS 来自一个早已对突发性感染性疾病敏感的地区。在 SARS 疫情暴发之前，亚太经济合作组织和东南亚国家联盟的贸易部门在制定政策和组织工作时都将突发性感染性疾病（包括艾滋病）作为优先考虑的因素。潜在的威胁毋庸置疑，而真正的威胁骇人听闻。

2002 年 11 月，一种严重的且常常致命的未知肺炎袭击了中国南部的广东省。中国卫生部门对此展开了调查，并在北京的中国疾病预防控制中心的实验室里对其进行了研究，初步结论是这次肺炎的暴发由一种已知的、可治愈的细菌病原体即衣原体引起。但是针对这种衣原体的治疗工作收效甚微，病例及死亡的人数逐渐增多。广州市民蜂拥至当地药房购药。最终医学界认识到这次疾病的病原体并非衣原体，而是一种人类尚不能辨别的病毒。

病情严重、不可治愈的非典型肺炎开始席卷越南、香港［国际传染病学会急诊疾病监控计划（Pro‑Med）3 月 11 日的通告］和加拿大多伦多（Pro‑Med 3 月 14 日的通告）。一些医院的工作人员包括医生和护士也感染了这种高传染率、高致死率的严重疾病。越南河内的一所法国医院在患者和工作人员感染者达到 16 例之后封锁了整个医院。世界卫生组织发出了全球警告：这种新的未知病毒通过飞行的旅客逐渐扩散到了全世界。在它肆虐行凶致多人死亡之后，医学界仍然束手无策。世界公共卫生和科学机构连这是什么病毒都无从知晓。

世界卫生组织派出了卡洛斯·乌尔比尼（Carlos Urbani）博士前往越南进行调查。而下令封锁那所法国医院的人正是这位博士。他英明的举措阻止了病毒在河内市区的扩散。而不久之后，他自己却被 SARS 夺走了生命。这所医院里的很多工作人员在照顾垂死的同事时也丧生于 SARS 的魔爪之下。由于封锁医院之后医务人员不准进出，河内的居民区受到了保护。乌尔比尼博士和医院里的越南工作人员表现出来的英雄主义令人敬佩，他们用自己的生命换取了同胞的安全。

由于 SARS 感染了很多医疗卫生工作者，政府及卫生系统的应急反应能力受到了质疑。在中国台湾地区的台北，医院的工作人员开始停工；在新加坡，保安人员要求额外的奖金。医院很快采取了隔离措施，但这还远远不够。在新加坡和多伦多，医院用胶带和塑料板在走廊里隔出额外的隔离病房。付出的代价越来越大，SARS 却仍在肆虐。

与此同时，专家们迅速展开研究以揭开这种新型病原体的面纱。世界卫生组织史无前例地组织了一个实验室联合研究小组。这不是一个为了赢得赞美或者诺贝尔奖的某个研究组，而是一个由来自全球 12 个实验室的研究人员组成的接力队伍。他们为了在有限的时间内找出这个共同的威胁而走到了一起。一个月后，这种新型病原体被认定为是一种冠状病毒，其整个基因组被识别出来。这种新型的联合工作模式获得了科学发现史上前所未有的成功。然而，描述基因组及洞悉这种病原体仅仅是与 SARS 斗争的开始。对付这种新型的冠状病毒还没有确切的治疗方案。疫苗也要在几年之后才能研制出来。在实践当中，虽然医生们竭尽全力，但现有的抗病毒药物疗效甚微，且用药之后的结果也各不相同。医生和医院之间临时分享过一些治疗方案，但是回顾各种证据，并不能说它们有效。

在医学史上，我们对冠状病毒并不是一无所知。事实是，它们有可能导致了人类 10%~15% 的普通感冒。但是，当 SARS 暴发时，大多数医生和传染病学家们对这种病毒的了解仅限于此。而且 SARS 的病原体是一种全新的冠状病毒，并不是那些引起普通感冒的冠状病毒。人类健康医学机构只对后一种病毒比较了解，因为普通感冒是我们唯一知晓的能够导致人类疾病的这类病毒。兽医对冠状病毒更加熟悉，所以著名的《自然》杂志号召与兽医一起合作对付这种病毒。时间紧迫，动物医学专家和人类医学家必须坐在一起探讨这种新型病原体，比较已知和未知的信息。大多数新型的人类病原体都来自动物，所以需要从根本上推进人类医学界和动物医学界的合作。美国 CDC 下设的流行病情报所里就有一些兽医，但是他们大部分的工作都涉及人类流行病学，却并没有涉足他们的基础领域，即兽医学。SARS 疫情暴发之后，这种状况已有所改变，该机构有意识地将兽医学纳入了他们的研究范围。

克服了识别病毒的困难之后，下一步就是探索如何遏制这种病毒的传播。SARS 的传染情况不一：在诸如医院这样的环境中，SARS 具有高传染性；但在社区这样的环境下，SARS 的传染性相对较低。这就是说，它的传染性低于流感。控制病毒的传染，特别是具有高传染性的病毒，应着重抑制以下三种传染途径：隔离感染人群以阻止传播；将抗病毒药物用于感染人群以缩短病程；最后，生产疫苗制剂用以预防疾病和缩短病程。在 SARS 突然暴发的紧急状况下，隔离是唯一快速可行的措施。隔离措施又分两种情况：医院和社区。医院内的控制非常重要。在新加坡中央医院，前来就医的人在停车场必须接受检查和测量体温。体温偏高的人和体温正常的人分别被送往不同的房间。接触发热患者的工作者配备有各种防传染的工具，包括防护服、手套以及诸如口罩之类的个人防护设备。患者在到达隔离病房之前也须戴上口罩。这些病房属于"负压"隔离病房，也就是说，病房在通风时，里面的空气经特殊处理后排放至外部环境，而不会再循环至医院的其他区域。所有在这些病房中接触患者的工作人员都处在完善的安全保护之下。加拿大多伦多、中国香港以及其他一些受病毒袭击的地区都采用了相似的防护措施。实际上，所有亚洲和北美洲的医院都针对 SARS 进行了积极的防护。经验表明，如果没有这样的安全保护措施，单个患者就可以将病毒广泛传播开来。例如，多伦多 SARS 疫情的几次反复就是由于政府错误地下令解除了严格的医院传染控制措施。

SARS 病毒的生命力在香港淘大花园居民区表现得淋漓尽致。淘大花园是一个可以容纳 1 500 户家庭的高层住宅楼群。每栋建筑楼高 33 层，每层有 8 套公寓。病毒袭击该小区后，病例明显集中在 E 座。之后，政府对 E 座整座楼宇进行了隔离，并疏散了所有居民，将他们安置在同样处于隔离状态的临时庇护所。与此同时，有关部门对淘大花园进行了彻底的消毒，并对其环境进行调查研究。淘大花园的 SARS 病例共 321 例，E 座占了 41%。首例患者是一位 33 岁的男子，他分别在 3 月 14 日和 19 日到淘大花园探访他的弟弟。该名患者患有慢性肾病，一直在威尔士亲王医院接受治疗。他在探访期间出现腹泻的症状，后来被证实感染了 SARS。对淘大花园环境的调查显示，E 座有一破裂的污水管道，而且公寓中卫生配套设施的"U 型聚水器"并没有很好地发挥功效。调查还显示淋浴是感染 SARS 的风险因素之一。大多数淘大花园的 SARS 病例都报告有腹泻症状；这说明 SARS 冠状病毒可由人体排泄出来感染他人，而且它在粪便中的生命周期更长。建筑内污水管道和淋浴间排水管道的交叉连接可能使病毒形成气溶胶，进而感染居民。也就是说，SARS 病毒就存在于淋浴时的细小水柱内。所以，SARS 至少有一种医院外的传播途径。

中国内地、香港、台北和新加坡、多伦多等地区都采取了前所未有的隔离措施。虽然 21 世纪的实验室科学已经有了很大发展，但是公共卫生防治措施还停滞于 19 世纪和 20 世纪的水平。香港的学术界和公共卫生系统一起合作建立了一个新型的记录病例和接触者的数据库，推动了有关病例和隔离信息的发展。之后，香港动用了警方力量实施了"禁飞令"，成功阻止了病毒更广泛的国际性传播。在 SARS 疫情暴发期间，被检查的载有疑似病例的航班班机达到 40 架次。其中有 5 个架次被检查出有 SARS 病例，这些病例导致另外的 37 位乘客受感染（Mangili，Gendreau，2005 年）。

香港实施的合作模式并不是危机中的唯一方案。当虚拟的网络空间推动流行病学专家和微生物学家的交流时，世界卫生组织及其设于马尼拉的西太平洋区域办事处采用了一种"必须了解"的机制以分享各种信息。西太平洋区域办事处负责国家之间的协调工作，最终的决定则是日内瓦总部的职责。在危机来袭时，对信息的控制不可避免，但是这也可能导致其他国家和地区的忧虑，因为他们和疾病流行地区也有航班连接。事实上，我们的亚太经贸合作组织紧急传染疾病网就收到了大量来自那些未感染国家的居民对感染地区有关状况的咨询。另外，我们还收到了很多对世界卫生组织提供的共享信息进行详细阐述的"非官方"报告。总而言之，和 SARS 作斗争的经验说明，国家之间必须进行快速且准确的信息交流。

禽流感——"只是一种流感而已"

另一种快速传播的病毒也暴发于世界上人口最多的亚洲。流感素以跨洲作恶而闻名。但禽流感却以一种新型的令人惊异的方式进行传播，部分是因为人口增多致使家禽业持续增长，从而又导致了生态压力急剧上升，特别是在东南亚地区。家禽在亚洲人的食谱中占有中心地位，而且当地的居民希望提供尽可能鲜活的禽鸟以供食用。所以在中国的主要城市，包括台北和香港，都有大型的活禽市场。此外，稻谷是另一种主要食物来源，它与水鸟共同构成了一种与农民共生的生态环境。农民在稻田养殖家禽，在水稻生长的季节，水鸟只吃稻田里的野草，而秧苗则毫发无损，这有助于水稻的生长，也省去了农民们的麻烦。但是当水鸟迁徙时，它们也将疾病带给了农民饲养的家禽。所有这些环节都为当前的禽流感危机埋下了隐患。

流行性感冒

流行性感冒（简称流感）是呼吸道的急性病毒性疾病，特征是发热、头痛、肌肉疼痛、虚弱无力、鼻炎、咽喉疼痛以及严重且持久的咳嗽。在人群拥挤的密闭空间，病毒一般通过空气传播，但直接接触传播也可能发生。流感病毒在寒冷以及低湿度的环境中存活时间可长达几个小时。其潜伏期较短，一般为 1~3 天。患者在发病后的 3~5 天内具有传染性。流感病毒分为三种类型，分

别为甲（A）型、乙（B）型和丙（C）型，其中只有甲型可以产
生新型病毒株。

1997 年，香港从一位死亡的三岁男童的咽拭子标本中分离出
一种新型的流感病毒——禽流感病毒。因为化验需要一定的时间，
这名男童感染的流感病毒直到几个星期之后才被最终识别。这种
禽流感病毒（H5N1 亚型）的发现出人意料。随后，公共卫生机构
开始了调查。与此同时，该病毒的感染病例数量不断上升，共有
18 人感染了该病毒，其中 6 人死亡，死亡率高达 30%。由此可见，
这种新型病毒的杀伤力极大。1996 年，中国科学家首先在广州的
鹅身上发现了这种病毒。它似乎并不在人与人之间传播，而且病
例似乎也是和家禽直接接触导致。这名三岁男童所在的幼儿园曾
饲养鸭子作为宠物。香港官方怀疑禽流感的源头可能是活禽市场，
这里曾发生多起家禽死于禽流感的事件。在接下来的几周内，所
有该类市场都被关闭并进行消毒，150 万只家禽被宰杀，而且政府
也出台了一系列规定：市场里的家禽必须按种类进行隔离，且每星
期必须关闭一天进行消毒。与此同时，一个检测、追踪禽流感的
大型项目已经展开，研究的主要对象是人类、家禽和猪。

1997 年拉响的警报源于禽流感病毒史无前例地从鸟类直接传
染给人类。在医学史上，流感病毒曾被认为先由禽鸟传染给猪，
再由猪传染给人类。猪被认为是一种“混合感染体”，因为它既可
以感染鸟类的流感病毒，也可以感染人类的流感病毒，充当了一
种中间宿主（Smolinski，Hamburg 等，2003 年）。在这种理论框架
下，禽流感病毒首先必须传染给猪，再由猪传染给人类，最后在

人与人之间进行传播。但是回顾整个医学史，对流感病毒的研究是一个相对较新的课题。流感病毒直到 20 世纪 30 年代才在猪和鸭体内得以识别。禽流感病毒必须通过猪传染给人类的说法只是一种假设。1918 年，当严重的流感病毒席卷全球的时候，科学还没有能力描述它的特征，更不用说追踪在其他物种中的踪迹了。

流行性感冒

这些年间，我们对付流感病毒的经验和知识不断增长，尽管还有很多悬而未决的问题。流感病毒在温带地区每 2~3 年流行一次。病毒肆虐时，感染者由于呼吸道感染导致了高住院率和高死亡率（Mandell，Bennett 等，2000 年）。仅在美国，非全国性大流行的流感病毒平均每年导致的死亡人数就达到了 2 万~3.6 万人（Smolinski，Hamburg 等，2003 年）。在流感暴发的季节，感染率可达到 10%~40%，其中学龄儿童的感染率最高；而 65 岁以上、5 岁以下的感染者病死率最高。流感暴发的社会和经济成本远远超越了这些高风险群体，延伸到了年轻健康的人群。流感疾病可导致感染者平均缺勤 3 天（Mandell，Bennett 等，2000 年）。

作为一种可在世界范围内迁徙的鸟类中传播的疾病，流感在本质上是一种无法控制和根除的人畜共患病（Lederberg，Shope 等，1992 年；Shortridge，Peiris 等，2003 年）。流感构成严重威胁的地区不仅是发展中国家，还包括发达国家。加拿大、美国和荷兰的研究显示，非世界性流行期间，流感已经导致了医院成本提高，社会生产力下降（Smolinski，Hamburg 等，2003 年）。流感病毒分为甲、乙、丙三型。病毒分型依据是表面蛋白，甲型流感病毒可导致世界性的流感，它以病毒颗粒上的两处位点命名：血凝素，即"H"位点，神经氨酸酶，即"N"位点。这些位点是通过实验室血清学检测后按标准方式命名的。病毒还常常以首次暴发的城市或国家命名。1957 年的"亚洲流感"横扫美国，导致 7 万人死亡，无数人感染（CDC，2005 年）。这种病毒株的学名为 H2N2 型病毒，但是大多数患者都会说他们感染的是"亚洲流感"。

中国香港经常是流感病毒最先肆虐的地区，所以它也成了世界卫生组织全球性流感监测网络的一个关键部分。特别是 1997 年之后，监测的力度得以加强，新型的科技设备被运往该地区。在中国香港，人类和禽鸟类以及其他动物的过分接近使得大自然的天平似乎总是向暴发全球流行性感冒倾斜。流感大流行风雨欲来。在写作该书时，有两起不祥的事件正在发生：H5N1 亚型禽流感病毒史无前例地在东南亚地区鸟类中大流行；同时死亡人数不断上升，到截稿之日，已有 53 人死亡（WHO，2005 年）。

20 世纪全球流行性感冒

全球流行性感冒（简称全球性流感）的暴发是由全新的甲型流感病毒衍生的新型抗原亚型引起的（Glezen，1996 年；Horimoto，Kawaoka，2001 年）。它必须具有在人体内复制以及在人与人之间迅速传播的能力（Claas，Osterhaus 等，1998 年）。这种全球性流感在近代史上时有发生。第一次全球性流感被认定发生于 1580 年，此后共发生了 31 次流感大流行（Mandell，Bennett 等，2000 年）。20 世纪有 3 次主要的全球性流感。最严重的一次（记录在案的最大规模的一次传染病暴发）（Gamblin，Haire 等，

2004 年）发生于 1918—1919 年。全球范围内，4000 万人因此丧生
（Stephenson，Nicholson 等，2004 年），仅在美国就有 54.9 万人死
亡（Mandell，Bennett 等，2000 年）。此次"西班牙流感"疫情的
暴发是由 H1N1 亚型病毒株引起的，该病毒直接从动物宿主体内进
入人体，而没有通过中间环节（例如第三宿主猪）进行病毒基因
交换（Claas，Osterhaus 等，1998 年）。可能正是这种直接的传播
导致了病毒具有极强的毒性，也造成了这次流感的高死亡率，特
别是在健康、年轻的成年人中，死亡率更高。

1957 年的 H2N2 亚型流感以及 1968 年的 H3N2 亚型流感两次
全球性疫情都发源于东南亚，而且其抗原性与当时在人群中传播
的流感病毒完全不同（Horimoto，Kawaoka，2001 年）。两次疫情
都被认为是先由禽类传染给"混合感染体"猪后，再由猪传染给
人类（Claas，Osterhaus 等，1998 年；Horimoto，Kawaoka，2001
年）。科学家们现在认为流感的暴发至少有两种可能的机制：通过
禽类直接传染或者通过中间宿主"混合感染体"（例如猪）进行传
染（Horimoto，Kawaoka，2001 年）。所以，我们有必要将两种传
播方式都纳入考虑之中，并努力降低传播的可能性。有证据显示，
中国的部分猪感染了禽类 H4 和 H5 病毒以及猪及人类的 H1 和 H3
病毒（Ninomiya，Takada 等，2002 年）。中国发现，H9N2 和
H5N1 亚型禽流感病毒都可感染人类，已从猪体内分离出来（Hai-
yan，Kang-zhen 等，2004 年）。这些对流感病毒株以及动物宿主的
研究结果描述了在人类流感疫情中动物发挥的复杂的生态学及流
行病学作用。正是它们催生了人类对之免疫力极低甚至没有免疫
力的新型流感病毒亚型。

最近一次主要的全球性流感发生在35年前。很多人认为新一轮的全球性流感不仅不可避免，而且早应发生（Smolinski，Hamburg 等，2003 年）。现在东南亚禽流感暴发的证据显示，引起这次疫情的 H5N1 亚型病毒株与"西班牙流感"相似，也可以由家禽直接传染给人类。最近来自中国的报道声称在猪体内发现了禽流感病毒，这使我们更加担心——禽类、人类及猪流感病毒在禽、人、猪体内循环传播，令人非常忧虑，因为病毒潜伏在中间宿主中时同样可以感染人类（WHO，2004 年 8 月 25 日）。另外，最近的报道还发现，在鸡鸭混养的被感染地区，有70%的水禽（鸭）感染了 H5N1 亚型病毒（Schuettler，2005 年 4 月 19 日）。

资料来源：Yuzo Arima。

20 世纪的全球性流感情况详见表 3 - 1。

表 3 - 1　20 世纪的全球性流感

全球性流感	病毒亚型	传染源物种	传染源所在地	人员伤亡	注　释
1918—1919年"西班牙流感"	H1N1	包含哺乳动物及禽类的基因——可能是从禽类传染给人类，基本没有变异	有争议	2 000 万到 4 000 万人死亡；罕见的 W 形曲线	致病性和毒性极高，健康的年轻人死亡率较高；几乎同时从猪及人体内分离出来
1957 年流感	H2N2	禽类（重新组合——混合禽类及人类流感病毒）	东南亚或中国南部	全球范围内超过100 万人死亡	抗原性区别于当时人群中流行的流感病毒

续　表

全球性流感	病毒亚型	传染源物种	传染源所在地	人员伤亡	注　释
1968 年流感	H3N2	禽类（重新组合——混合禽类及人类流感病毒）	东南亚或中国南部	全球范围内超过100 万人死亡	抗原性区别于当时人群中流行的流感病毒；几乎同时从猪及人体内分离出来
1977 年俄罗斯的流感（可能不被认为是全球性流感）	H1N1	有争议——冰冻的传染源，实验室意外泄露？	俄罗斯或中国	死亡率低；老年人群具有免疫能力	H1N1 亚型病毒的重新出现，本质上与 20 世纪 50 年代传播的人类流感病毒相同；20 岁以上曾经被感染过的人对该病毒有免疫能力，降低了死亡率

资料来源：Yuzo Arima，参照 Horimoto，Kawaoka，2001 年；Smolinski，Hamburg 等，2003 年。

亚洲的禽流感——斗争仍在继续

2003 年末，韩国向国际机构通报其境内暴发了高致病性的禽流感。2004 年初，柬埔寨、中国香港、老挝、泰国、日本和越南也相继向世界动物卫生组织（OIE）报告了相似的紧急状况。除老挞仅发现 H5 亚型病毒外，其他暴发地的病毒都是 H5N1 亚型。这种病毒曾导致香港 1997 年暴发流感。印度尼西亚和中国在 2004 年 2 月报告了禽流感的暴发，而马来西亚也在最近报道了类似状况。这次持续的世界性的禽流感覆盖面之广前所未有。对禽流感病毒的控制也异常困难。

对数以亿计的危险鸡群进行大规模扑杀是控制疫情的主要措施。鸡死亡的确切数量我们不得而知，因为禽流感本身也在夺取鸡的生命。总的来讲，损失惨重，同时也给贸易带来了诸多不良影响，因为禽流感袭击某地区时，该地所有鸡禽的运输都被停止。比如越南，"由于病毒，64 个地区中的 57 个受到了影响，17% 的家禽，也就是 4 320 万只死亡"。导致的经济损失达 1.3 万亿越南盾（约合 8 330 万美元）[Vietnam News Brief Service，2004 年 9 月 10 日]。虽然香港政府要求所有进口鸡都必须注射疫苗，但是由于各种原因大多数其他国家并无此类举措。例如，泰国强制试点注射疫苗的举措，之后就被农业部叫停，因为该措施对禽流感病毒的控制产生了不良的影响。他们担心遭受损失的农民为了避免更多的损失，可能会谎称家禽已经注射过疫苗。

虽然经济损失惨重，但最令人担心的还是越南、泰国和柬埔寨地区人类禽流感的高死亡率。2005 年 5 月，越南确认感染禽流感的人数达 76 例，其中死亡 37 例；泰国报道有 17 例，其中死亡 12 例；柬埔寨报道的 4 例全部死亡（WHO，2005 年）。

禽流感肆虐的地区不仅仅是亚洲。2003 年，在欧洲的荷兰、德国和比利时，另外一种病毒株（H7N7 亚型）致使家禽业损失惨重。同年 5 月，为了抑制禽流感，德国宰杀了 4 000 只家禽，比利时宰杀了 277 万只，而荷兰则宰杀了 2 600 万只。另外，有证据显示猪可以感染禽流感病毒，所以荷兰农业部下令停止猪及其粪便的运输，该项措施强有力地控制了禽流感疫情。

北莱茵-威斯特法伦州采取的防护措施

这些措施于 2003 年 5 月 16 日欧盟委员会作出决定之后实施。

● 彻底禁止活禽、种蛋以及禽类粪便的运输。

● 对官方确定有疑似疾病的家禽群及邻近的禽类（约 8 万只）立即进行宰杀并安全处理。

● 在确定有疑似禽流感疾病之后，48 小时内宰杀半径 3 千米内的所有禽群并进行妥善安全的处理。

● 在以暴发区为圆心，半径 10 千米的地方建立保护区，半径 20 千米处建立监测区，严禁活禽运输。

● 严禁北莱茵-威斯特法伦州的活禽、种蛋、未经处理的禽类粪便以及禽圈材料被运往德国的其他地区、欧盟成员和第三方成员国。

● 北莱茵-威斯特法伦州保护区内的生鲜禽肉只能在德国境内销售（必须贴上特定标签，而且屠宰、运输和储存必须分离）。

● 禁止所有与家禽相关的公开活动。

● 供食用的禽蛋从蛋鸡饲养场到包装点的运输必须使用一次性的包装材料或者在使用后经过清洁和消毒的包装盒。

● 供宰杀的禽类运输必须使用每次用后已清洁和消毒的卡车及箱笼。

● 幼禽在运输时必须使用一次性的包装材料，并在运输结束后将包装材料销毁。

● 限制人员进出禽类农场，所有处理家禽的工作人员都配备有安全的保护设施。

禽类和流行性感冒

家禽业的发展是最近禽流感暴发和流行的主要原因之一。20世纪的传染病大流行都是由鸟类的流感病毒引起的（Horimoto，Kawaoka，2001 年）。虽然禽流感病毒可以感染多种哺乳动物，但是我们所知的鸟类被感染的历史已超过 125 年。1878 年，在意大利的鸡群中首次发现了禽流感（Horimoto，Kawaoka，2001 年）。现在禽流感病毒已有超过 24 种亚型（Capua，Alexander，2002年）。迁徙的水鸟及其他一些水鸟类是禽流感甲型病毒的原始宿主。这些种类的水鸟在感染后临床症状并不明显（Smolinski，Hamburg 等，2003 年；Swayne，King，2003 年）。

鸡似乎是流感病毒的一种独立宿主。病毒在动物间传播时，鸡可能充当着中间宿主的作用。虽然家禽并非禽流感病毒的自然宿主，但是新型的生态环境，包括鸟类的圈养和驯化、工业型农业、国内和国际贸易以及非传统养殖模式，都可能导致病原体和其他微生物在禽鸟之间相互传播，最终适应新的宿主物种（Swayne，King，2003 年；Stephenson，Nicholson 等，2004 年）。美国医学研究所指出，在当今互相交叉联系的世界大家庭中，这种"所有因素的集合"正符合了疾病暴发的条件。

所以，当诸如鸡、鸭等家禽在接触迁徙的野生水鸟后，便容易引起新型禽流感病毒的传播。禽流感病毒可在水鸟的肠道内进行复制，并可存活于水鸟粪便内长达几个月。家禽在进食受污染的土壤之后即被感染。家养动物和其他一些哺乳动物也可能通过由野生鸟群散发的浮游在空气中的气溶胶感染病毒（Capua，Alexander，2002 年）。在所有禽流感病毒亚型中，历史上所有高致病性禽流感（HPAI）的暴发都是由 H5 和 H7 亚型病毒株所致（Horimoto，Kawaoka，2001 年）。在某些鸟类中，高致病性禽流感可导致 100% 的死亡率（Capua，Alexander，2002 年）。近年来，高致病性禽流感给全球都带来了巨大冲击，给国际贸易和整个社会带来了严重的后果。无论是发达国家还是发展中国家，无论是人类还是动物的健康都受到了影响。

家禽养殖业遍布全球，从以农户为单位的小型产业到大型的养殖基地，应有尽有。家禽业发展迅速，养殖密度也随之提高。在发达国家，工业化的养殖业遵循的指导方针是每平方米养殖 10 只家禽。富裕国家的家禽养殖密度高是为了参与全球大市场的竞争，获得大规模的经济效益；而发展中国家家禽养殖密度高则是因为人口众多，食物需求量巨大。

一些亚洲国家人口和家禽密度都较大，而欧洲每平方千米人口和家禽的密度都相对较小。因此，当 2003 年世界卫生组织表示了对欧洲可能存有禽流感潜伏感染的担忧时，根据路透社的一篇新闻报道，"国际食物和动物健康机构驳回了这一看法"（Reuters，2003 年）。文章还引用了世界动物卫生组织科学技术部亚历克斯·

舒德尔（Alex Schudel）的话："禽流感病毒不可能成为像SARS那样的人类病毒。"（Reuters，2003年）然而事实是，欧洲也发生了结膜炎（眼部感染）病例，而且一名兽医在接触鸡群之后明显死于禽流感。

在遭受大规模的高致病性禽流感病毒的袭击之后，亚洲的权威机构对这一状况的发展显得并不乐观。事实上，人类和家禽分布密度巨大，使得人们对东南亚地区整个家禽养殖业的结构产生了质疑。东亚和东南亚地区每平方千米人口及家禽的数量均高于世界其他地区。联合国粮食及农业组织（FAO）在2004年1月的新闻发布会上表达了他们对这一状况的担心：这些地区"家禽及猪产量的大规模上升以及家畜养殖的高密度促进了禽流感病毒从巴基斯坦向中国的传播……必须从根本上重建这些地区的家禽养殖结构。"（FAO，2004年）

东南亚地区饲养的家禽除了供给当地的居民食用之外，还出口到其他国家和地区。在过去的二十年里，该地区进入世界市场的家禽数量及产值爆炸式增长，世界家禽贸易增长了5倍，每年总产值接近100亿美元。亚洲的远东地区是这个市场的后起之秀，在1971年到2002年的三十年里，其出口额从1 000万美元上升到了2亿3 400万美元，增长了近24倍，这是一个惊人的增长。以总重量计算，出口的家禽重量从1972年的14 266吨增加到了2001年的1 805 152吨（图3-3）。在此期间，仅泰国的活鸡出口额就翻了5倍。相比之下，欧洲地区的增长则比较稳定，出口额从1971年的近2亿4 600万美元上升到了2002年的44亿美元，总重量从1972年的324 873吨上升到了2001年的2 706 053吨。

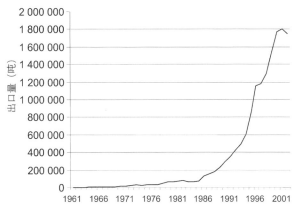

图 3 - 3　东南亚家禽市场增长情况

资料来源：FAOSTAT，2003 年。原文作者制图。

　　当亚洲这些国家着手加强它们的家禽养殖业以供当地的居民和世界市场之需时，出现了一种新型的既感染人类又感染鸟类的流感病毒。在 1997 年发生的小规模疫情中，该病毒首次被关注。这次疫情被认为与感染流感病毒的家禽有关。但家禽虽遭受了严重的感染，野生鸟类却没有这样的状况。这种病毒可能会导致流感在世界范围内流行，对社会和人类健康造成严重破坏。这一威胁表明我们亟须在世界性流感暴发之前立即对预防和控制措施加以改善。人类医学家及动物医学家之间的合作和交流应成为主要举措之一。

全球性的恐慌以及"神奇的子弹"

　　家禽禽流感持续性的暴发以及人类禽流感病例的不断增加引

起了全世界的警惕。世界卫生组织和美国 CDC 都正式发出了禽流感威胁的警告。禽流感暴发地区的国家一直和世界卫生组织保持合作，探寻对付禽流感的良策。世界卫生组织发布了全球防治计划（WHO，2005 年 4 月）。与此同时，各种疫苗的功效正处于检验之中。磷酸奥司他韦（又称特敏福，商品名为达菲），就是一种对禽流感病毒行之有效的药物。患者在刚出现禽流感症状时服用该药物可以减轻症状并缩短发病周期。该药是一种"神经氨酸酶抑制剂"，换句话说，它可以抑制病毒神经氨酸酶的功能，进而限制其与被感染宿主体细胞的结合。该类药物还有另一种，但不幸对 H5N1 亚型病毒并无疗效。磷酸奥司他韦的缺陷是它只能由罗氏制药有限公司在欧洲唯一的工厂里生产出来，而且受专利保护。该公司依据需求进行生产，没有药物储备。如果该公司不愿生产更多药物用于亚洲人群，谁也无法强迫。

　　世界卫生组织已将该药的使用写进了文件以预防宰杀禽鸟的工作人员感染禽流感病毒。在上面提及的荷兰禽流感暴发中，磷酸奥司他韦使用非常广泛。英国已经开始储备这种药物，其他国家也正与开发公司进行协商。令人担心的是越需要这种药物的国家获得的途径越少，储备量越小。《华尔街日报》最近的一则报道指出，现在可用的药物量（以罗氏制药有限公司收到的订单为准）足以提供给 24% 的英国人使用，22% 的法国人使用，1% 的美国人使用，而越南和柬埔寨只有 0.002 4% 和 0.002 1% 的人可以使用。磷酸奥司他韦的生产需要 12 个月的时间，"供不应求"的状况显而易见（Naik，Hookway，2005 年）。一旦暴发感染性疾病的大流行，全世界的公共卫生将受到威胁。2005 年 1 月世界卫生组织执行委员会举行的会议提出了"强制授权"的方案。"强制授权"是世界贸易组织"多哈协定"中的内容。它规定国家在面临公共卫生危机时，可以不受专利权的制约，生产拯救生命的药物。不用说，该方案受到了一些与会代表的抵制，特别是美国代表。因为在美国，对药品专利权的保护高于一切。除了很多主要药品出口国的反对之外，这种方案是否可行仍然存在疑问，因为"强制授权"需要发生危机的国家拥有相应的技术力量，或者具备与其他国家合作生产必需药品的能力。

实际上，以前曾经出现过另外两种抗病毒药物（金刚烷胺和金刚乙胺）。它们利用另一种被称为"M1"的机制，对 1997 年出现的流感病毒疗效显著。但是病毒在其后发生了变异，这两种药物也随之失去了功效。这令人不安，但并不足为奇。正如此书通篇所强调的那样，RNA 病毒因为遗传基因的不稳定而具有特殊的适应能力。这种适应能力是开发疫苗的巨大障碍。

2005 年 3 月 23 日，美国国立卫生研究院（NIH）宣布正对一种新型 H5N1 疫苗的功效及安全性进行临床试验。此次试验将在巴尔的摩、洛杉矶和罗切斯特招募 450 名志愿者对这种由宾夕法尼亚州的塞诺菲巴斯特药业公司生产的新型疫苗进行测试。在此之前，NIH 将主要精力放在生物医学基础研究上，而临床试验一般由药物公司来完成。2005 年 4 月，美国国家过敏症传染病研究所所长安东尼·福奇（Anthony Fauci）医学博士在华盛顿大学举办的一次讲座上称 NIH 的这次举措是"史无前例"的。禽流感病毒具有高致病性，无法在禽蛋内培养，因而这一新型疫苗只能在人体细胞内制备。如果新疫苗培育成功，就需要将其他所有跟流感疫苗有关的努力转向这种疫苗的生产。这项任务异常艰巨。我们将在第六章对这种"神奇的子弹"的未来进行深入的探讨。当世界性流感再次袭击时有没有可行的疫苗方案，我们现在无从知晓。与此同时，一些国家正在想方设法储备磷酸奥司他韦。

中国：逐渐增加的压力

仔细分析这两种新型病毒（SARS 病毒和禽流感病毒）出现的环境条件非常重要。中国是世界上人口最多的国家，在本书写作时拥有 13 亿居民，是美国人口的 4 倍多，但可耕地面积仅为美国的 40%。人口对生态环境造成了非常大的压力。中国的公共卫生实践最早可追溯至 20 世纪 20 年代及 30 年代的河北省定县。陈志潜教授在这里首先开始了公共卫生事业的实践（Lee，2004 年）。对感染性疾病的预防是中国公共卫生系统的长期目标。1949 年至 2001 年，中国人口的死亡率大幅降低，从 20‰降至 6.43‰（Lee，2004 年）。在同一时期，人均寿命也从 35 岁跃升至 71.4 岁（Lee，2004 年）。

目前中国正面临人口老龄化的问题，60 岁以上的人口已超过总人口的 10%，达到"老龄化社会"的国际标准。中国老年人口的绝对数量是全球老年人口总量的 1/5，是亚洲老年人口总量的 1/2。老年人口由于年龄增长，免疫系统变得脆弱，致使其抵抗感染的能力大大下降。所以与其他发展中国家相比，中国有很大一部分人口的免疫力较低。

北京大学公共卫生学院教授、流行病学专家李立明博士发现
"生态系统遭受的破坏、全球化以及病毒的耐药性使得感染性疾病
的出现和流行不可避免"（Lee，2004 年）。实际上，也有人猜测：

> 以前可能出现过疫情，但由于病毒从局部区域向外界传播的
> 机会有限，最终疫情可能会自行消亡。将可能已受感染并具传染
> 性的外来哺乳动物带入人口密集的地区，会人为地将动物接触者
> 以及公众完美地暴露在病毒面前。毫无疑问，旅游业的发展作为
> 诱因促使了 SARS 疫情的暴发。
>
> （Shortridge，2003 年）

正如我们所讨论的，禽类市场在规模与聚集密度方面都在持
续增长。联合国粮食及农业组织曾对人口高度密集区的家禽饲养
缺乏生物安全及卫生保障表示遗憾。但是，当新型的密集型农业
与不健全的卫生基础设施叠加在一起时，公共卫生的加强有赖于
一些基础工作——净化水源、完善卫生设施、消除贫困等政策的
推行。

中国在 2001 年加入世界贸易组织后，已发展成为世界第四大
贸易国。2003 年对外贸易总额超过 8 500 亿美元。中国人也成了旅
游爱好者。据中国航空机构估计，在 2005 年国庆节期间有 250 万
人乘坐飞机出游，其中大多数是国内游。最近的调查结果显示，
足足有 70% 的广州家庭打算借助各种交通工具在国内旅游——这
将是 356 万人的大"迁徙"。

人口众多、食物生产密集以及旅游业和贸易增长等因素，都

给感染性疾病的传播带来新的不确定因素。

更多的思考

◎ 全球感染性疾病的传播速度有两种影响因素：一是感染潜伏期的长短；二是病原体"搭乘"飞机传播的速度。对于SARS而言，哪一个是更重要的因素？对于流感而言呢？

◎ 流感早已不再是一个新鲜的话题，流感的地方性流行几乎每年都在发生。最近有无全新的诱因导致流感的肆虐呢？

◎ 为什么禽流感病毒在欧洲引起流行性疾病的威胁被忽视？为什么亚洲对该病毒异常重视？

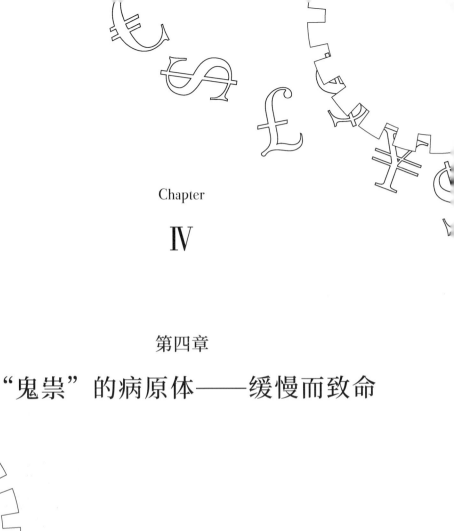

Chapter

IV

第四章

"鬼祟"的病原体——缓慢而致命

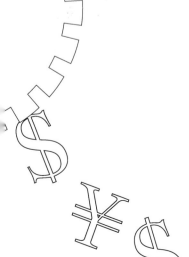

1988 年，我在泛美卫生组织（PAHO）做人类免疫缺陷病毒/艾滋病（HIV/AIDS）区域咨询顾问时的工作给我留下了深刻的印象。在几乎所有我们报道的成员方中，大批的血友病患者感染了人类免疫缺陷病毒（HIV）而致艾滋病（AIDS）。对于这种传染病来说，血友病患者好像是"煤矿里的金丝雀"——最早感染和死亡的人。拉丁美洲和欧洲以及北美洲的情况相似，大约有 1/3 到 2/3 的血友病患者感染了 HIV。血友病患者面临的困境是一种致命的矛盾：治疗疾病需输血，然而所输血液会传播疾病。我们的对策是派遣顾问到成员方进行督察并与他们合作，以确保血液供应的安全。我们在每个地区都开展了这样的工作，对供应给每个病例的血液进行检测，成功地确保了血液安全。唯一的例外是玻利维亚，该国当时存在的非法血库及黑市操作使我们无能为力。

有关 HIV/AIDS 的书籍已屡见不鲜，凡是有人类居住的大洲都有艾滋病的出现。艾滋病已成为现代公共卫生和现代医学的最大难题，迄今为止，受害者总人数已达 4 000 万。尽管有关 HIV/AIDS 的科普读物非常广泛，但对于艾滋病在全球贸易系统下的活动及其深远影响，我们却知之甚少。文献资料一般集中探讨艾滋病的性传播，而对有关性传播之外的全球血液贸易的探究却并不深入。然而，通过血液贸易导致的 HIV 传播同样引人注目，这种途径引起的艾滋病传播恰恰也证明了现代全球贸易的风险。

本章将对逆转录病毒——HIV 和导致牛海绵状脑病（疯牛病，BSE）的朊病毒进行探讨。在临床发病并检测出这些病毒之前，它们已神不知鬼不觉地广泛传播于各种产品之中，这给全球贸易带来了很大的威胁。这两种"鬼祟"的病原体都难以诊断，且潜伏期很长。第三章我们已经提到过，潜伏期是指个体感染病毒到临床发病之间的时间。在艾滋病病例中，感染者往往在 10 年，甚至超过 10 年的时间里没有任何症状。新型克-雅病（nvCJD，即人类疯牛病）与之相似，该病的潜伏期可长达 15～30 年，甚至更长。但这些病毒却能够在几小时之内横跨几千千米。所以，这类病毒得以检测的时间必定滞后，可能在传播了多年以后才被人类知晓。对于新型感染性疾病，潜伏期的长短与最后流行病覆盖区域的大小有着直接的联系，即潜伏期越长，最终病例数就越多。

除这些病毒本身的危险之外，还有一个令人担忧的事实：由于这些病毒发现较晚，人们掌握的科学知识很有限。当然微生物学家尤其是病毒学家们正在进行研究以求进一步的了解。例如，当 HIV 逆转录病毒首发病例出现临床症状时，我们并不知道它是怎样的病毒，直到通过大量的研究之后才对其特征、感染模式以及临床症状有了更深入的了解。这项工作从 20 世纪 80 年代中期一直延续到 20 世纪 90 年代，至今仍在继续。

从生物特性来讲，艾滋病及牛海绵状脑病的病原体都不是细菌。它们无法独立存活：需要在宿主即人类或者动物体内才能存活并进行复制。例如，逆转录病毒在进入宿主身体后将掠夺宿主细胞的运作机制，占领宿主的"细胞工厂"对自身进行复制。导致诸如艾滋病和新型克-雅病的这类病毒实际上是完全侵占了宿主的身体，最终不可避免地导致宿主的死亡。对于这两种疾病来说，科学发现的步伐远远落后于可助力病毒传播的制造业的发展。换句话说，科学人员在研究和定义 HIV 风险的时候，大量的血液产品正用于治疗血友病患者。产品的创新及大规模运用和通过科研完全了解这些产品风险之间的时间差，实际上是一种"科学难以逾越的鸿沟"。应该重申的是，在以上提及的传染病中，科学发展的步伐远远落后于商业化的进程。

HIV/AIDS——全球的"血亲兄弟"

在过去的三十年中，随着全球血液及血液制品贸易的增长，全世界的人都在不知不觉中成为血亲兄弟。毫无疑问这些制品可以拯救生命。在贫困国家，大多数死于分娩失血的妇女并非由于接受了被感染的血液，而是因为在大出血时无血可输。在发达国家，输血可以预防急性失血导致的死亡。这在医学史上至少已有一个世纪的历史。血友病患者正是依靠这种措施才得以生存。

甲型血友病是一种出血性疾病，人类长期深受其害。它是一种遗传性疾病，患病者一般是男性后代，母亲携带致病基因，但并未显示出异常。维多利亚女皇就是一位这样的携带者，她的女儿们继承了母亲的基因，在嫁给俄国皇室成员后，将这一疾病带进了俄国皇家。历史资料显示，俄国皇室的一些男性后代患有频发性出血的疾病。所以该病又被称为"皇家病"。一些人认为俄罗斯皇室内部的这种干扰导致了拉斯普京的崛起。[①] 如不进行治疗，血友病将引起疼痛性出血，并导致患者早逝。全世界约有40万血友病患者。该病的机制是由于一种特殊基因的缺失，致使人体无

---

① 拉斯普京（1869—1916），俄罗斯帝国尼古拉二世时期的东正教神父，据称以神秘的医术数次治好皇太子的血友病，因而成为沙皇的宠臣。——编者注

法合成一类特殊生物蛋白，即凝血因子。正常的血液凝结依赖于一些特殊蛋白质，即"凝血因子"的作用。如果缺乏"凝血因子"，血液将无法凝结，在人体受伤（哪怕是轻微的创伤）时，就会出现持续性的出血。为了克服这个难题，从20世纪40年代开始，人类就已经可以通过科技手段从血液中提取新型制品用于治疗。该技术将血液的各个成分进行分离，提取出必要的成分进行浓缩处理，最后成为可在临床使用的稳定且可运输的血液制品。这些血液制品，例如Ⅷ因子（一种凝血因子）可以使血友病患者避免既痛苦又危险的持续性出血，维护正常的生理功能，提高生活质量。如今这类制品的生产与研发正处于活跃时期，并有望产生新的发现和疗法。现在已制定了保障措施，预防HIV/AIDS通过这些产品传播。但在20世纪80年代，情况却迥然不同。那时，我们刚开始探究人类免疫缺陷病毒，一些血液制品刚刚开始推广。

1981年，美国CDC《发病率和死亡率周报》（MMWR）首次报道了临床艾滋病的暴发（CDC，2001年）。这是男性同性恋群体中感染的一种新型疾病。当时，这种疾病有多种名称，且病因未知。事实上，非洲中部及东部的医生们注意到这种疾病病理过程的变化已有一段时间。但是他们身处的环境、检验和诊断的水平，甚至向国际文献机构报道的水平与旧金山相比非常落后。因此非洲的病例并没有受到《发病率和死亡率周报》的关注。直到后来，在与非洲维多利亚湖邻近的国家中"苗条病"接连暴发，才使之受到了广泛关注。

艾滋病是由一种逆转录病毒导致的疾病，这种病毒无法单独存活，需要通过人体细胞进行复制。HIV的起源仍是个谜，但是它在基因上与在猴体内发现的病毒有着紧密的联系。大多数科学家认为 HIV 是由猴跨物种传染给了人。实际上，研究显示这种传染已不止一次。我们并不清楚这种传染的机制，但是首例 HIV 样本是 1959 年在扎伊尔①调查拉沙热疫情时获得的。该样本被冷冻保存，并于 20 世纪 90 年代被取出检验。HIV 不会通过偶然接触传播。艾滋病患者的医护工作者及家人极少感染。这种病毒通过体液，即血液、精液、乳汁和唾液的交换进行传播。据统计，通过性交感染艾滋病的概率为 1‰。而通过输注含有病毒的血液感染艾滋病的概率却高达 90%（Varghese，Maher 等，2002 年）。尽管风险差异巨大，但性行为的频率却远远高于输血，因此据世界卫生组织统计，实际的艾滋病病例大多数是通过性传播而感染的。

引起艾滋病的逆转录病毒有两种类型，分别是 HIV1 和 HIV2。上面提及的 1959 年的血液样本中的病毒为 HIV1。HIV2 在西非的人群中已经存在了相当长的时间，这种病毒引起艾滋病的可能性很小，而且不会由母亲传染给胎儿。HIV1 是一种可以导致疾病传播的病毒株。顾名思义，逆转录病毒是指逆向起作用的病毒。该名称描述了病原体在感染过程中的实际活动方式。病毒的基因物质 RNA 进入宿主细胞后，干扰宿主细胞的运作，进行自身复制。HIV1 病毒可以袭击人体"CD4"细胞，而该细胞在人体免疫防御系统中至关重要。HIV1 感染起初无症状，或者有轻度类似流感的症状，但这种症状会逐渐消失。随后，病毒开始侵入宿主淋巴细胞并进行复制，此时宿主或感染者不会觉察到异常。在 1～15 年或

---

① 扎伊尔：现刚果民主共和国，简称刚果（金）。——编者注

更长的时间（发达国家的人群一般需要 7~8 年）后，感染者将出现艾滋病的症状。

艾滋病的一系列体征和症状实际上就是病毒摧毁人体免疫防御机制的表现。患者会莫名其妙地遭受各种在健康状态下可以抵抗的感染，如：鹅口疮、卡氏肺囊虫肺炎，或者发展中国家人群易感染的结核病。这些感染甚至会发展成为癌症。随着感染的加重，感染者身体逐渐变得衰弱，当机体无法抵御这些感染时，最终会导致死亡。在抗逆转录病毒药物出现之前，从确诊艾滋病到死亡的时间一般为 1~2 年。尽管艾滋病治疗已经取得了很大的成果，出现了多种阻断病毒复制、延长患者寿命的药物，但艾滋病仍然是一种非常严重的疾病。药物并非对每位患者都有效，而且，药物和治疗的费用对于贫困国家的患者来说根本无法承担。

20 世纪 80 年代，随着人们开始认识到艾滋病的流行，医用血液制品已得到了进一步的发展。在 20 世纪 70 年代以前，新鲜冷冻血浆是主要的医用血液制品。含有凝血因子的血浆可以为血友病患者补充必需的凝血因子，维持生理凝血功能。但是血浆输血对于医疗条件，特别是医院设备的要求较高。血浆制品需要持续冷藏以保持疗效，否则血浆中的凝血因子将会失活，丧失其应有的疗效。

到 20 世纪 80 年代初，一种更好的治疗方法问世。与以往那些将数位献血者贡献的血浆用于治疗血友病患者不同的是，新方法仅提取血浆中的凝血因子，做成生物活性更高的制剂。这种高纯度的凝血因子在治疗上有着巨大的优势，患者从自身之外获得了可以有效凝血的替代品。所有与凝血无关的蛋白质和分子都被去

除，不仅减少了输血量，同时也降低了受血者对输血可能产生的
免疫反应。1968 年第一种该类血液制品Ⅷ因子问世，它是血友病
患者缺失的主要凝血因子。虽然价格昂贵且仍需静脉注射，但该
凝血因子具有非常显著的疗效。然而，这种新型疗法也有不足之
处，由于一个单位的血浆中只含有少量的凝血酶，上千单位的血
浆才能提取出一个单位的凝血因子。所以要生产出弥足珍贵的少
量高纯度凝血因子就需要大量的血浆。另外，Ⅷ因子还需要持续
冷藏才能保证疗效。

血液的基本元素

血液是很神奇的物质。它实际上是由血细胞以及这些细胞所
需的液体环境所构成的。红细胞、白细胞和血小板通过血浆在体
内循环。当手指被划破后，流血最终会自行停止，这就是血液的
凝固作用。血小板会聚集在伤口处，但是只有当其凝血功能正常
时才会起效。当一定数量的不同凝血酶按照先后顺序分别起作用
后，流血停止，血液凝固。这些凝血酶在血液中呈自由态。当血
液冷冻后，它们即被浓缩。此外，血液还有许多其他功能。为了
避免输血所带来的风险，可采用以下两种方式：（1）血浆输血：可
将血液中的血细胞分离出来，获得血浆后输注；（2）成分输血：可
将血液中的蛋白质如凝血酶等分离出来输注，从而治疗凝血功能
缺陷的患者。

对凝血因子的原材料（即献血者所献的血液或血浆）的需求
仍在急剧上升。到 1980 年，血浆滤过法，即从血液中提取血浆，

已经成为一种繁荣的产业。在血液采集中心，我们可以看到血液在采血床旁经过仪器分离就可以得到血浆。以前，浓缩血的生产原料是血库从献血者那里采集的血液，这在很大程度上依赖于志愿者的捐献。但自从有了"血浆滤过法"之后，献血者可以得到一定的报酬。在西雅图，每献出一个单位的血液可以获得 70 美元。采血中心一般在贫困的社区设点，因为对这些贫困居民来说，70 美元意味着在没有福利救济金发放时能够维持生计。在美国的其他城市，情况都是如此。虽然血浆也可以从（无偿）志愿献血者捐献的血液中提取，但是这种方式不能保持稳定的血液供应量，所以使用并不广泛。

20 世纪 80 年代，储存生物制品的新科技的出现对世界凝血因子市场产生了重大影响。冷冻真空干燥保藏法，即冻干法，是一种主要的储存技术。它可使物品在真空内迅速冷冻。冷冻干燥后，无须持续冷藏即可运输。冻干法同时也是食品工业的福音，那些背着冻干食品野营的人想必都会赞同这种说法。要复原这些冻干食物，无论是鸡蛋还是罗马式奶油白酱面，只要加入适量水即可。与之相似，新型凝血因子制品长距离运输费用低廉，而且患者和医生可以就地利用复原后的凝血因子防治持续性的出血。

同时，有迹象表明新型血液制品又出现了另外的问题。肝炎，一种由病毒感染引起的肝病，和这些新型血液产品有着直接的联系。肝炎病毒可以分为几类。截至 20 世纪 80 年代初，乙型肝炎（通常被称为血清肝炎）和丙型肝炎（当时曾被定义为"非甲非乙型肝炎"）与捐献的血液制品使用之间的联系已被确定。现代医学早已发现肝炎可以通过血液传播，所以活动性肝炎的患者禁止献血。尽管如此，就算捐献者没有任何肝炎的体征和症状，也不曾有过肝炎病史，从大量献血者捐献的血液中提取血液制品的做法仍然存在高风险。因为肝炎病毒和 HIV 有相似的特点，患者往往不会表现出任何临床症状，甚至在他们捐献的血液已经感染了受血者之后，他们自己却仍然没有出现明显的症状。

输血导致肝炎的风险引发人们对血液制品安全性的忧虑，这促使生产商努力寻求良方以检查产品是否携带肝炎病毒。肝炎是致命性的疾病，特别是丙型肝炎可导致较高的死亡率，但在抢救血友病患者的生命时，人们在感染肝炎的风险与输血的必要性之间进行权衡，结果往往是风险因素被忽略。克赖弗（Krever）委员会曾有一篇具有里程碑意义的关于血液安全的科研报告，其中指出，风险意识的缺乏是后来 HIV 感染悲剧的主要推动因素（Krever Commission，1997 年）。

克赖弗委员会为加拿大卫生部下设机构，成立于 1993 年。该机构对过去十年中接受血液制品的血友病及其他患者所遭受的灾难进行了广泛调查。该委员会回顾了长达 100 万页的文献，并进行了广泛的听证。最后得出的结论在发表之前受到了法院的质疑。这份报告概述了众所周知的事实，"灾难"一词绝非危言耸听。事实上，美国一半的血友病患者以及世界上其他许多数不清的血友病患者在接受血液制品的过程中感染了 HIV。例如日本，输血传播是 HIV 进入该国的主要途径。大量血液制品的临床使用以及有偿献血的捐献者相对较高的感染率这两种因素的结合导致了艾滋病传播的悲剧。这类产品大多数产自美国，这里拥有最发达的凝血因子生产工业。在克赖弗委员会的报告出现时，美国正在运营的使用血浆滤过法制造血液制品的商业中心多达 400 个。这些只以有偿（一般具有相对较高的风险）献血者的血液为原材料的商业中心提供了全球所需血浆总量的 60%。在美国和其他国家生产的血液制品中，有多少携带病毒不得而知。但是有数据显示，20 世纪80 年代凝血因子的贸易增长迅速，血液制品的总贸易额翻了两倍。

根据这份报告，在这十年里，有 4 个血液制品的主要生产商，分别是：阿尔法（Alpha）治疗公司、盔甲（Armour）药业公司、特拉维诺尔（Travenol）实验室海兰（Hyland）治疗分支公司以及迈尔斯（Miles）实验室卡特（Cutter）生物分支公司。后两个公司现在分别是我们所知的巴克斯特（Baxter）和拜耳（Bayer）公司。20 世纪 80 年代，这些公司血液制品的产量迅猛增长。当时控制工业生产的有两个机构：工业协会和政府。成立于 1971 年的美国血液资源协会帮助制定了生产标准及指导方针，并对生产厂家进行审核。美国食品药品管理局下设的生物制品评估和研究中心负责颁发血液制品洲际运输许可证、组织监测并制定标准。这些工作得到由来自工业、公共卫生、实验医学和其他医学学科的专家的支持与帮助。

1982 年中期，美国 CDC《发病率和死亡率周报》报道了艾滋病和血液供应之间可能存在的联系（CDC，1982 年）。第二年，由于不同地区的血友病患者相继感染艾滋病，这种联系才得到了广泛的认同。同年，美国 CDC 提议禁止部分人群献血。目前改变现有迅猛增长的血液制品产业难度巨大，原因有三：（1）HIV/AIDS的科学研究正在进行中，得到的数据尚不准确；（2）血浆滤过法使用的是有偿献血者（献血者中的大多数）提供的血液，该群体中的大部分属高风险人群；（3）受 HIV 威胁最大的男性同性恋人群对于歧视性措施非常敏感。献血之初的自愿排除政策一般不主张过问献血者有关同性恋方面的问题，以避免歧视之嫌。

到 1983 年，无偿和有偿献血机构都采取措施降低高风险人群的参与。但是，克赖弗委员会的报告指出：有证据表明，无偿献血机构并没有停止在高风险地区采血。同时，有偿献血的商业机构仍继续在高风险地区采血（Krever Commission，1997 年）。从 20世纪 70 年代初开始，阻止肝炎通过输血传播的病毒灭活技术就一直处于研发之中。这些技术被融合到生产过程中，目的是在将血液制品输入到患者体内之前清除潜在的病毒。但是，生产商认为这些技术属于商业机密，所以不愿与竞争对手分享。1984 年末和1985 年初，主要生产商都获批准销售热处理产品以阻止肝炎病毒和 HIV 的传播。

直到 1985 年才出现了一种可行、可靠的实验室检测手段，用来检测血液制品中是否携带 HIV。在这种技术被采用之前，医学界曾努力对全球血液供应存在的风险进行评估。克赖弗委员会的报道称，1983 年在生物制品评估和研究中心咨询委员会举办的一次有关血液制品的会议上，盈甲药业公司的副总裁迈克尔·罗德尔（Michael Rodell）博士描述了大量血液制品携带病毒的潜在风险。

罗德尔博士说，有偿献血者平均每年献血 40～60 次。据他的分析，依照这种速度，鉴于美国的血库容量，4 名感染者就可以污染全球的浓缩血液Ⅷ因子。

（Krever Commission，1997 年）

这种风险取决于两种因素：生产一个单位的凝血因子消耗的血液单位量与献血者中病毒携带者的数量。也就是说，因为生产Ⅷ因子和Ⅸ因子需要消耗上万单位的血液作为原料，所以即使只有一个单位携带病毒的血液混合进来，整个血库受感染的潜在威胁也是巨大的。这只是一个抽象的概念，但可以用一个简单的二次方程式来说明。有关HIV计算的结果如表4-1所示。很明显，这种可以拯救生命的新型血液制品很容易受到病毒的入侵。

表4-1 血浆库含有一名或多名感染者捐献的血液的概率

献血者中感染者的比例	为血浆库献血者数量						
	2 000	5 000	7 500	10 000	20 000	50 000	100 000
1：5 000	33	63	78	86	98	100	100
1：10 000	18	39	53	63	86	99	100
1：20 000	10	22	31	39	63	92	100
1：50 000	4	10	14	18	33	63	86
1：100 000	2	5	7	10	18	39	63
1：200 000	1	2	4	5	10	22	39
1：500 000	0	1	1.5	2	4	10	18

注：1. 概率由献血者中感染者的比例以及献血者数量的函数关系计算得来（百分数）。

2. 风险的计算采用了标准的方程式：血库含有一名或多名感染者捐献的血液的概率＝$1-(1-p)^n$。其中，p为献血者中感染者的比例，n为献血者数量。

资料来源：Krever Commission，1997年。

汇集生物原料的做法也被应用于生产牛肉糜、果冻和种子上。这种将许多生物材料汇聚在一起的生产模式正在全球范围内铺开，为全球市场提供食物和生物制品。

与其他产品一样，血液制品同样适用召回制度。当被污染的产品威胁公共卫生时，召回工作即被启动。1983年3月，也就是发现血液因子制品中存在HIV的时候，美国食品药品管理局原本就可以实施召回。几年后美国医学研究所组织的一次研究在回顾这段历史时，对食品药品管理局没有采取令人信服的、强有力的召回行动进行了批评。

> 委员会认为，根据现有相关信息，1983年7月19日食品药品管理局并没有作出为公共卫生利益考虑的决定。委员会对以往的数据进行了细致的回顾，发现自觉地实施召回制度，抑或在进一步了解抗血友病因子（AHF或者Ⅷ因子及Ⅸ因子）在传播HIV中所起的作用后，收回该因子的生产许可证是对公共卫生有利的。当然，召回的对象应该包括市场上所有的抗血友病因子以及生产商的所有浓缩的抗血友病因子库存。
>
> （Institute of Medicine，1995年）

1985年出现了一种具有实用性的新型检测手段，即酶联免疫吸附试验（ELISA）。酶联免疫吸附试验技术相对比较直接，但是新技术的开发并非一帆风顺。我们上文已经讨论过，RNA逆转录酶在生物学上是比较特殊的，这给实验室研究带来了很大的困难。美国CDC和法国巴斯德研究所都在努力发明检测HIV/AIDS的方法。然而，这两个机构之间的竞争远远多于合作。美国雅培（Abbott）研究实验室研发的酶联免疫吸附试验检测技术在1985年获得审批后已准备上市。那时全球的血液制品贸易发展迅猛，而要精准追踪具体产品的生产和出口是不可能的，因为这些数据属于生产商的商业机密。但是，一些法律文书记录了一些国家处理赔偿要求的信息，说明这些医药公司的药品已经全球化。

追查有关血液制品进口的商业数据，可以帮助我们了解每批血液制品中携带病毒的血液制品占总数的百分比、受血者的输血量和导致的后果，以及感染后潜伏期的长短等等。如果这些数据可以公开，我们可以更精确地描述世界范围内血液制品被污染的潜在途径。大多数权威机构都已意识到有成千上万的血友病患者通过输血途径感染了 HIV，但是如果信息不够全面，就无从知晓通过预防措施可以使多少人避免输血感染。不愿提供血液制品销售情况以及 HIV 情况的不仅仅是医药公司，一些政府也存在隐瞒事实的行为，或者不愿公布这些重要的信息。

政策不透明的风险

通过对 20 世纪 80 年代初的情况分析得知，被污染的血液制品是 HIV 得以在全球传播的罪魁祸首。持续使用不安全的采血方法不但可造成新发艾滋病病例的增多，还可能成为持续危险的传染源，使得千里之外使用血液制品的无辜人群在毫不知情的情况下被感染。正规合法的公司在处理血液制品的时候采用先进的技术，大大降低了这种风险，但来自其他途径的血液制品很可能没有经过正规的消毒处理。

有人指责日本政府没有将 HIV 的感染情况公布于众。但是资料显示这种指责并不公平。日本的权威机构一直坚持称 HIV 的侵入是输血传播引起的，这一说法被认为是企图掩盖"色情旅游"在导致 HIV 传播中所起的作用。而事实上，HIV 最初是通过输血传播侵入日本。世界血友病联盟在调查后认为，大多数日本血友病患者都是在 1983 年至 1985 年间由于使用从美国引进的没有经过热处理的凝血因子而感染了艾滋病。到 1985 年，日本进口的Ⅷ因子提取物中，美国占到了 90%（Krever Commission，1997 年）。另外，日本艾滋病研究小组也报告称在Ⅷ因子提取物中发现了艾滋病的病原体（Krever Commission，1997 年）。根据克赖弗委员会的报告，到 1997 年，日本的 5 000 名血友病患者中，感染艾滋病的人数接近 2 000 人。通过Ⅷ因子提取物感染的艾滋病被日本人称为"Yakugai 艾滋病"（意思是由于药物的副作用引起的艾滋病）。

要想追溯 HIV 侵袭日本的经过是很困难的。但是，日本卫生部很可能在不知情的情况下成为 HIV 最初进入日本的帮凶。日本艾滋病研究小组是建议卫生部执行预防和控制政策的主要技术力量。据报道，在 1983 年，该小组收到了美国特拉弗诺尔实验室关于在日本国内允许进口和出售经热处理（使病毒失活）的Ⅷ因子的建议。当时，新产品只要遵守"生产技术的改变不影响产品有效成分的效用"的规定，就可以不进行临床实验便获得监管机构的审批（Krever Commission，1997 年）。

但是很明显，日本卫生部对美国食品药品管理局的检测不甚信任，同时也惧怕热处理血液浓缩制品具有副作用，便拒绝了该项提案（Krever Commission，1997 年）。因此，当 1983 年美国有报告显示可以从受污染的凝血因子提取物中分离出 HIV 时，日本卫生部仍然继续进口未经热处理的血液浓缩制品，只是规定血液制品必须具有献血者无 HIV 感染的证明。未经热处理的进口血液浓缩制品的使用在 1984 年逐渐增加，1985 年达到了最高峰。尽管 1985 年热处理凝血因子制品的生产和使用获得批准，但由于日本卫生部建议医生继续使用未经热处理的血液制品（血液制品生产商没有贴上任何艾滋病警示标志），致使很多血友病患者直到 1986 年仍在继续使用非热处理浓缩因子。另外一个颇为严重的问题是，一些医务人员没有告知血友病患者感染了 HIV，导致感染者将病毒传染给他们的性伴侣。因此，一些高级官员被起诉，亚洲和拉丁美洲的受害者也已提出对拜耳实验室的集体诉讼。另外，日本对"Yakugai 艾滋病"丑闻的审判也一直持续到了 2004 年。

贫困国家存在的风险

美洲的另外两个国家，古巴和尼加拉瓜，因为政治封锁而没有加入自由贸易区，在 HIV 开始侵袭血友病患者时曾经躲过一劫。20 世纪 80 年代中期，这两个国家尚无艾滋病的病例。古巴的首例艾滋病患者是一位回国的安哥拉内战退伍军人。之后，古巴建起了疗养院，强制所有 HIV 阳性的患者住院治疗。建立疗养院的政策可能对艾滋病的传播起到了一定的遏制作用。但是有证据显示，古巴因 20 世纪 80 年代未加入自由贸易区而没有从美国进口血液制品，这起到了主要的保护作用。

然而仍有一些非主要贸易国在这场输血导致的 HIV 传播灾难中未能幸免。他们的遭遇并非源于受污染血液制品的贸易，而是因为贫困。在 20 世纪 90 年代初的罗马尼亚，一所孤儿院的孩子们在输血后感染了 HIV，这次输血实际上是为这些饥肠辘辘的孤儿们补充营养。这次孤儿院暴发的艾滋病是自艾滋病流行以来最大规模的一次医源性（由于医疗行为引起的）艾滋病。这次艾滋病正是使用新型酶联免疫吸附试验技术检测人群时发现的。罗马尼亚病毒研究所在对该国人群进行大规模检测时，发现第一批 5 岁以下儿童的血清阳性率为 11%。这个百分比远远高于其他年龄段的人群。很快他们便发现孤儿院中的孩子面临特殊的风险。政府将"鼓励提高人口出生率"的政策强加给了极其贫困的国民，于是就出现了很多计划外的、无力养育的婴儿。父母抛弃了他们无法养育的儿女，留给政府照看。这些儿童被安置在大型孤儿院，但是政府并没有足够的经济能力照顾这些孤儿。输血正是为了避免由于营养不良而引起的贫血。当时该国的医疗器械是共用且不进行消毒，由玻璃和金属制成。它们成为 HIV 传播的主要途径。事实上，该国在 5 年前就已经发现了可能由黑海贸易运输带入的 HIV。就这样，新型检测技术的运用使一次 HIV 悄无声息的灾难性传播浮出水面。

在扎伊尔，儿童同样受到了贫血的困扰。而他们贫血的根源是一种人类古老的疾病——疟疾。与罗马尼亚类似，为了预防贫血导致身体的衰弱，输血成了一种必要的治疗手段，而 HIV 趁机通过输血而大肆传播。在非洲，性传播是 HIV 播散的主要途径，同时注射和输血也为 HIV 的传播提供了可乘之机。在贫困国家，注射和输血引起的 HIV 传播一般与全球贸易无明显联系。但是，这些地区艾滋病的暴发给我们敲响了警钟，我们必须凭借手中现有的技术阻止艾滋病通过这些途径进行传播。

新型克−雅病——复杂的病名，突发的威胁

与 HIV 通过血液制品传播类似，新型克−雅病的病原体通过牛肉制品传播。原因部分来自全球贸易带来的压力和机遇，部分来自缺乏对该疾病的检测手段和科学认识。与 HIV/AIDS 相似，新型克−雅病的潜伏期很长，可达 15~30 年（Ghani，Ferguson 等，2003 年），这给检测增加了难度。牛海绵状脑病是牛感染的、与人类感染的新型克−雅病相对应的疾病，它的潜伏期同样也以年计，给人为干预造成了很大困难（Wells，Scott 等，1987 年）。

1986 年，英国农场里牛的数量开始减少。牛海绵状脑病，也被称为疯牛病，在农场之间传播。显而易见的是，这种疾病的传播与给牛喂饲屠宰动物的肉骨粉（MBM）有关，但目前这种状况已有所改变。从第二次世界大战开始，在饲料中添加其他动物蛋白成为喂饲肉牛和奶牛的惯例。这种喂养方法是因为第二次世界大战期间大豆供应稀缺，价格变得让人望而却步。远东是大豆的主要产地，在全球动荡的时期无法出口大豆。所以英国的农场主们开始使用羊及其他动物蛋白作为大豆的替代品加进饲料之中。

是什么改变了现状呢？在 20 世纪七八十年代，英国出现了三种现象。其一，能源价格上涨。传统的屠宰和精炼牛肉的过程包括了一个需要大量能源的步骤，称为溶解提炼过程。这种加工工艺需要持续的高温。畜体在切除所有可供食用的肉片之后，经高温烧煮处理，通过一种特殊的溶剂进行溶解提炼，然后进一步处

理成最终的产物：骨粉和牛脂，可用于制造其他产品。但是，牛脂市场在过去的几十年中不断萎缩。牛油烛作为一种19世纪的产品已被淘汰，而含有动物蛋白的蜡脂逐渐成为一种一次性产品，不再被循环使用。但是骨粉却一直是动物饲料中广泛使用的蛋白添加剂，而且还可用于制造其他产品如肥料等。提炼产品市场潜力的变化，再加上生产这些产品大量能源消耗的费用导致了生产工艺的简单化。在英国，溶解提炼的步骤已经产生了变化——温度被降低，而且通过提炼制成的牛脂也被大大缩减。最初的理论是提炼工艺的改变使得一种传染性海绵状脑病（TSE）的病因，即羊瘙痒病病毒进入了供牛食用的骨粉添加剂中，进而引起了牛的感染。之后，有证据显示牛海绵状脑病病毒在某种程度上本来就存在，而且新的真空冷冻提炼法跟以前高温烧煮的方法不一样，其生产的肉骨粉并不能完全清除其中的朊病毒（有关提炼方法的改变及市场因素作用的信息，详见第六章）。与此同时，1989年，英国首次禁止使用"内脏"（动物被屠宰后不适合供人食用的部分）喂养动物或者供人食用，以阻止流行疾病的暴发。

在这些变化产生之时，兽医学界已在其他动物身上发现了一些类似牛海绵状脑病的疾病。这些疾病被统称为传染性海绵状脑病，即TSE，它的传染范围包括了很大一部分脊椎动物，如猴、貂、鹿、麋鹿等。一种与海绵状脑病相似的罕见人类疾病是新几内亚的库鲁病，一般蔓延于高原上有食人肉习惯的部落。这种致命的神经性疾病一般高发于妇女，她们被部落赐予死人的大脑，而这种疾病与食用被感染的死者的大脑有密切的联系。这种吃人的风俗在几十年前已被禁止，库鲁病也随之消失。当牛海绵状脑病出现时，对于这些疾病之间的联系、疾病如何传播及其诱因，相关科学研究正处于起步阶段。几百年来，牧羊人早已知晓羊瘙痒病的存在。这种传染性海绵状脑病是以病羊的症状命名的，这些羊在临死前会破坏性地奋力摩擦自己的身体。羊瘙痒病在临床上早就存在，但是这种疾病的病因却无人知晓。它和其他传染性海绵状脑病一样都属于"慢性病毒性疾病"。该名称正显示了科学家们所见到的疾病的发病过程。它们看似传染病，但是传染速度慢，潜伏期长，而且病程也相对较长。

20世纪七八十年代，学者们努力在动物神经退行性疾病领域取得新的突破。1966年，首先提出的观点是引起传染性海绵状脑病的病原体是一种特殊的蛋白质，该蛋白质的折叠方式引发了疾病（Alper，Haig等，1966年）。20世纪70年代末，这种认识得到了进一步的深入。1982年，神经科学家斯坦利·B. 普鲁西纳（Stanley B. Prusiner）创造了"朊病毒"一词，意思是"微小的感染性蛋白质颗粒"。现在，这种"朊病毒"假说成为理解这些病毒的病因和传播机制的主流理论，但是该理论仍然不够完善，尚存有争议。这一假说完全改变了我们对感染发生原理的认知，因为它并不依赖病原体进入宿主体内。我们并不知道这种蛋白质如何以及为什么具有传染性。似乎有40%的人具有一种特殊的基因使得他们更容易受到新型克-雅病病原体的感染。其他无此基因表达的人群中尚无病例出现。这种特殊的基因性状就是甲硫氨酸纯合子基因型。正如HIV这种逆转录病毒在刚出现时人们对它一无所知一样，我们对这种新型克-雅病的朊病毒也所知甚少。

1986年，英国牛海绵状脑病的大流行促进了研究的深入。英国对人群和动物疾病的监控工作做得非常完善。牛海绵状脑病暴发后，患病率有了精确的统计。幸运的是，这次疾病的暴发也引起了英国公共卫生权威机构的注意，他们仔细监测了食用病牛肉对人体健康产生的不良影响。克-雅病是人类传染性海绵状脑病中最常见的一种，于 20 世纪 20 年代首次见于记录。每年每 100 万人中约有 1 人死于该疾病，而且患病者常为老年人（发病的平均年龄为 60 岁）。从确诊到死亡的时间约为 4 个月，患者会出现一系列脑部功能障碍的症状，如心理、视力及智力的改变等。患者无法控制肌肉的运动，常常会产生肌肉剧烈抽搐的症状。对患者进行"脑部活动追踪"或脑电图检测是常见的诊断方法，但是这种诊断必须在对患者大脑进行活体组织检查或者尸检后才能证实。目前尚无治疗这种疾病的方法。1997 年，也就是牛海绵状脑病暴发后的第 11 年，英国首次出现了新型克-雅病的人类病例，引起了人们广泛的注意。据统计在 3 年之内相继有 21 名年轻人患上了这种罕见的疾病。患者的年龄均在 50 岁以下，从患病到死亡的时间约为 14 个月。这 21 位患者实际上在 20 世纪 80 年代就已经接触了受感染的牛肉制品，只是当时对这种感染的风险尚不了解。

将 20 世纪 80 年代的牛海绵状脑病和 20 世纪 90 年代的新型克-雅病联系起来是一个复杂的科学过程。要理解接触牛肉和疾病之间的联系，主要方法是流行病学常用的病例对照研究。将患者与健康人群的接触物进行对比研究，以测定哪些因素跟这种疾病的发生有关（更多病例对照研究细节，详见第七章）。此项研究包含了早在 1964 年的相关发现，它使我们逐渐认识了这种人类深受其害的疾病的特征，以及在牛海绵状脑病流行时期食用牛肉与后来出现的新型克-雅病之间的联系。Hillier 和 Salmon（2000 年）在最近的一则报告中总结了这些发现（表 4-2）。

表 4-2　研究牛海绵状脑病的病例对照方法

研　究	数量	病 例 选 择	对照组个体选择及信息收集方法
1. Bobowick，等，美国，1973 年	38	书面要求所有美国和加拿大的神经病理学家协会会员呈报 1966 年后通过活体组织检查或尸体检验确诊的病例，以及美国国家神经病及脑卒中研究中心的有关病例	死者的近亲参加结构化访谈，并选择与死者同龄同性别的朋友作为对照组。由相同的医生和护士探视所有的受访家庭
2. Kondo 等，日本，1982 年	60	902 个神经诊所应要求呈报 1975—1977 年的病例。使用 Masters 标准。仅包括确诊和疑似病例。研究范围：全日本	死者的近亲参加结构式访谈，并介绍一位与死者同龄同性别的邻居作为对照。如有必要，公共卫生的工作人员可以作为"邻居"
3. Kondo，日本，1985 年	88	日本年度尸体病理检查证实的克-雅病病例，1964—1978 年	选择尸体检验证实患有颅颈部损伤、心肌梗死和肺结核的作为对照。对比记录的信息
4. Davianpour 等，美国，1985 年	26	在 1970—1981 年中枢神经系统研究实验室的记录中选定病例。研究范围限制在宾夕法尼亚以及中大西洋各州	选择两个对照组。由医疗记录机构提供年龄和性别配对的住院患者信息，选择与感染患者同时入院的 10 位患者的病历材料。运用随机数表选出其中的 1 个病例；另一个对照组则为家庭成员。通过电话调查填写问卷

续　表

研　究	数量	病 例 选 择	对照组个体选择及信息收集方法
5. Harries-Jones 等，英国，1988 年	92	书面请示英格兰和威尔士当地神经疾病中心直接提供病例信息。从人口普查和调查办公室（OPCS）获取克-雅病或海绵状脑病的死亡证书的复印件	由病房工作人员推荐配对个体，从医院选择两个对照组。一组患有与克-雅病不同的神经系统疾病，另一组则为非神经系统性疾病患者
6. van Duijin 等，欧洲，1998 年	405	借助于欧洲国家汇编（19），向专业人员包括神经医师、神经生理医师和神经病理医师等寻求帮助，让他们推荐病例	从克-雅病患者所在医院招募对照组成员。通过结构式访谈收集数据。尽可能访问对照组亲属，地点不限
7. 国家克-雅病监测组，英国，1990 年，仍在进行	473	由临床医师、神经医师、神经病理医师和神经生理医师提供病例信息	在医院选择年龄、性别相匹配的对照组成员。尽可能访问对照组亲属，地点不限
8. Collins，澳大利亚，1999 年	241	从澳大利亚克-雅病注册表中获取 1970—1993 年记录的病例以及 1993—1997 年尚未被记录的病例	针对每个病例从社区里招募 3 名对照个体，通过随机电话进行采访，使用问卷收集数据

资料来源：Hillier，Salmon，2000 年。

这些病例研究是通过罕见疾病追踪一种新发疾病的典型示例；它描述了当传染病的性质从根本上改变时，流行病学家是如何开始着手解开疑团的。虽然克-雅病是人类最常见的传染性海绵状脑病，但是这种疾病仍然很罕见。该病患者大都零星分布，平均 100 万人中仅有 0.06~1.06 人发病。所以，一个拥有 100 万人口的人群（接近于西雅图的人口），一年中最多只有 1 例，甚至两年才 1 例，且患者年龄大多在 65 岁以上。

Hillier 报告中出现的病例对照研究遵循的实际方法不是一成不变的。对致命性疾病，如新型克-雅病的研究必须收集患者以往接触史的有关信息。由于患者大都因病致死，直接调查可能性很小，研究就必须从医护人员以及患者亲属提供的信息中确定患者的接触史。选择对照组个体，即对照研究中未患病的个体也有很大的难度。首先，与病例截然不同的是，对照组个体可以直接访问，这就意味着他们提供的接触史信息比病例组接触史信息更为准确可靠。有些研究通过使用相同的信息来源来避免这一潜在的问题，例如统一使用医生记录的有关病例和对照组个体的信息，从而避免了有些研究对象可以采访，有些不便采访的状况。另外一个难点是选择的病例和对照组成员在人口统计学上必须具有可比性，但同时又不能太相似。从科研设计的角度出发，若对照组与病例组之间的联系过于紧密，他们之间的差异度就不足以区分与疾病相关的接触史。例如，如果一个家庭的所有成员都在奶牛场工作，并经常食用牛肉，但由于疾病发病率很低，家庭中只有一人患上了该病，那么在一个家庭中区别出饮食接触史的不同是非常困难的。另一方面，如果对照组来自非常遥远的地区，他们的饮食接触史与病例组截然不同，这也可能导致风险因素变得不突出。

一旦收集到病例组和对照组的相关信息，即使有些数据尚不确切，也可通过统计学分析，将这些信息去芜存菁，使更为准确和重要的信息与偶然因素分离开来。这种分析利害攸关。如果发现食用某种特殊食品与疾病之间有一定的联系，这会带来巨大的影响。这将在我们分析新型克-雅病时得以体现。表4－3显示了大范围病例对照研究的结果。

表4－3 牛海绵状脑病病例对照研究的重大发现

接　触　物	研究 （自表4－2）	OR值（95% 置信区间）	P值
鱼类饮食			
生海鲜	1	4.02（1.3~12.9）*	<0.05*
生鲜牡蛎/蛤蜊	4	3.3	<0.10**
肉类饮食			
烤羊肉	4	3.6	<0.10**
烤/熏猪肉	4	2.6	<0.10**
玉米肉馅	4	4.0	<0.10**
猪排（食用频率高与从不食用相比）	4	6.6	<0.10**
火腿（熟食/罐装）	4	12.1	<0.10**
肝（曾经食用与从不食用相比）	4	5.9	<0.10**
肉类（半熟与全熟相比）	4	8.0	<0.10**
生肉	6	1.57（1.1~1.2）	<0.05*
脑	6	1.63（0.9~2.9）	<0.1*
牛肉（每星期食用）	7	2.37（1.2~4.7）	<0.01
小牛肉	7	1.69（1.1~2.8）	<0.005
脑	7	3.1（1.4~6.9）	<0.005
鹿肉	7	7.9（1.8~34.9）	<0.005
人畜共患：嗜好和运动			
跟鱼类相关	4	4.5（1.6~?）***	<0.005

续 表

接 触 物	研究 （自表 4－2）	OR 值（95% 置信区间）	P 值
跟松鼠、臭鼬相关	4	4.4（0.9~?）***	<0.10
鹿（频繁接触与从不接触相比）	4	6.8（1.1~?）	<0.05***
兔（频繁接触与从不接触相比）	4	6.0（1.0）	<0.05***
人畜共患：职业			
曾在农场或商业菜园生活或居住，或曾受雇于屠宰场	8	2.6（1.8~3.7）	<0.001
接触动物（长时间接触与不接触相比）	4	8.6（1.8~?）	<0.001***
鹿、猴、松鼠	4	9.0（0.9~?）	<0.005***
母牛（男性接触）	4	5.7（0.8~ ?）	<0.10***
接触宠物			
养猫	5	2.0（1.2~3.6）	<0.01
猫狗以外的宠物	5	4.4（1.5~12.7）	<0.01
接触雪貂	5	2.1（1.0~4.2）	0.05
松鼠	4	12.3（1.1~?）	<0.05***
接触水貂	5	8.6（0.9~77.9）	0.08
接触动物制品			
经常接触皮毛制品	6	1.9（1.1~3.3）	<0.05*
接触含有动物蹄或角的肥料	6	2.3（1.3~3.9）	<0.005*
"医源性"			
外科手术	2/3	3.48（1.3~9.4）	<0.01
生理损伤	2/3	2.53（1.0~6.4）	<0.05

续 表

接 触 物	研究 （自表 4-2）	OR 值（95% 置信区间）	P 值
器官切除	2/3	1.78（1.0~6.5）*	Fisher 精确检验，<0.05
头面部、颈部的外伤或手术	4	3.5（1.0~13.5）*	<0.05
其他外伤	4	4.0（1.2~14.6）*	<0.01
缝合术	4	2.9（0.9~9.9）*	<0.10
成年人带状疱疹	5	2.6（2.4~?）	<0.005***
家族性痴呆	5	3.6（1.8~7.1）	<0.000 5
外科手术步骤（×2）	8	1.7（1.0~2.7）	<0.05
外科手术步骤（×3）	8	2.1（1.3~3.4）	<0.005
眼压测量（发病后两年之内）	4	9.2（1.2~424）	Fisher 精确检验，0.02*
白内障/眼外科手术	8	6.1（3.2~11.9）	<0.001
腕管手术	8	9.2（2.5~34.1）	<0.001

注：OR 值除非特殊说明，都是由病例和所有的对照组个体对照而来。* OR 值和 p 值由 StatCalc 软件（EpiInfo 6 之 6.04a 版）根据原始数据计算得出。** 原始数据提供了 OR 值和 p 值，但是没有足够的数据可计算置信区间。*** 原始数据提供了 OR 值、p 值以及 95% 置信区间的下限，但是没有足够的数据可计算上限。

资料来源：Hillier, Salmon, 2000 年。

  分析中最重要的数据是 OR 值，它是指接触某危险因素后患病的可能性与未接触该危险因素患病可能性的比值。如果接触某危险因素后患病的风险升高，那么 OR 值也随之升高。如果 OR 值为 1，则说明两种可能性相等，无患病风险的升高。如果 OR 值小于 1，则说明接触该危险因素后患病的风险较低，甚至可以预防该疾病。这些研究中另外一个重要的指标是"p 值",它是指偶然因素,而非必然因素导致疾病的可能性。如果 p 值为 0.05,则说明结果仅有不到 50% 的概率是偶然的。

在表 4-3 发现的结果中,最高的 OR 值和最低的 p 值出现在以下几种情况:长期接触动物(包括食用动物及其他诸如松鼠、猴、鹿等),或食用肉类,如每星期食用牛肉。这种流行病学研究并不是孤立的,英国实验室的研究进一步证实了牛海绵状脑病病原体与新型克-雅病病原体之间的联系。这种病原体被认为存活于感染动物的神经组织中,所以食用被感染的牛脑和神经组织具有很大的风险。我们在上面提及了动物的屠宰过程,一般在处理畜体之前,动物的神经和脑组织都已被剔除,但是由于技术的不完善,牛肉也有可能含有病原体,这一点已被证实。英国国家克-雅病监测组正在进行的病例对照研究也强调了食用感染牛存在的风险性。

1998 年报道了英国牛肉与新型克-雅病的联系后,英国牛肉产业遭受了巨大的打击。疾病的暴发对经济具有极大的破坏性,只要发现一例感染牛海绵状脑病的病畜,农场的整个畜群将会被宰杀。据估计,在牛海绵状脑病流行时,大约有 20 万头具有潜在传染性的牲畜被宰杀并进入食物链。世界贸易组织发出"紧急通告"并建议各成员方对来自英国的所有牛肉和牛肉制品实行禁运。世贸组织的通告表上列出了几条实行紧急贸易限制的理由。其中,"保护人类免遭疾病的威胁"是对英国实行牛肉禁运最主要的理由之一。(第八章将进一步探讨世界贸易组织的通告体制。)我与同事对 1961—2000 年英国牛肉贸易的经济损失进行了细致的分析,并进行了量化（图 4-1）。我们分析了英国的出口贸易数据库，查找其中没有被运送出国的牛肉制品。据我们的保守估计，英国 2000 年的出口经济损失达到了 56 亿美元。与此同时，其他国家的牛肉出口贸易额增长了 15 亿美元。所以，从经济角度来看，牛海绵状脑病时期食用英国牛肉和人类新型克-雅病之间的相关性使英国付出了高昂的代价。当牛海绵状脑病和人类新型克-雅病并存时，我们可以更清楚地看到其时间进程以及它们两者之间的关系（图 4-2）。

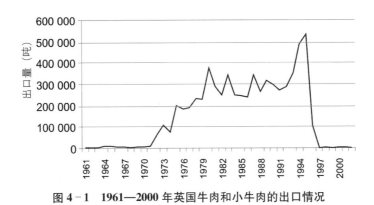

图 4-1 1961—2000 年英国牛肉和小牛肉的出口情况

资料来源：FAOSTAT，2003 年。作者制图。

在英国牛海绵状脑病疫情接近尾声时，欧盟成员方除法国外，均一致解除了对英国牛肉制品的禁运。20 世纪 80 年代和 90 年代，法国边境地区曾经有牛海绵状脑病疫情暴发，但是当局并没有能够及时认识并报告疫情。一则报道显示，法国政府在 20 世纪 80 年代启用的监测系统只监测到了 103 个牛海绵状脑病病例，但是研究者认为当时法国的牛海绵状脑病病例数量已达到了 30 万（Supervie，Costagliola，2004 年）。这使得整个牛海绵状脑

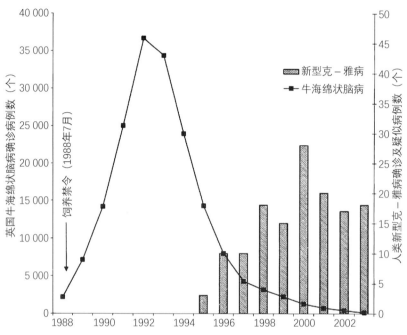

图 4-2   1988—2003 年英国牛海绵状脑病以及人类新型克-雅病病例总数

资料来源：Beisel，Morens，2004 年。

病和新型克-雅病疫情变得更加复杂。不久之后，法国报道了第
7 例患新型克-雅病的病例。在禁止国外风险货物进口的同时，
国内却在大规模地流行牛海绵状脑病，这种现象颇具讽刺意味。
法国牛海绵状脑病疫情的流行使得追踪该病的发源困难重重，难
以确认是在饲养、生产、贸易的哪个环节出现感染。对疾病进行
科学预防和控制的努力再一次因认识的缺乏和政策的不透明功亏
一篑。

未知的、长远的风险

虽然艾滋病和新型克-雅病截然不同，但是其病原体在进入全球市场以及通过全球市场进行传播的途径方面，有着很多共同点。

1. 在世界贸易压力与机遇并存的大环境下，这两种病毒都是通过应运而生的新技术产品传播开来的。这些创新技术都采用了处理动物（脊椎动物）原材料的生产工艺，且没有通过检测。以HIV为例，将大量血液聚集起来生产Ⅷ因子的技术具有很大的风险。而对于牛海绵状脑病而言，按部就班的仓储环节较为安全，而提炼工艺的改变可能才是罪魁祸首。

2. 艾滋病和新型克-雅病在人群中暴发时，人类对其病原体的了解仍是一片空白。所以，对产品生产进行的安全性检测对这些疾病的威胁知之甚少。

3. 两种疾病都通过产品的国际贸易传播到了世界各地。

4. 最后，疾病最终的流行使得人类在生命及经济方面都付出了巨大的代价。

这两次悲惨的事件都是人类在工业和贸易发展过程中遭受的未知风险。科学并不能够将产品生产和分配过程中的风险告知决策者。在后面的章节里，我们将讨论这种状况是否会一成不变；在贸易发展的过程中，探讨避免威胁、确保人类健康安全的新途径是我们必须完成的任务。

更多的思考

◎ 艾滋病与新型克-雅病有何相似的特征？这些特征对这两种疾病的全球性传播产生了怎样的影响？

◎ 产品生产过程中的技术革新对于感染性疾病的全球性传播产生了哪些影响？

◎ 目前的科学研究是否能提供预防类似传染病流行的方法？

◎ 全球血液供给渠道中，艾滋病的出现对凝血因子Ⅷ、Ⅸ等血液制品的销售和推广提出了哪些商业议题？这给消费者、血库、医药生产商以及政府分别带来了哪些经济问题？

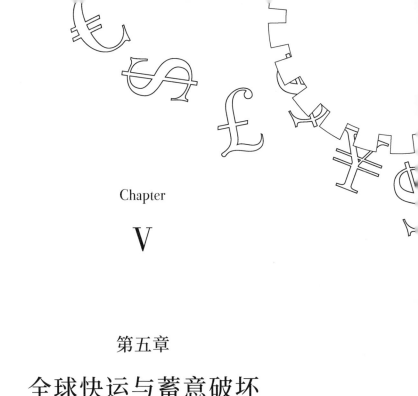

Chapter

V

第五章

全球快运与蓄意破坏

一个星期天的下午，一名旅客在不列颠哥伦比亚省的温哥华机场因高热而晕倒。处理紧急事件的工作人员发现这名乘客患有可疑的皮疹。一位检疫隔离官员随即发布了国际警报。这名乘客在住院后被诊断出患有脑膜炎奈瑟菌败血症。这是一种危险的、通过血液传播的感染性疾病。他的伙伴和其他一些乘客被扣留在海关移民等候区。最终，医学权威确认该名男子实际上患有高传染性天花。很快，他的同伴也开始发病，并且承认他们属于一个恐怖组织，其目标是让资本主义垮台。他们故意使自己受到感染，并在传染性最强的时候分散到 14 个目标国家。加拿大有关部门再次发出了国际警报，卫生部门匆忙查找接触天花病例的人数，并将信息提供给其他受害国家。随后，各受害国之间的联络进入了混乱的状态。加拿大卫生部一台关键的计算机服务器因此瘫痪了 4 小时，所有电子信息交流被迫中断。法国权力机构在这 48 小时危机中动用了所有会讲英语的工作人员。而在意大利，远程电信会议中传来的声音也变得断断续续。

　　参与这次代号为"全球墨丘利神（Global Mercury）"演习的国家认为这是一次成功的演练，但同时他们也承认，2003 年 9 月举行的这次演习暴露了国际对生物恐怖主义袭击的应对存在严重的缺陷，特别是国家之间的联络与协调存在漏洞。当受害国在各自的国家拼命阻止疫情的暴发时，并没有推出一个可行的整体解决方案。虽然经过了谨慎的布置，这次演练仍然暴露出应对可能出现的生物恐怖主义（即利用传染性微生物攻击人类、植物或者动物）的工作仍然有待完善（WHO，2004 年）。当自然界不断挑战全球公共卫生系统对新型感染性疾病的预测、侦测和控制能力时，人为的蓄意破坏也成了我们担心的焦点之一。本章将对这方面的威胁进行回顾。

旨在检测联络能力的"全球墨丘利神"演习只是一系列针对生物恐怖主义的演习之一。这些演习是基于民众对生物恐怖主义日益增长的担忧所进行的。在 2001 年 6 月进行的代号为"黑暗的冬季（Dark Winter）"的演习中，前美国官员与从俄克拉荷马州开始传播的隐蔽的天花病毒展开了殊死较量。这次演习持续了两个星期，在即将结束时，美国 25 个州报道了共 1.6 万例病例，另有 10 个国家报道发现了疑似病例，加拿大和墨西哥关闭了与美国接壤的边境。此次演习还暴露出疫苗供应不足、食物短缺等问题（O'Toole，Mair 等，2002 年）。在 2000 年 5 月进行的代号为"TOPOFF"的演习中，美国卫生官员与从科罗拉多州首府丹佛市传出的瘟疫展开了斗争。在这次持续四天的"桌面演习"就要结束时，上千人感染了肺炎，死亡人数据估计高达 950~2 000 人。由于卫生保健设施数量不足以应对所出现的危机，一些商铺也被关闭。民众不安的情绪达到了极点。一位参与演习的人员得出如下结论：

以前很多针对生物恐怖主义的演习，对象都是非感染性疾病。这次演习结束时，我们渐渐了解到这次演习与之前针对非感染性疾病的演习是截然不同的。我们人为地终止了这次演习，很多问题都没有得到解决。我们不敢确定继续演习的后果……演习最后显现了不祥的预兆。疾病早已传播到其他州和国家。城市之间暴发了向国家药物储备局抢夺药物的竞争。这次演习针对的感染性疾病具有流行性疾病的所有"特征"。

（Inglesby，Grossman 等，2001 年）

　　不断发展的科学与政治使得生物恐怖主义袭击的可能性越来越大。经过对国内和国际这类事件处理能力的详细审视，卫生和紧急事件官员反复强调现在的能力和准备尚不完善。

　　在纽约世贸中心被袭击的"911 事件"之后，很少有人再对恐怖袭击的可能性产生怀疑。但是，对很多人来说，生物恐怖主义仍然是科幻小说中才会出现的事情——恐怖、骇人听闻、发生的可能性极小。事实上，从 14 世纪将患淋巴腺鼠疫者的尸体当作武器投入敌方军队，一直到 21 世纪"911 事件"后携带炭疽热的信件进入美国东北部，生物袭击由来已久。在这漫长的岁月里，军队、恐怖分子以及持不同政见者利用生物武器污染食物和水源，伤害牲畜和庄稼，甚至直接发起对人的袭击（表5－1）。

表 5－1　历史上部分生物战争以及生物恐怖主义事件概览

卡法城（今乌克兰菲奥多西亚） 1346 年	围攻的鞑靼人利用投石机将死于鼠疫的死者的尸体投到黑海的港口城市——卡法城城墙内
皮特碉堡（匹兹堡） 1763 年	在法国和印第安人的战争中，英国的杰弗里·阿默斯特勋爵将带有天花病毒的地毯送给美洲的原住民，而这些原住民从未感染过天花，所以对这种感染病几乎没有免疫力
第一次世界大战	有证据显示德国通过中立国家将患病的牲畜和动物饲料出口至盟国

续　表

第二次世界大战	日本军队在中国东北三省、纳粹主义者在德国都曾使用生物制品感染囚犯，英国在邻近苏格兰海岸的格鲁伊纳岛进行炭疽试验
芝加哥，伊利诺伊州 1972 年	"旭日会"（Order of the Rising Sun）成员因拥有伤寒沙门菌培养基被捕，并在先前声称打算使用这些杆菌污染水源
达尔斯，俄勒冈州 1986 年	拉杰尼什邪教成员在当地餐馆的沙拉吧用沙门菌下毒企图改变选举结果，最后导致 750 人中毒
日本东京 1990—1995 年	奥姆真理教信徒在公共场所利用雾化的肉毒杆菌和炭疽孢子制造恐怖事件，但企图未能得逞
华盛顿哥伦比亚特区；新泽西；纽约 2001 年	在"911 事件"后不久，带有炭疽菌孢子的信件造成 23 人感染，5 人身亡；为谨慎起见，成千上万的信件都需经抗菌药物处理；美国邮政管理局和国会办公室关闭

　　1925 年，由 108 个国家签署的日内瓦议定书明文规定在战争中禁止使用细菌性武器，但是并没有禁止这方面的研究。第二次世界大战推动了细菌性武器的使用和研究。美国在该议定书出现后的 50 年中一直拒绝签署，并在 1942 年启动了一个攻击性生物武器研究和发展的项目，该项目用炭疽热和布鲁菌进行实验（Christopher，Cieslak 等，1997 年）。在 20 世纪 50 年代早期的朝鲜战争时期，该项目得到了进一步扩大，并在 1955 年开始了对军人和平民志愿者的试验（Christopher，Cieslak 等，1997 年）。从 1949 到 1968 年，美国在多座城市用雾化制剂进行了秘密试验。该试验在 20 世纪 70 年代被曝光后，引起了公共卫生系统的极大忧虑（Office of the Surgeon General，1997 年），参见表 5 - 2。

2

表 5‑2　美国军方研制和存储的生物武器（1971—1973 年被销毁）

可致死亡的病原体*	病 原 体*	破坏庄稼的病原体+
炭疽芽孢杆菌	布鲁菌属细菌	水稻稻瘟病菌
肉毒杆菌毒素	贝氏考克斯菌	黑麦秆锈病菌
土拉弗朗西斯菌	葡萄球菌肠毒素 B	小麦秆锈病菌
	委内瑞拉马脑炎病毒	

注：*用于研制武器；+存储，但未用于研制武器。
资料来源：Christopher，1997 年。

在冷战时期，美国和苏联相互指责对方使用生物武器，国际社会对生物战争的威胁越来越担心。正在进行中的国际裁减军备讨论有望摧毁隐匿生物武器的场所，但是直到生物武器的问题从化学武器的问题中分离出来后，它才引起了广泛的关注。1972 年，美国、苏联和其他 101 个国家签订了《禁止生物武器公约》（全称为《禁止发展、生产及储存细菌（生物）及毒素武器和销毁此种武器公约》，BWC），禁止生产、库存和获取生物武器。该公约在三年后正式生效。虽然公约已存在了三十多年，但是遵从性一直备受关注。问题一直存在，例如，俄罗斯是否已将苏联时期的生物武器项目全部公布于世。在解体之前，苏联拥有一个庞大的生物武器研究网络——一度包括 200 个陆军办公室，雇佣了 6 000 名工作人员——生物武器专家和储存危险病原体的仓库仍然分散在前共和国的各个地区（Chaffee，Conway-Welch 等，2001 年；Potter，2004 年）。1979 年，苏联的斯维尔德洛夫斯克市（现为叶卡捷琳堡市）至少有 66 名平民死于苏联微生物病毒研究所的炭疽热孢子泄漏。起初，苏联否认这次事件跟生物武器研究有关，直到 1992 年俄罗斯总统鲍里斯·叶利钦证实了二者的关联。现在，美国官员相信仍然有十几个国家试图发展生物武器（Bolton，2002年）。美国分别在 2001 年和 2002 年指控伊拉克、朝鲜和古巴违反了《禁止生物武器公约》。

生物武器的拥有很难侦查。跟传统武器需要体积巨大的储存库以及生产设施不同，这种杀伤力极强的生物武器的体积以及生产设备都比较小。侦查工作异常困难的另一个原因是很多生物武器的生产原料都适用于合法的用途，如疫苗的生产、疾病的研究以及生物防卫等，而这些用途是《禁止生物武器公约》许可的。各成员方努力寻求核查遵从性的途径，包括突击检查，要求"双用"设施（既可生产合法产品，又可生产非法产品）提交报告等。但是，美国却排斥其中的某些规定，声称这些规定没有效果，可能会侵犯药物及生物制品研究公司的商业机密。这个问题一直被搁置，直到 2006 年条约审议阶段。

冷战残留的生物武器以及拥有生物武器的国家只是问题之一。另一个同样令人担忧的问题是个人和团体发动的生物恐怖袭击。生物武器的开发并不局限于复杂的实验室研究。其实，一些原料可以从自然界获得，如炭疽热和肉毒杆菌等。另外，基础性的实验室也可对某些生物武器进行培育。酿造啤酒及喷洒农药的设备就可用于生产和配置生物武器（Office of the Surgeon General，1997 年）。2004 年，世界卫生组织在一篇题为"公共卫生对生物化学武器的反应"的报告中指出，自 1970 年该机构关于这一主题的上一份报告以来，"工业微生物研究的发展及其在全球的广泛使用使得现代军队更容易获得生物制品"（WHO，2004 年）。报告还提及了最近几十年基因改造技术的发展及其在生产新型生物制品方面的作用。英国医学会（British Medical Association）也在 2004年发布了一则报告，敦促有关机构必须立即采取行动缩减生物及基因武器的发展。这篇题为《生物技术、武器和人道Ⅱ》的报告还针对现代医疗技术难以克服的模拟及合成病毒，甚至针对特定种族人群的生物武器开发发出了警告（British Medical Association，2004 年）。对于利用现有技术两三年内开发出的生物武器，需要花上 8～10 年的时间才能够发明出战胜它们的药物（Institute of Medicine，2001 年；Knobler，Mahmoud 等，2001 年）。

生物制剂可以通过简单易得的途径进行传播。正如前面的章节已经讨论过的，病原体根据各自的属性，可以通过瓶罐或其他处理设备、血液和手术仪器、土壤、水以及食物进行传播。它们可以附着在旅行者、动物或昆虫的身上，甚至飘浮在空气里，得以进一步传播（Venkatesh，Memish，2003 年）。随着货物流通和人口流动范围越来越广，速度越来越快，病原体传播的渠道得以加强。而且，少量的生物病原体即可导致巨大的破坏。一架飞机投下 50 千克的炭疽热气溶胶即可导致几十万人死伤（Office of the Surgeon General，1997）。而身体的死伤仅是伤害的一部分。美国医学研究所 2003 年的一则报告得出结论认为，鉴于恐怖主义的不可预测的恶意性质，一次袭击，甚至只是一次威胁，"就将对大部分人口产生心理上的影响"（Stith Butler，Panzer 等，2003 年）。"911 事件"之后，针对美国的少量炭疽热信件的袭击引发了巨大的动荡，国会、邮政设施和商业机构被封闭，股票市场低迷，而且，恐惧的美国民众疯狂购药使得抗菌药物供不应求。医学研究所题为《恐怖主义心理后果的应急准备：公共卫生战略》的报告认为，美国现行的公共卫生基础设施还不足以应对由恐怖主义威胁带来的民众心理问题。

尽管有这些令人担忧的评估，在正确的时间、地点，获取和扩散试图传播的生物制剂也是件棘手的事情，极少人愿意或试图去干这种事情，完成的更是寥寥无几。这些生物制品对于袭击者和目标人群同样危险。由于生物袭击引起的无法控制的环境损害以及潜伏期的改变或延长，袭击充满了不可预见性（Office of the Surgeon General，1997 年）。事实上，迄今为止，大多数报告所涉及的恐怖主义组织或个人的生物事件都是谎报。根据防扩散研究中心的统计，2002 年非政府机构和个人谎报的生物武器袭击有 70 起，2001 年提交的 607 次报告中有 600 次谎报，2000 年 26 次报告中有 22 次谎报（Turnbull，Abhayaratne，2003 年）。

评 估 风 险

生物袭击破坏性的大小是由所使用的生物制品以及释放生物制品的环境所决定的。针对人类的生物武器至少有四种感染途径：

- 吸入；
- 摄取；
- 注射；
- 吸收。

有些生物制品（如炭疽热）的感染途径不止一种。不同的感染途径导致的后果也截然不同。例如，通过皮肤吸收的炭疽热只是有时会致命，但通过呼吸道吸入的炭疽热往往都会致命。在评估生物袭击可能会使用的特定病原体的风险时，卫生官员应考虑以下特性，以确定病原体会导致什么样的生理和心理的损伤。

- 可获取性——获取或者培育病原体的难易程度如何？
- 可传播性——病原体如何传播？少量的病原体可否远距离传播？
- 稳定性——病原体是否稳定，生命力强弱，能否在环境中传播？
- 毁坏性或者毒性——病原体对人类、动物和庄稼有多大的破坏力？
- 病原性——哪部分人在接触到病原体后会发病？
- 潜伏期——接触后多长时间会发病？
- 恐惧因素——人群对病原体的恐惧心理如何？

公共卫生专家、兽医以及农业专家在各自的领域中都确认了他们最为担心的生物制品。下面的"A"类列表旨在提供针对这些病原体的侦查和反应的策略，如果受到袭击，可以进行更好的准备。美国 CDC 发布的"A 类"生物制品列表包含了所有该中心认为最有可能用于攻击人类的生物制品（表 5 - 3）。

表 5 - 3　美国 CDC 发布的"A 类"生物制品

制　品	传　播	症状、潜伏期、死亡率	预防或治疗方法	重要特征
炭疽热（炭疽芽孢杆菌）	吸入、摄入或皮肤接触（95%）	潜伏期：1~6 天，依接触情况而定	疫苗、抗菌药物、抗毒素	很稳定

制　品	传　播	症状、潜伏期、死亡率	预防或治疗方法	重要特征
革兰氏阳性，有包膜，形成芽孢，不动杆状细胞	极少在人与人之间传播	症状：随接触状况的不同而有差异；可以包括：发热、急性呼吸窘迫、皮肤溃疡、恶心、呕吐等 病例死亡率：皮肤接触很少致命；吸入接触几乎全部致命		曾被用作武器——显示有极大风险
肉毒（肉毒梭菌毒素）	随食物、饮料被摄入；吸入	潜伏期：12小时至几天	抗毒素，正在研制疫苗	容易生产和运输
形成芽孢专性厌氧杆菌	不在人与人之间传播	症状：复视或视力模糊，眼睑下垂，口齿不清，吞咽困难，肌肉无力，最后肩部以下肌肉瘫痪 病例死亡率：治疗后，死亡率为 5% ~ 10%		效力强、致命率高
鼠疫（耶尔森菌） 腺鼠疫，败	被感染的传染媒介，如跳蚤等；直接接触；	潜伏期：1~4天	隔离，抗菌药物，某些国家使用疫苗	曾被苏联用来制造生物武器

续　表

制　品	传　播	症状、潜伏期、死亡率	预防或治疗方法	重要特征
血症鼠疫，肺鼠疫杆菌	吸入；极少数通过消化道传染	症状：发热、寒战、头痛腺鼠疫（最常见），包括淋巴结肿大；原发性肺鼠疫（最罕见、最危险），包括严重的肺炎以及呼吸衰竭病例死亡率：未经治疗死亡率很高，治疗后死亡率较低		需要长时间住院和隔离肺鼠疫在人群中具有高传染率曾在6世纪、14世纪和20世纪导致全球鼠疫的流行
天花（主要天花病毒）天花病毒，属正痘病毒属	吸入；接触感染者的体液或者携带病毒的物体	潜伏期：7～19天症状：皮疹、高热病例死亡率：没有接种疫苗的人群中患病的死亡率为20%～50%或更高	疫苗	很稳定1979年被根除，所以临床难以识别，且多数人容易受感染在人群中具有高传染性
兔热病（土拉弗朗西斯菌）革兰氏阴性不动球杆菌	吸入；被虱类传染媒介叮咬；摄入携带致病菌的食物或水	潜伏期：一般3～5天症状：与流感类似，可能会出现皮肤溃疡	抗菌药物，疫苗（效力不清楚）	曾被美国和苏联用来设计制造抵抗疫苗的生物武器

续　表

制　品	传　播	症状、潜伏期、死亡率	预防或治疗方法	重要特征
	不在人与人之间传播	病例死亡率：5%~15%，主要是由于没有及时对呼吸道症状进行治疗；使用抗菌药物治疗的死亡率较低		高传染性
病毒性出血热（例如：埃博拉病毒）病毒体属丝状病毒科，埃博拉病毒类	人与人之间通过血液、分泌物、器官或者精液传播	潜伏期：2~21天症状：发热，随后产生咽炎、呕吐、腹泻及皮疹病例死亡率：50%~90%	药物治疗，正在研制疫苗	1976年首次被识别与非洲地方大规模的流行疾病有关

资料来源：Rotz L，Khan A，Lillibridge SR 等，"CRC—Public Health Assessment of Potential Biological Terrorism Agents" 作为总结报道发布在 EID 2002 年 2 月第 2 期第 8 卷。可在以下网页查询：http://www.cdc.gov/ncidod/eid/vol8no2/01-0164.htm.

世界动物卫生组织的"A 级列表"

负责带领全球各国控制动物疾病的世界动物卫生组织将对社会经济及公共卫生最具威胁性的动物疾病进行了归类。《陆生动物卫生法典》要求成员方在发生这些疾病时立即向世界动物卫生组织汇报。

- 口蹄疫
- 水疱性口炎
- 猪水疱病
- 牛瘟
- 小反刍兽疫
- 传染性胸膜肺炎
- 牛结节疹
- 裂谷热
- 蓝舌病
- 羊痘和山羊天花
- 非洲马瘟
- 非洲猪瘟
- 古典型猪瘟
- 高致病性禽流感
- 新城病

　　要评估某种生物制品的威胁以及生物袭击的风险，另一个重要指标是目标人群对生物袭击的侦测和反应的能力。蓄意地感染人群跟其他流行疾病的暴发有许多相似之处。但是，蓄意感染的一些特性使得侦测和反应的工作异常艰难。例如，生物恐怖主义的袭击可能会使用从未在被袭击地区出现过的国外的病原体或者转基因病原体。原本属于其他地区或产品的病原体在被蓄意传播后往往会引起不可预知、难以侦测的感染。蓄意传播还会产生多个传染源，不像流行疾病的源头往往是唯一的，比如某个鸡笼里的鸡。这使侦测变得更加困难。而且，就心理负担而言，生物恐怖主义还能引起公众的恐慌。事实上，人们的恐惧心理可能正是吸引恐怖主义者进行生物袭击的主要因素。做好应对公众心理变化的应急准备又增添了解决生物恐怖主义问题的复杂性。从 20 世纪 90 年代中期开始，为了减少公众对可能出现的生物恐怖袭击的担心，美国联邦政府划拨了几十亿美元给各州及当地的卫生机构用于应急准备工作。所以，大多数地区都出台了应急计划，并投资改善了监测及实验室的设备。创新的试验性项目得以实施，例如症状监测系统。该系统可以通过收集分析医院、诊所和实验室的计算机数据自动监测相似的病例。另外，针对炭疽热、天花和瘟疫的疫苗也相继被开发出来。但是有一部分疫苗早期是为军队开发的，没有在体质较弱的老人和儿童身上进行过试验（Knobler，Mahmoud 等，2001 年）。总体来说，进展是有限的，因为不确定的市场前景导致测试现有疫苗和研发新疫苗的工作缺乏经济效益的激励。而且，国家药物储备库中药物的分配以及大多数有关应急准备的措施，比如协调全国 3 000 家卫生机构的工作，都没有经过任何考验。

可悲的是，恐怖主义应急准备方面的经费投入，是以牺牲其他公共卫生努力为代价的，而这些其他投入在发生生物恐怖袭击时很可能是有用的。例如，美国国家和地方流行病专家委员会在 2004 年做过一次全国性调查，结果显示虽然致力于生物恐怖主义应急准备工作的流行病专家的数量不断递增，但致力于诸如环境和职业健康的流行病专家的人数却在减少或持平。调查还发现，联邦政府针对生物恐怖主义的资金划拨助长了各州对联邦资金的依赖，使得各州在应对特殊需要和问题时无法独立计划和行动。

农业恐怖主义

虽然生物恐怖主义可能会将空气传播的病原体释放到人满为患的体育场，或者在"911 事件"之后通过邮政包裹递送危险的生物制品，进口的以及国内的农产品也越来越令人担心。农业在被袭击时显得不堪一击，这为生物恐怖主义提供了一条便宜便利的途径。美国卫生及公共服务部（美国健康及人类服务部，HHS）前部长汤姆·G.汤普森在2004年12月宣布辞职时说："我这一辈子都不能理解恐怖主义者为什么没有攻击我们的食物供应，这是易如反掌的事情。"（Pear，2004年）2003年11月，美国审计总署（GAO）在向英国参议院政府事务委员会汇报时，也声称"农业及食物供应系统针对恐怖主义蓄意袭击所做的准备工作仍然存在严重的问题"（US GAO，2003年）。审计总署2005年3月在报告中认为，虽然针对农业恐怖主义的准备和预防工作已经有所改进，但是仍存在很多缺点，包括诊断问题、动物疫苗的立即部署以及通讯联络等（US GAO，2005年）。

　　农业恐怖袭击有两种途径——破坏庄稼或者感染牲畜，可导致惨重的经济损失；或者感染食物来源，直接攻击人类。第一种导致惨重经济损失的农业恐怖袭击从某种意义上说可能性比较大，因为攻击植物或动物的病原体更容易获得、生命力持久且具有高传染性，并且它们更容易处理，因为这些病原体不会感染人类（Chalk，2004年）。但不论哪种袭击，潜在的破坏力都是巨大的。农业毋庸置疑是国家经济的重要组成部分，其产值占国内生产总值的13%，从事农业的人口占总人口的18%（US GAO，2003年）。取决于疾病的性质，一次针对食物系统的攻击可以带来深远的影响，从危及食物供应的安全到国际出口的禁运，甚至是旅游业的下滑。例如，2001年口蹄疫暴发期间，英国损失了145亿美元（Chalk，2004年b），而美国的经济损失高达240亿美元，被宰

杀的动物数量达到了 1 300 万只（US GAO，2003 年）。除了经济
损失外，食物的破坏还可导致心理伤害以及政治不稳定，公众会
因为食物供应不安全而战战兢兢。

确保食物系统的安全可以说是一项不可能完成的艰巨任务，
特别是在全球食物来源与日俱增的情况之下。美国 20%的生鲜产
品和 60%的海产品依赖进口（US FDA，2004 年）。每年越过美国
边境运输食品的船只高达 600 万船次，但仅有少部分船载货物受到
了严格的检查。历史记录显示，到达美国港口的船载货物中只有
不到 5%受到了检查。与之相似，进入美国的生鲜食品也只有 2%～
3%经过检查（Cupp，Walker 等，2004 年）。而进口商需要提供的
只是产品的安全证明。

但是，令人担忧的不仅仅只是进口商品。美国的农业系统同
样比较脆弱，部分是因为我们前面所提及的工业技术的改变。食
品企业的合并使得牲畜更易受到感染，而且感染传播得更加迅速。
一般的大型奶牛场在任何时间都拥有 1 500～10 000 头牲口，而且
牲口之间距离很近，这就为疾病的快递传播创造了机会（Chalk，
2004 年 b）。与此相似，一些饲育场拥有的牲口也多达 30 000 头。
而且，农场至餐桌的距离可以非常遥远，这段距离中的每一个站
点都是病原体的潜在感染地——从牧场和谷仓到处理和分配的工
厂，从仓库和零售设施到运输的车辆，无一例外。在美国，一磅
（约合 0.454 千克）肉从产地到消费终端运送的平均距离为 1 000
英里（约合 1 610 千米）（Chalk，2004 年 a）。农场因自身性质而
呈开放性，病原体容易进入。食物处理和包装工厂一般也缺乏安
全措施，而且雇佣的都是临时工（Chalk，2004 年 a）。而在零售

点，食物再一次与雇员合理合法地进行接触。2003 年，密歇根州某超市的一名员工被指控致使 200 磅（约合 91 千克）肉受尼古丁杀虫剂污染，导致 92 人因此患病（CDC，2003 年）。大多数食品容易腐烂变质，所以在摆上餐桌前，食品检验的时间是有限的。

农业恐怖主义袭击的机会很多，但是侦测和应对机制却有很多限制。农民、牧场主和兽医对一些频繁攻击庄稼和动物的疾病已经见惯不惊了。但是他们识别和应对非地方性疾病的能力却不足。另外，对付外来疾病的疫苗仍不完备。由于控制疾病暴发需要农民付出昂贵的代价，发现一例疑似病例可能会强迫宰杀掉上千头牲口，导致的经济损失可达数百万美元。所以他们在不确定的情况下并不愿意报告，这是可以理解的。2001 年，堪萨斯州农村的某处畜棚里发现牲畜患有可疑的舌病，这引起了人们对口蹄疫的恐慌。牲畜期货市场也一路走低。实验室在 48 小时后才发现恐慌并无根据，但此时养殖业已经损失了 5 000 万美元。这些所谓的舌病其实是因为带刺的干草造成的（Gips，2003 年）。为了减轻人们对报告疾病后遭受严重损失的担心，美国农业部以及各州农业机构承诺为疾病控制工作中受到损失的农场主提供部分经济补偿。

虽然食物系统有很多弱点，但是从 1912 年开始，记录在案的食用生物制品感染的植物或牲畜的案例只有 12 起，而且这其中恐怖主义活动仅为 2 起（Chalk，2004 年 a）。尽管美国、苏联和伊拉克都曾培育出感染植物和动物的病原体，但是它们并没有被用于大规模的袭击中（Franz，2004 年）。兰德公司的政治科学家彼得·乔克推测，在恐怖主义者看来，与其他引人注目的恐怖行动相比，攻击植物和动物的影响力出现得比较晚，枯燥无味，缺乏戏剧性。

美国政府的反应

美国前总统乔治·布什认为生物武器是"世界上潜在的最危险的武器"。在"911事件"9个月之后，2002年他签署了《公共卫生安全和生物恐怖主义防范应对法》。这项保障国家食物供应安全的法案，包含了增强边境安全检查以及改善联邦和各州实验室之间联系网络的内容。例如，食品紧急事件应对网（FERN）在疾病发生时可以联系负责检查食品样本的联邦和各州实验室。食品药品管理局负责检查除了哺乳动物肉类、家禽及鸡蛋加工食品之外的全部食品。该机构增加了650名现场检测员对进口食品进行检查，在食物进口口岸对食品的检查次数从2001年的12 000次增加到了2003年的68 000次（US FDA，2004年）。生物恐怖主义防范应对法为了更好地追踪食品从农场到饭桌的途径，以及更好地侦测和应对出现的问题，列出了如下四条规定：

1. 食品设备注册——要求美国所有拥有国产的和进口的生产、处理、包装或存储人类或动物食品的设备所有者以及经营者都必须在食品药品管理局注册。

2. 追踪记录——要求进口商、厂家，以及加工者记录食品来源及去向。

3. 事先报告——要求进口商在装载食品的船只到达美国港口之前向食品药品管理局报告。该机构每日收到的报告多达25 000条。

4. 扣留——授权食品药品管理局扣留可疑的食品船只，扣留时间最长可达30天。

另外，负责检查牲畜和家禽的美国农业部也采取了相应措施，在各港口增强了监测力度、加强了各州和联邦实验室之间的联系网络，并投资开发快速的检测方法以及时侦测到疾病的暴发。农业部还扩大了针对兽医的奖励额度，对外国动物的疾病进行深入了解。尽管如此，联邦机构分散的组织结构使得官员们侦测潜在危险的能力大打折扣（详见第七章）。

产品蓄意破坏

在当前全球快运的时代，国际商品多样化，跨国公司成为主流，贫富差距扩大，完全可能导致以食品之外的其他产品为载体的生物袭击。国际产品产量需求的增加为工厂工人们提供了机遇和动力，他们在条件极其简陋的工厂辛苦地工作，为美国生产产品。如果某种被广泛使用的产品，例如品牌纺织品被生物病原体污染，即使袭击不完全成功，美国纺织品市场仍然会遭受浩劫。与传统武器相比，生物武器不用太多的经济投入，而且，它们比坦克、飞机和炸弹更容易隐藏。北大西洋公约组织的一本手册上写道："生物武器很独特，它可以在很大的区域内造成大量的人员伤亡，但对于运输的需求却很低，而且难以捉摸。"（North Atlantic Treaty Organization，1992 年）所以，在接受进口商品，特别是美国消费者食用或者贴身使用的商品时，考虑这些商品在生产地的生物安全性是明智的。这也减低了离岸产品的吸引力。生物安全性部分依赖于流水线上的工人对公司以及公司产品安全性的忠实程度。随着世界各国人民的收入差距越来越大，这将成为越来越大的风险因素。最有效的安全措施可能就是合理的补偿以及良好的工作条件。

结　论

绝大多数感染性疾病的暴发都不是蓄意引起的，全世界都在努力阻止这样的感染性疾病。世界任何地方暴发的天花都足以引起全球的关注（Knobler，Mahmoud 等，2001 年）。蓄意的感染事件非常少见，一般是由个人或者持不同政见的组织而非国家策划的。但是，可能会发生生物恐怖主义袭击的担忧日益增长。有害的生物制剂大体上更加容易获得。与此同时，科技的进步使得可以躲避现行安全措施的新型病原体的生产成为可能。以集中生产和远距离配送为特征的食品系统变得越来越脆弱。有鉴于此，地方、州、国家，乃至国际机构都在积极合作，以探求更好地侦测和应对潜在威胁的措施，如复杂的监测系统，以及监视食品从原料到盘中餐的全过程跟踪系统等等。

更多的思考

◎ 最早的生化战争发生于何时?

◎ 生化武器通过哪四种潜在的途径对人类进行攻击?

◎ 为什么针对动物的生化武器攻击会对人类社会产生影响? 针对生物恐怖主义的风险,《公共卫生安全和生物恐怖主义防范应对法》提出了哪四项规定?

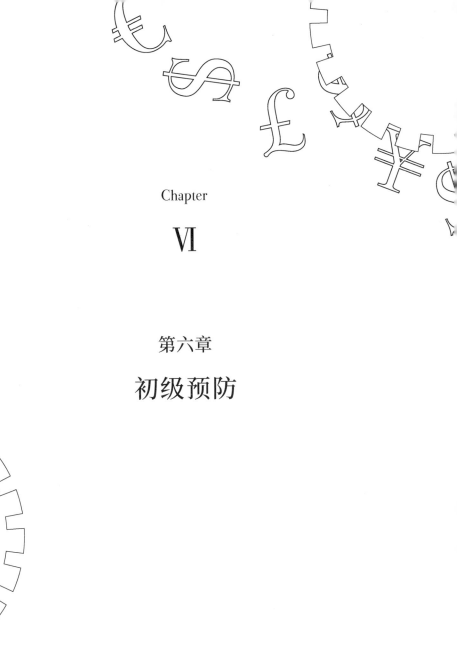

Chapter

VI

第六章

初级预防

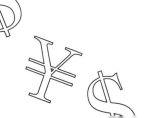

第一章已讨论过我们可以将传统的一级、二级和三级疾病预防的概念应用于全世界疾病预防。一级或初级预防指防止疾病出现，二级预防指预防地区性暴发，三级预防指防止国际性传播或大流行。第六章至第八章将分别深入讨论这三级预防。首先，第六章讨论最基本的第一级预防与促发疾病的因素。就其本质而言，所有疾病出现的相关因素都是由人类所致；其中一部分我们可能比较容易纠正，其他的则不然。因素之一是地球的资源有限，而负担却日益增加；另一个因素可称为新的生态环境，一个借由繁荣贸易和旅行产生的高流动性的无国界世界；密集型食物生产也是考虑因素之一；最后，后果不可预知的医疗手段越来越多，例如抗菌药物的广泛使用及异种器官的移植。图 6 - 1 在原有的预防金字塔的基础上补充了这些机制。

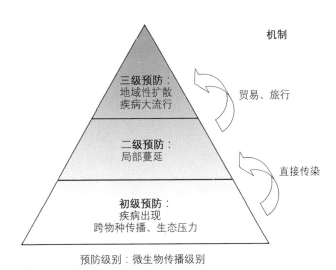

图 6 - 1　机制金字塔

耗尽我们的"生态空间"?

典型情况下，某种病原体跨越物种从其他脊椎动物传递给人类，即可能造成疾病。我们对此类跨越机制了解甚微，但我们知道某些因素似乎会推进这个过程，例如卫生条件差、人类对动物栖息地的侵蚀、家禽等饲养环境拥挤和抗菌药物的广泛使用。东南亚的密集型家禽农业使禽流感传递给人类，产生越来越多的人类患者——目前统计约有 161 例（CDC，2005 年）。一个比较牵强的解释认为和斗鸡相关，因为斗鸡受伤时，人们会从鸡喙中吸出血和黏液（Sipress，2005 年）。我们认为 HIV 传播的起源也是从猴或是猿转移至人类的，但仍不清楚具体的转移方式。有可能是猎人在热带雨林接触灵长类猎物造成，也有可能由食用野生动物造成，或是其他途径所致。

人们普遍认为，过去几十年中出现的新型病原体大多由生态压力导致，而非微生物自身进化所致。各种生态变化，例如新的农业耕作方式、城市化、全球化和气候改变，都可能促使微生物自某种动物转移至新的人类宿主（Slingenbergh，Gilbert 等，2004 年）。这些促发因素大多源于人类的活动。尽管我们确信这一点，但仍缺乏特定的研究来描述导致新型人类病原体出现的各种因素和基本条件。例如，尽管多数世界权威都认为欧洲、亚洲暴发的致命禽流感和家禽业密集化饲养相关（FAO），至于为什么这种 RNA 病毒能从鸟类跨越至人类，我们仍知之甚少。

在微生物层面，近年来对 1918 年高致命性流感病毒的研究表明，这种病毒的神经氨酸苷酶部分导致了人类接触传染。（第三章中曾提及短链 RNA 流感病毒有两个关键结合点——"H"点和"N"点，"H"点即血凝素点，"N"点即神经氨酸苷酶点。）科学家们相信，1957 年流感大暴发的原因是病毒从鸭转移到猪或鸡，而这些猪和鸡同时携带着一种人类病毒。这两种病毒在猪和鸡体内复制时互换一些遗传物质，新产生的病毒就具备了感染人类的能力。但是，由于 1957 年科研水平的局限，这个观点只是个假设。目前正在对引发亚洲禽流感的病毒进行深入研究，这种病毒已经跨越物种屏障。根据世界贸易组织的记录，到 2006 年 2 月 2 日为止，已有 161 人感染，其中 86 人死亡。

在宏观层面，我们仍不清楚家禽饲养密集化程度的上限，每平方米内最多可以安全饲养多少只鸡？农场之间流动的鸭子在疾病传播过程中起什么作用？美国农业部（USDA）规定，每平方米面积最多可喂养 10 只鸡。美国农场目前的普遍做法是让这 10 只鸡一直都圈养在三平方英尺（0.279 平方米）内，并且除去喙和爪以避免它们互相伤害。家禽类对高致病性禽流感（见第三章）的易感性和密集型家禽饲养相关。一般认为，这种易感性由压力和过度拥挤导致，且世界各地都出现过类似现象。

清洁卫生在病毒传递给人类的过程中起什么作用？保持鸡笼清洁、给家禽提供安全饮用水及卫生安全的饲料等方面的关键变量是什么？最高效率和最高效益的家禽饲养方式和饲养工人的健康安全之间的平衡点是怎样的？当联合国粮食及农业组织（简称粮农组织，FAO）讨论改革重组东南亚密集化程度日益增加的家禽业时，并没有给出改革重组的最佳方案——我们没有一个科学化的蓝图。实际上，美国在禽流感方面的经验表明，美国农业部的指导方针并不能有效预防家禽疾病。

面对这些重要问题，我们可以通过定量研究回答其中一部分。最近一群科学家分析了"家畜革命"对感染性疾病生态的影响。目前，全球人口不断增长，城市人口不断膨胀，城市人口收入不断增加。这些变化引发了对动物蛋白需求的不断增长和家畜革命。在亚洲，人们用家禽满足对动物蛋白的需求，而这些家禽大多都是在城市近郊饲养，饲养环境过度拥挤。这些研究者从新疫情出现可能性的角度分析饲养过程，总结出四个主要风险领域：

1. 生产集约化。

2. 宿主"复合种群"，指经历微生物传播及疾病传播的种群（在此指家禽）。

3. 除动物种群内部以外的其他传播途径，即整个食物链：包括饲料、活体动物、加工过程、销售、食品加工和消费。

4. 病原体的性质，例如病原体的毒性和易传播性（Slingenbergh，Gilbert 等，2004 年）。

农作物耕作的密集化程度受耕地面积的限制，但是家畜革命则没有这样的限制。家畜革命的一个关键特征是"本地现有土地量和饲料资源之间的传统联系被切断"（Slingenbergh，Gilbert 等，2004 年）。拉丁美洲、近东、北非、东亚和南亚的家禽密集化饲养与这些地区的特大城市迅速增长的市场需求密切相关。据估计，到2015 年，全球人口的一半和全球肉类生产的35％将集中在亚洲。根据联合国粮食及农业组织提供的数据，农业人口和鸡肉产量的相关性是：相对于亚洲小型农场和大型工业化农场的农业人口密度均增长迅速，肉鸡产量的增长微不足道。小型农场和大型农场混杂且分布密集，这是禽流感暴发的重要因素。小型农场可能是疾病的首要暴发点，而大型商业化农场在疾病传播方面起推波助澜的作用，因为它们的易感家禽多、禽类销售流通量大、产品覆盖更广的地理区域。

新环境，新规则？

大量的科学研究表明人类社会的发展超过了地球的承载力。虽然人类环境还没有养鸡场那么拥挤，地球上也已有 62 亿人口，自然环境的平衡受到人类活动越来越多的影响。安东尼·J. 麦克迈克尔（Anthony J. McMichael）于 1993 年出版了一本划时代的书：《星球超载：全球环境变化和人类健康》。在该书中，作者总结了人类对自然环境造成的压力，断言食物来源将成为人类社会面临的一个重要问题，而且这个问题会日益严重。人类活动对气候、水、食物、农业、污染和人类健康的宏观生态影响已见于各类详细描述，但是宏观（即我们所能看见的）和微观之间的系统联系仍是个值得研究的重要领域。为了应对新病原体的出现，我们需要更好地了解其出现的机制和主要途径。

尽管地球表面面积有限，但在某种意义上，我们已创造了一个新空间维度——一个动态的环境。在讨论人类环境时，我们越来越多地强调"建筑环境"，例如道路建设和地面铺筑使得土地硬化，使得水和人类污染物的排放更为困难；楼房建设形成新的空间，但也导致了被动吸烟和"病态楼宇综合征"等，对人类健康造成影响。

在进行贸易和旅行的同时，也人为地形成了新的空间，这些人为空间对微生物生命过程的影响及其与感染的关系还有待更进一步的描述。但我们已开始看到一些征兆，例如人类的旅行可能影响季节性疾病的类型。季节性已成为"生物性特征"之一，出生、死亡、多种慢性病，当然还有感染性疾病，所有这些都总是在每年的某些时期达到高峰，至少在温带地区如此。这些现象都已得到广泛研究。包括感冒、流感和肺炎以及更严重的感染性疾病都具有季节性，这一特征已有详细描述（Dowell，Whitney 等，2003 年）。有趣的是，虽然人类已经能够通过一些非常有效的方式调控自然环境，例如建造房屋、设计制冷和取暖系统、发明新的防护服等等，但感染性疾病的季节性并没有受到影响。这一现象已有详尽描述，但人们对它的机制仍了解甚微。疾病的季节性使我们能够计划安排疫苗研制和预防措施，有效地应对每年某些时期会出现的疾病。然而，正如我们在第三章所见，因为南北半球之间的季节相反，人们在南半球和北半球之间往返有可能引入其他季节才会出现的病毒，从而打破这个历史上一直可靠的疫苗和预防系统的平衡。

另一个例子是某地区流行的病原体通过食品运输到一个本身没有这种病原体的地区，这也可以很好地说明新的流动环境可能对微生物界造成的影响。我们在食品的加工、运输、包装和烹制过程中，可能将远方的食物和微生物带回家中，它们可能会进入我们的消化道。我们随时处于患病的危险中，当感染致病性微生物时就会生病。但致病性微生物仅占所有被转运的微生物中极少的一部分，我们之所以了解它们正是因为它们对人类具有致病性。回想第一章中曾提及在马尾藻海中发现的数以百万计的微生物种群。我们并没有制造病原体可以寄生的新宿主，至少目前还没有；但是新的流动的人为生态空间对进化迅速的微生物世界具有影响，而我们对这种影响一无所知。

进化生物学家保罗·伊瓦尔德（Paul Ewald）和他同事的工作领域是应用进化学，研究在微观世界里微生物如何改变、如何适应环境。他们提出微生物的流动性和它们的毒性相关（微生物毒性指微生物对人类的致病性），认为微生物的"生态适应性"基本能力对微生物的种群大小起决定性影响。微生物的生态适应性指微生物通过复制将基因传给下一代的能力。如果微生物很容易地从一个宿主转移到另一个宿主（即传染性强），它需要较多的能量在流动宿主间传播，在发展高毒性上投入的能量就会相对较少。一些种群，例如炭疽芽孢杆菌，可以长期潜伏，一旦发作就使宿主丧失行动能力、患病甚至死亡。这类微生物依附丧失行动能力的宿主感染更多的宿主，伊瓦尔德用"培育的病毒体"这个词描述这种独特的病毒传播方式，微生物传播的典型机制是通过鞭毛游动或是蚊子将它们从一个宿主转移到另一个宿主（Ewald，1996年），这些机制是千万年来海量微生物逐渐演化形成的。本书的目的不在赘述一直以来人们在这个领域内大量的工作和成果，但是我们有必要了解跨越数千千米的高流动性对微生物进化的长期影响。

扩 展 生 产 线

生物制品（包括食品）的生产系统在过去的二十年中经历了巨大变化。在我们祖辈时代，所有食物都由本地的农场生产。由于生产系统依赖于太多的变量，如每年有收成好坏，农产品和制品的质量和数量往往极不均匀。现在的生产线距离产地往往几千千米以上，而且很多时候甚至跨洲生产，越来越多的用于治病救人的药用生物制品即是如此。

全球的市场竞争受市场所驱动，市场即消费者及其购买力。此乃基本原理。正如雀巢公司的一位高级官员所说的：雀巢要改革该公司在巴基斯坦的牛奶制品部门，归根究底，改革的根本驱动力是巴基斯坦和其他国家的市场消费者，雀巢的资金来源于这些消费者。第二个驱动力是公司间市场的竞争。自由市场经济的坚决拥护者相信，市场竞争会激发公司和企业的内部改革，他们认为市场竞争的压力必然会迫使公司"作出正确的选择"。竞争有助于提高生产效率和质量，而且绝对自由市场经济主义者相信竞争能保障公司的最佳管理。经济学家约瑟夫·斯蒂格利茨（Joseph Stiglitz）和其他一些人对绝对自由市场经济主义的定义是：相信单单依靠市场力量，没有人为干预，可以引导全球企业的发展。关于这一点，最后一章会有更详细的讨论。

但是全球化和公司合并已经改变了竞争环境。我们以牛海绵状脑病为例说明其中的一个方面，第四章讨论过英国的牛肉业在历史上一直是个相对稳定的行业，许多经济学家称其"零星"分布在英伦群岛的众多小型农场中。为了保护牛肉业，英国政府对同类进口产品征收关税。随着全球牛肉贸易在第二次世界大战后的剧烈增长、冷冻运输的出现和全球"自由"贸易运动，英国政府根据关税及贸易总协定（简称关贸总协定，GATT）通过了一份计划书，降低进口牛肉的关税。关税降低造成更激烈的市场竞争，迫使英国牛肉业提高效率、降低生产成本。

正是这样的背景促使英国的屠宰场引入并实施了一项加工程序的革新。几百年来，牛或其他动物在屠宰后都要经过炼制，即在剥离所有可食用或是可派上其他用途的肉后，对余下的部分要进行处理。几十年来，英国的农民将经过炼制获得的肉骨粉作为肉牛的蛋白质来源。在历史上，这个精炼过程和高压锅的原理类似，经过长时间高温处理，最终将骨头炼制成粉状。这个过程过于昂贵、用时过久、使用燃料过多。随后出现了一种新型低温真空提炼方法，这种方法使用较低的温度（能源耗费较少），炼制过程耗时较短。面对全球市场的竞争，英国的牛肉业面临与日俱增的压力。在这种情况下，新型的低温真空提炼法似乎是个双赢的解决办法。

然而，随着这种新型炼制方法的引入，出现了朊病毒导致的牛海绵状脑病（俗称疯牛病）。后来发现这种新型低温真空提炼法不能有效杀毒，导致生产的肉骨粉中仍含有朊病毒。牛海绵状脑病先出现在牛身上，然后出现在人群中，然而在牛海绵状脑病戏剧性登场之前，我们并不知晓它的存在。我们很有必要了解牛海绵状脑病出现的环境。在某种程度上，炼制流水线是一个重要因素。致病因子可能已存在数十年，但是以前的炼制方法可以完全将其去除，产生的肉骨粉产品中没有朊病毒。英国科学家专门用感染牛海绵状脑病的动物来检测新提炼法，他们分别化验新旧两种方法生产出的肉骨粉，结果发现新的炼制法不能去除感染物，而老方法则可以。

我们从这个故事中主要可以总结出以下三点：

1. 动物或人类材料的生产和加工过程的改变可能导致新的人类感染性病原体。

2. 这样的改变在全球市场中可能加速，因为企业会采取新的策略提高生产效率，以增强竞争力或谋取更多利润。

3. 新的病原体可能在人们充分认识之前，在尚未采取公共卫生措施前，就已传遍全球。

零距离接触微生物——异种器官移植

我们已经了解到宏观压力导致拥挤不堪时，病原体怎样可以从正常的动物宿主跃迁至人类宿主，家禽养殖即为一例；当被感染的动物制品成为人类食品时，病原体也可以从动物宿主转移到人类宿主，牛海绵状脑病便是最好的例子。但是这个跃迁有时只是不费吹灰之力的邻近细胞间的渗透，通过输血或直接移植微生物植入体即是如此。前面第四章关于 HIV／AIDS 的讨论中，我们也谈到在 HIV 病毒传播方式中输血远比其他任何传播方式（例如性行为）更危险。这个例子警示了交换身体器官和制品的危险性，也表明器官移植的诱惑力——甚至是风险更高的跨物种器官移植。

抗逆转录病毒治疗被发明并使用前，HIV/AIDS 是不治之症，发病后两年内死亡。大约 1996 年，匹兹堡一个绝望的年轻人接受了一项未经测试的非传统疗法。由于狒狒和一般的灵长动物不同，它们对 HIV 有抵抗力，这个年轻人和他的医生决定用狒狒骨髓替换他自己的骨髓。人的骨髓中有干细胞，干细胞生成白细胞，白细胞抵抗感染、保护人体。但患者自己的干细胞已经失去作用。HIV 已遍布患者全身，他的身体已经丧失任何抵抗疾病的防御机制。骨髓移植手术取得成功，患者直至本书写作时的 2006 年仍然存活，而他的体内仍有狒狒的细胞。这是一例异种器官移植——使用其他物种的器官取代人类不健全的器官。

美国现在有五万多人等待做器官移植，新器官供不应求。动物器官将成为新的器官来源，而且匹兹堡那个患者的例子也表明，在某些情况下，其他物种具有人类所没有的对一些致命性疾病的抵抗力。很多人觉得以后动物应当是移植器官的合理来源，而且现在已有人在做一些科学研究来开发和使用动物器官。在美国，食品药品管理局尚未批准使用动物移植器官，但是在其他国家已批准使用，而且这些国家也吸引了越来越多他国的患者，媒体称这些患者为"医疗游客"。例如，美国北卡罗来纳州的霍华德·斯塔布，一位 53 岁的木匠，他于 2004 年去印度新德里接受心脏瓣膜移植手术。新闻报道称斯塔布先生"外包"到印度做这个手术，他在美国没有医疗保险，如果在美国做手术他个人要花费二十万美元（Lancaster，2004 年），但是在印度做这个手术，全部费用只有一万美元，其中还包括飞机票、住院费、手续费和顺便参观泰姬陵的费用。虽然斯塔布先生节省下来一些费用，但他要面对更多的

风险：普通心脏瓣膜移植手术患者有可能在医院感染其他疾病，
而斯塔布先生不但要面对这样的风险，还有可能感染瓣膜供体猪
传递的新病毒。

斯塔布先生可能并不算是通常的"医疗游客"，但是随着美国
的医疗费用不断上涨，可能会有越来越多的患者到国外接受治疗。
美国明尼苏达州的梅奥（Mayo）诊所成立后赢得崇高的名望，并
成为国际"医疗游客"向往的圣地。富裕的"上流社会客人"穿
越整个世界寻求最好的医疗服务，但斯塔布先生的例子表明，这
种贸易已扩张到美国没有医疗保险的人群中。这些人在美国的收
入并不高，但仍比全世界九成的人富有，因而他们有能力去贫穷
国家接受价格较为低廉的手术，或是接受异种器官移植以及其他
美国禁止的手术。

将猪或狒狒的器官移植到人体内，四种情况会出现：（1）人体
防御系统识别出异体材料、产生反应；（2）强烈的免疫反应一般会
导致异体材料被排斥，但是患者手术后会使用各种强效药物抑制
患者的免疫系统、抑制排斥反应；（3）供体的病毒或是朊病毒直接
进入接受器官移植的患者体内；（4）新的器官慢慢开始取代人体器
官发挥生理功能。很明显这个过程的第二和第三部分造成了疾病
传播的潜在风险。

关于"我们不知道的"问题

异种器官移植有很多不确定性，2004年专业期刊发表的文章

中有两篇的主题是关于异种器官移植导致的感染性疾病传播。一篇文章态度肯定，认为科学家和异种器官移植业界能预测、识别并处理猪供体携带的风险（Fisherman，Patience，2004 年）。另一篇文章则更谨慎，并不完全持肯定态度（Boneva，Folks，2004年）。由第一篇文章的介绍可以看出作者的态度与他们和业界的关系密切有关，而第二篇文章的作者和业界没有密切关系，因此评估也更谨慎。我们这样说，并不是在以任何方式攻击第一篇文章作者的学术严谨性。实际情况是，科学家们虽然看起来很博学，但大多数却并不了解微生物层面的生态。另外一个重点是，异种器官移植是一个新兴产业，这个新兴产业正在等待美国食品药品管理局开绿灯。

一种对于异种器官移植充满同情心且强有力的观点认为：肝、肾、胰衰竭患者可能需要很多年才能等到一个来自活人或死者的供体器官，而且在等待过程中患者的生命随时可能受到疾病的威胁。以肾透析为例，虽然肾透析能替代健康肾脏的功能，但反复透析会使患者的不适感加重。"寻找配合的供体"（Matching Donors）是一个非营利性组织，总部设在美国马萨诸塞州，这个组织帮助患者寻找配合的供体。根据该组织的估计，美国每天有17 人在等待供体器官时死亡。

我们优先选择猪作为移植器官的供体。灵长类动物是另一个最有可能的器官供体来源，但是购买和饲养灵长类动物的费用都过高，而且人们可能更反对使用灵长类动物作为器官供体，因为他们认为这种做法不人道。又因为 HIV 是猴病毒，一般认为使用灵长类动物的器官风险更高。对于人体，虽然猪器官属于异物，但可以通过操纵猪细胞上的糖蛋白的基因编码减弱它们对人体的"异物性"。猪的器官大小和人类器官大小相似，适合人体使用，但是它们也携带新的猪逆转录病毒。我们曾提及 HIV 也是一种逆转录病毒，但它和猪逆转录病毒属不同类型。猪逆转录病毒实际上是嵌入在猪的遗传物质中，因而虽然我们可以在无菌环境中饲养，仍然没有办法从猪体内去除这些逆转录病毒基因。用微生物学的专业术语解释，这些逆转录病毒属于"内源性"。

为了将猪作为人类器官移植的供体使用，人们正在做大量的工作，克服各种障碍。因为内源性逆转录病毒的问题，食品药品管理局中断了异种器官移植的早期临床试验，但是科学家们正在努力研究异种器官移植的风险和解决办法。正如我们所见，斯塔布先生在印度接受了异种器官移植，因为印度对异种器官移植的负面影响没有过多的担忧，所以猪供体器官可以被植入人体内。在国外接受异种器官移植的患者在恢复阶段会返回美国，而且生病时一般都会继续在美国就医，这样就有可能接触其他患者。如果猪逆转录病毒对人类有害，我们最终一定会了解这一点，但也有可能是在经历很长的潜伏期之后才被发现，就如 HIV 感染者经过十年的潜伏期才会出现临床症状一样。潜在风险在生物学上主要表现在两个方面：一是猪逆转录病毒可能感染人类宿主，随之感染其他人和社区；另一个担忧是猪逆转录病毒有可能合并人类基因（0.1%的人类基因组包含有内源性逆转录病毒排序），产生威胁人类的具有传染性的新病毒，并会通过器官移植患者感染其他人和社区。

最后一个担忧是动物器官移植普遍存在的问题，即动物有可能将对抗生素的耐药性传递给人类。我们在这一章的后半部分将谈到许多动物治疗和饲养过程中都会使用大量的抗生素，虽然在一些研究异种器官移植的国家（包括英国和澳大利亚）对供体动物的养殖有严格规定，但是在其他国家可能没有，因此去其他国家接受廉价移植手术的"医疗游客"应当格外小心，而且和他们关系密切的人也应当知晓接触传染的风险。

关于 Lyodura 的故事

人们对于动物供体器官移植带来的疾病传播风险一般了解甚微，疾病预防更是难上加难。而人类供体器官移植也可能导致不可预知的感染。一个不幸的例子是使用"冻干硬脑膜"（Lyodura）导致恶果。Lyodura 是神经外科使用材料，由德国在 20 世纪 80 年代早期开发。如果做脑部手术，神经外科医生必须在硬脑膜下进行手术操作。硬脑膜的拉丁语是 *dura mater*，本意是硬层。实际上硬脑膜并不是很硬，基本上是一层包裹脑和脊髓的柔软的鞘，是大脑的一个关键保护机制。如果手术面积大，医生一定要确保术中将这一重要的组织加以恢复。德国的一家公司开发出一种新产品，用于做组织移植，他们从人的尸体中取出硬脑膜，然后加工成神经外科手术可以使用的组织。这个产品就是 Lyodura，由布朗·梅尔松根（B. Braun Melsungen AG）医药公司发明并在全球销售。然而在 1986 年，一名 28 岁的美国女性在手术中使用 Lyodura，17 个月后出现人类克-雅病的蹒跚步伐，翌年死亡。

除这个患者外，还有其他同样的例子。Lyodura 产品已乘上全球快车，销售到一些国家，尤其是 1982—1991 年，日本进口了 10万个 Lyodura 植块。共有 93 例致命性克-雅病可以追溯到这些进口的植块。从 Lyodura 植入到临床发病，间隔可长达 17 年（CDC，2003 年）。泰国和西班牙也出现过该疾病群（CDC，1993 年）。尽管生产商很早就对加工过程进行了安全调整，但已卖出的产品却并未有效召回。Lyodura 最终于 1996 年停产，而 Lyodura 的危险性早在十年前就已为人所知。因此，器官移植和血液透析一样充斥着各种严重风险。不论器官移植患者接受的生物组织来自人类或是动物，都会有感染性疾病的风险，而且，这种风险既难预测，又难预防。

已 知 的 情 况

人们对另一个迫在眉睫的威胁了解更为清晰，即抗菌药物使用中的耐药菌问题。抗菌药物在杀灭细菌的同时对细菌群体进行了选择。每代菌群中都有抵抗力较强的生存下来，它们对抗菌药物具有抵抗力。由于微生物的频繁繁殖，在相对较短的时间内就可以生长出大量具有耐药性的微生物。

自然法则——微生物对抗抗菌药物

耐药基因 可以"转借"，以质粒等遗传方式从一个细菌传到另一个，甚至从一种细菌传到另一种（即革兰氏阳性菌到革兰氏阴性菌）。

噬菌体 如简单的病毒攻击细菌，可以在细菌间传递质粒或染色体等。

裸核 DNA 在细菌死亡时释放，可被其他细菌获得并通过转换与其基因物质结合。

资料来源：Levy，2002 年。

抗菌药物的选择性已经通过一系列实验成功地得以证明和展现，其中最经典的是微生物学家斯图亚特·利维（Stuart Levy）及其同事在 20 世纪 70 年代后期所开展的实验：

20 世纪 70 年代中期，我们在波士顿郊外的一个小型农场开展了一项研究，养了 300 只鸡。其中 150 只新孵出小鸡用添加了土霉素的饲料喂养，另外 150 只未添加土霉素喂养。实验追踪了该 150 只添加了土霉素喂养的鸡对农场的其他动物和人的影响。实验开始时对照组基本没有耐药菌。接受低剂量土霉素（200 毫克/千克）的鸡群，粪便中的大肠埃希菌开始出现土霉素耐药性。令人称奇的是实验开始后的 12 周内，我们检测出 70% 的大肠埃希菌呈现出对至少两种抗菌药物的耐药性，包括氨苄西林（氨苄青霉素）、磺胺和链霉素。这些耐药性都存在于喂食土霉素后出现的可传递性质粒中。

（Levy，2002 年）

虽然抗菌药物是为生病的人和动物抵抗感染而设计的，但却

同时被美国和英国政府分别在 1949 年和 1953 年批准用于促进动物
生长。20 世纪 60 年代，科学家们开始了解到细菌微生物环境下抗
菌药物的出现会导致"可传递的耐药性"。这意味着细菌群不仅可
以对抗菌药物产生耐药性，并能将耐药性传递给其他菌群。喂到
动物体内的抗菌药物在消化过程中并未失去活性，事实上即便排
泄到自然环境后仍然保持了大部分生物活性，随后又进入在这一
环境中生活的其他脊椎动物或人体内。在人畜混居、卫生条件不
佳的地方，这种滥用抗菌药物的行为具有更高的危险性。

我们最为了解的两种微生物种类为弯曲菌和沙门菌。它们都
能在动物体内获得抵抗力，人们通过饮食或者接触感染动物就可
获得其耐药性。家禽密集饲养对弯曲菌的耐药性起着关键作用。
该菌在绝大多数鸡的肠道内都有寄生，属肠道的正常菌群，不会
致病。当鸡群密集饲养的时候，如单间饲养室中多达数千只鸡，
该菌的致病危险性就会大大增加，正如我们看到的禽流感病毒一
样。同时，密集鸡群也更易感染细菌性疾病，因此人们经常对鸡
群使用抗菌药物，如氟喹诺酮类，一种对人类也具重要作用的抗
菌药物。据美国 CDC 报告，人类弯曲菌感染用抗菌药物产生耐药
性的危险度由 1997 年的 13% 上升到 2001 年的 19%。明尼苏达州的
调查显示，在 14% 的零售鸡肉产品中分离出了氟喹诺酮类抗菌药
物的耐药菌株。分子生物水平的对比研究发现，这些耐药菌株与
周边社区人群感染的菌株完全吻合。

这些不断上升的耐药性比例提示我们，要有效预防耐药菌株
的出现，就必须限制人类和食用动物中抗菌药物的使用。可行的
方法包括通过立法和/或国际政策与法规，劝阻和限制兽医、药剂

师、医生和公众使用抗菌药物。但在现实中这一方法也不容易实施，人们在治疗和促进动物生长中使用抗菌药物的习惯似乎已经积重难返。

据估计，仅仅在美国每年使用的抗菌药物总量大约为 2.3 万吨。尽管绝大多数国家的食用动物养殖中的抗菌药物用量没有精确数据，据世界卫生组织估计，全球抗菌药物生产总量约有一半用于人类疾病治疗，余下的绝大多数都用于动物饲养，主要是猪和禽类，其主要目的是预防感染或促进生长（WHO，2002 年）。随着密集型农业的发展，抗菌药物使用更加泛滥，因为拥挤环境下饲养的动物更易发生感染性疾病。这种情况下运用抗菌药物不仅减少了疾病暴发，而且导致动物体重增长 4%~5%，间接提高了产量和企业利润。最近一次美国审计总署发布的报告注意到了生态警示与商业利润的矛盾。"对动物使用抗菌药物虽然对人类健康带来潜在风险，但同时确实降低了生产成本，也就降低了消费者购买肉食产品的价格。抗菌药物是美国和其他很多国家食用动物养殖中不可或缺的一部分，因为这些地方动物饲养环境拥挤，疾病发生的可能性增高。"（US GAO，2004 年）

然而药物用于促进生长（而非治疗作用）的泛滥程度，尚有争议。根据代表美国抗菌药物制造商的行业委员会"动物卫生研究所"的数据，每年大概有 10.2 吨抗菌药物用于 80 亿头产肉动物，其中 87% 用于"治疗、控制和预防疾病"。与之大相径庭的是，环保组织"科学家联谊会"2001 年的资料估计，美国食用动物生产商每年投放约 1.23 万吨抗菌药物用于"非治疗性"（即促进生长）用途。

　　不同国家针对动物饲养中抗菌药物的使用有着不同的法律和法规，同时监管力度也不尽相同。20 世纪 90 年代，耐药菌不断涌现，世界卫生组织因此明确表示在全球范围内关注该问题。2001年世界卫生组织与联合国粮食及农业组织以及世界动物卫生组织共同起草了一套"全球性原则"，以应对动物中抗菌药物的使用及滥用，其中包括明令禁止把人类治疗用重点抗菌药物用作动物生长促进剂。

　　但正如世界卫生组织所认识到的那样，面对目前全球化的市场，任何努力都必须是全球性的才能确保成功。世界卫生组织2001 年的战略不能算是规定，而只是一系列建议，"借此说服各国政府对该问题采取紧急行动，并遵循专家的建议，从技术上和具体实施上予以保证"（WHO，2001 年）。作为建议而非硬性规定，该战略可能不足以带来全球统一的行动，特别是对公共卫生资源贫乏的国家来说（Fidler，1999 年）。事实上，2002 年的一次专题研讨会追踪调查了各国的实施情况，发现存在巨大差距。该研讨会的摘要指出："全球战略的实施情况纷繁各异，地区内和地区间都存在差异。即使是声称实施了重点干预，通常也仅仅是象征性的，原因很可能是该规定缺乏强制性"（WHO，2002 年）。已认识到的实施障碍包括资源紧张、产肉动物中抗菌药物使用不规范，以及"实施不力"。

　　对绝大多数发展中国家来说，农产品出口是外汇的重要来源，因此对于将抗菌药物用作生长促进剂缺乏规定，即使有相关法规，也实施乏力。最近几十年兽医服务渐渐地从政府控制转移到私人手中，兽医的生计依赖于农场的支付能力。如果人们认为使用抗菌药物喂养牲口会带来额外利润，他们很可能会继续使用下去。

然而抗菌药物被用作生长促进剂不仅限于资源贫乏地区，在美国也是由来已久。美国也因此而存在大量的耐药菌种，包括沙门菌、空肠弯曲菌和大肠埃希菌。世界动物卫生组织的一位高级官员日前向笔者证实，美国出口到日本的牛肉中抗菌药物含量高到"令人震惊的程度"。

一些工业化国家一直在较为努力地控制动物中抗菌药物的使用。欧盟禁止把人类治疗性药品用于动物，以尽量保持这些药品对人类的有效性。该动议的科学证据极具权威性，主要来自英国、丹麦和德国等过去十年来就一直高度关注动物饲养和耐药性问题的国家。科研结果显示，该类禁令确实有助于降低耐药菌数量。一项研究证明，在德国和丹麦禁止把阿伏帕星作为生长促进剂使用后，该药的耐药率明显下降（Witte，2000 年）。科学家们运用分子遗传学技术找寻人类和动物对特定细菌产生抵抗力的基因，然后追踪其在人群和动物群体中出现的频率。研究表明，耐药性的下降与动物生长促进剂使用禁令有时间上的相关性，同时相关基因簇数量的下降在许多动物和人类系统中同时发生。

到 2006 年，欧盟成员方禁止所有将抗菌药物用于促进生长的行为。许多药厂和机构对禁令的科学依据提出质疑，有些甚至要求做正式量化风险评估。反对方认为这样的评估过程太长，必须等到负面影响出现临床表现，而人类的治疗无能为力（Witte，2000 年）。如此一来，风险结果意味着死亡或者其他健康威胁。遵循预防性原则，欧盟选择在未得到量化结果前开始实施禁令（更多关于风险评估和预防原则的内容，请见第八章）。

正如美国审计总署最近的报告指出，欧盟进一步加强抗菌药物使用禁令在美国看来预示着未来的贸易禁运（US GAO，2004年）。美国目前正在追随包括欧盟在内的其他国家的步伐，建立自己的监控系统。但报告同时也指出，美国目前对这一领域的信息掌握不够充分，因此不能有效评估当前形势以及决定采取何种行动。但无论在哪个国家，人们都清楚地了解和承认抗菌药物耐药性是个严重问题。然而，针对制定相关政策所需的情报，审计总署报告明确指出："尽管联邦机构在监控抗菌药物耐药性方面有一定进展，但还没有收集到足够的动物抗菌药物使用方面的数据来研究其可能导致的人类的风险。"（US GAO，2004年）目前美国仍然是世界肉制品第一出口大国，2002年出口额达20亿美元，但在食品安全方面却落后于国际社会其他成员，因此面临贸易禁运令的风险。不过我们相信这样的窘境自然会促进这个国家规范养殖行为。

在全球范围，不管是发达国家还是发展中国家，抗菌药物使用的研究基础和政策制定都参差不齐。尽管欧洲、亚洲和非洲在该问题上不可能存在生物学或生态学差异，但各国政府根据自身具体情况制定出的政策却完全不同。某些国家民众的致病菌耐药性在日积月累地增加，正如我们已经注意到的那样，这些抗菌药物即使停止使用后也不会从环境中消失。尽管欧洲曾有报道称自然选择后的耐药菌会重新恢复敏感性，但不能因此鼓励人们继续坚持高风险的抗菌药物滥用行为。抗菌药物残余物与活性成分不仅仅出现在我们的食物中，还越来越多地出现在地下水和土壤里，给我们带来越来越严重的问题。会不会到某一时刻，我们环境中的活性抗菌药物积累到一定程度，突然暴发性地、永久性地改变自然平衡？这会不会真正影响和威胁我们的生活抑或生命？

人类处方中的抗菌药物

早在 20 世纪中期，欧洲和北美的许多发达国家就开始把抗菌药物的使用权严格控制在医务人员手里，一般限于医生或执业护士。而在很多其他国家，人们可以随意地从药剂师手里买到抗菌药物，不需要医生处方。美国 CDC 和许多州的卫生部门已经开展一些项目，教育普通民众和医务人员谨慎使用抗菌药物。人们了解到抗菌药物只对细菌感染或者结核病等分枝杆菌感染才有效，对人类病毒感染毫无帮助。然而平时人们去医院看病其实大多源于病毒导致的感染，如咽喉痛、咳嗽、发热、腹泻等。但当人们见到医生的时候，都希望得到"真正的治疗"，对他们提出的其他建议，如多休息、多喝水以及"先吃两片阿司匹林，然后早上再给我打电话"等等不屑一顾。特别是在当前的美国医疗保健系统下，约见医生困难、时间安排有限、费用偏高等因素造成患者希望能得到医生更多的关注。我们注意到医生滥用抗菌药物的主要原因是应患者的要求。

在美国以外的其他发达国家，抗菌药物一般没有处方限制。更有甚者，在亚洲、拉丁美洲以及一些欧洲国家，患者可以在没有医生处方的情况下直接从药店买到抗菌药物。这样混乱的管理使抗菌药物耐药性问题更加突出。结核便是个典型的例子。结核一般发生在肺部，转移缓慢但破坏性极大，需要长期治疗（6 个月至 1 年），一般三联用药。在一些国家，例如菲律宾，一些治疗"咳嗽"的非处方药主要成分就是某种抗结核药和某些维生素。如此用药虽然能有效减轻症状，但却不能真正根治感染。相反，患者体内的有些致病菌能发展出抗药性。美国西雅图和其他西部海岸城市的耐药结核分枝杆菌多半来自移民。美国 CDC 的研究发现，美国的结核耐药菌绝大多数来源于菲律宾和越南。

贫穷国家的抗菌药物控制遭遇特别的困难。例如撒哈拉以南的非洲地区存在大规模的非正规医药交易网络。研究人员 15 年前第一次在中非共和国调查住院患者对抗菌药物的敏感性时，很惊讶地发现对四环素的高耐药性。如果他们当时走进这个国家的大街小巷，就很容易发现令人难以想象的四环素销售渠道：销售香烟和小型家用物品的小贩走街串户时，兜里都有小塑料袋，里面装着大概 20 颗黑红两色的胶囊。小贩们的货源来自撒哈拉南下的商贩，他们告诉客户这种胶囊可以治小孩咳嗽，因为没有任何标签或说明书，服用方式只能口耳相传。因此，四环素在这个地区被人们称为"红黑药"，经由小贩销售，显然滥用的结果是抗菌药物耐药性。

当然，要健全处方权规定并规范抗菌药物使用在国际上并不是简单的事情。大型制药企业在营销和生产方面都是跨国的，它们和肉制品企业一样有在销售上回避政府规定的动机。尽管企业越来越清醒地认识到广泛的抗菌药物滥用会降低产品的效力，并缩短产品的市场寿命。但是，企业做决策时考虑的核心因素是产品的安全性，而非产品的效力。亚太地区的抗菌药物使用同样明显地受到经济刺激，营销人员采取经济刺激的方式，促使医生们开具抗菌药物处方。药品销售人员常规性拜访医生以促进产品的销售。在亚洲某些国家，一些医院甚至根据医生处方量给予提成。这样的行为直接导致大面积的抗菌药物滥用以及细菌的耐药性增强。

而在消费力强的发达国家，药品制造商一直在试图削弱相关法规的作用。例如，过去十年间美国的一个重大改变就是出现了直接面向消费者的销售方式。最突出的方式就是制药企业通过对媒体广告的大量投入，向大众灌输各种商品名。当然这种促销形势不包括抗菌药物，一般集中在止痛剂、抗抑郁药、性功能促进药、抗过敏药以及普通感冒药等。这样的销售方式已经开始用于处方药，他们只需在广告中商品名后加一句"请参考医生意见使用"即可。

初级预防——皮鞋的作用

新的微生物会不断涌现，对抗菌药物的耐药性同样根深蒂固。人畜使用抗菌药物在短期内看似必定还将继续，自然规律告诉我们新的耐药菌株自然也就会不断涌现。与此类似，异种器官移植以及其他可能导致不可预见的疾病暴发的医学尝试也会层出不穷。同时，世界人口在不断增长，对地球资源造成越来越大的压力，国际旅行和贸易也在不断扩展，这一切都对微生物世界带来不可预知的影响。预防新型微生物出现的挑战是巨大的，而我们的知识和资源却相当有限。

因此我们必须把目光转向下一个层次的预防，即二级预防——防止疾病的区域性扩散。下一章我们将探讨地区防御和控制的有效手段：我们称之为"皮鞋"流行病学。

更多的思考

◎ 目前世界上有多少人无法得到清洁用水、拥有充分的卫生条件？占全球人口总数的百分比是多少？

◎ 试举例说明生物制品对新型人类病原体的出现有何影响。

◎ 美国审计总署报告未能收集到动物饲养中抗菌药物使用的一些关键信息。你认为缺乏的是何种信息？这些信息的重要性何在？

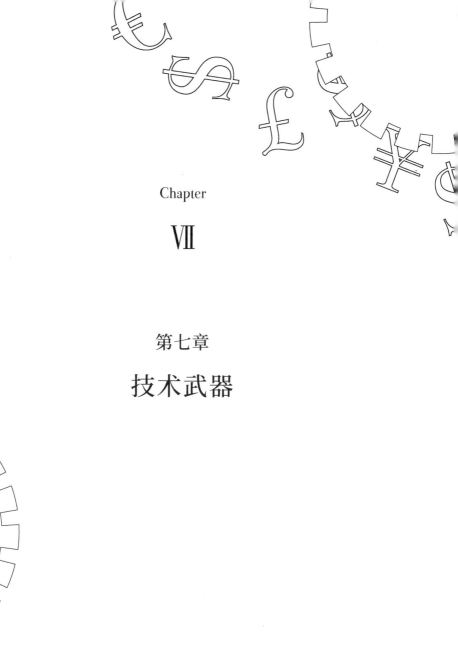

Chapter

VII

第七章

技术武器

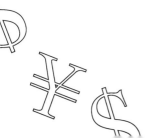

与贸易和旅行相关的感染性疾病层出不穷并传播开来，与此同时我们检测和应对这些感染性疾病的能力也在不断提高。正如前几章所提到的，我们穿越几千千米横跨数个国家，成功地追踪到传染疾病的食物来源，最终找到疾病发源的农场。人类在SARS病毒出现几个月内就确认并成功阻止了该致命性疾病在全世界范围内的传播，研究也发现了针对艾滋病这一"不可治愈"疾病的可以有效延长患者寿命的一系列措施，这些都是人类在与感染性疾病斗争中所取得的胜利。

当我们掌握了必要的科学技术，取得了确定的科研成果并发表在科学杂志上的时候，我们才算是取得了成功。但迄今为止，真正成功的事例却是微乎其微的。在对1998年和1999年发生的336次食源性传染病的案例研究中发现，能够查明食源的病例数量还不到一半（46%），而能够确定出病原体的病例不到1/3（29%）（Johns，Imhoff等，2004年）。值得人们深思的是，这其中还包含了那些被检测出并被报道的病例，所有病例还是发生在公共卫生基础雄厚、技术资源相对丰富的美国。

虽然我们都目睹了基础设施的建设正在使全球贸易的安全状况得以改善，但是这些设施、工具、系统、协议以及规定对于不断升级的安全威胁而言还远远不够。后面两章将审视现有的资源及安全系统，并检讨应该立即引起重视的缺陷和漏洞。

科学带来的希望——新工具

实验室

现在，我们对食品带有的病原体进行鉴别和定义的能力已超越了以往任何一个时期。通过使用诸如脉冲场电泳（PFGE）技术，我们可以检查病原体的 DNA 以确定它们是否属于同一种类。在该实验中，我们首先将病原体分解，使其基因物质得以释放，并通过染色使该过程更为清楚，然后再通过电泳突出显示这些病原体的分子模式。所有实验病原体的电泳描记图像都被存储在电子数据库里，以方便调查人员找出不同地区病原体之间的联系。

PulseNet 正是这样一个连接全美州立实验室的电子网络数据库，可供对比研究 PFGE 的结果。该网络由美国 CDC 在 1998 年建立，现在已拥有超过 100 000 个常见病原体的基因图谱，包括沙门菌、大肠埃希菌、志贺菌及李斯特菌等。近年来，该网络进一步收集了空肠弯曲菌、产气荚膜梭菌、副溶血弧菌/霍乱弧菌以及小肠耶尔森菌等的基因信息。PulseNet 可以让卫生官员在研究一系列病例时对比病原体的 DNA 并探索它们的关联性。如果检查出某些病例的病原体具有相同的基因模式并且可能同源，调查者就必须进一步查找该病源，并采取措施防止疾病的进一步传染。与美国的 PulseNet一样，欧洲拥有 Enter-Net，它起源于 1994 年建立的 Salm-Net。该网络连接了三十多个国家（大多为欧洲国家），他们可以共享数据并检测沙门菌和大肠埃希菌的跨国传播。2001 年，该网络报告了 7 个国家 500 例奥拉宁堡沙门菌引起的疾病，并最终查出这种致病菌与德国生产的某种巧克力有关（Werber，Dreesman 等，2005 年）。1996 年，Enter-Net 还披露了 4 个国家发生的 4 000 多例阿戈纳沙门菌引起的疾病。研究者最后发现该致病菌与一种由花生制成的食品有关（Killalea，Ward 等，1996 年）。

现场

和实验室里的研究一样，与贸易和旅行相关的感染性疾病凸显出流行病学中有希望的进展和重大障碍。有些传染病呈季节性流行，诸如西非流行的脑膜炎和温带地区的流感，较容易预测与防范。但是大多数流行性疾病却无法预测。所以流行病专家检测、调查以及应对疫情的工作一般较为棘手。对于地方卫生医疗机构来说，有些力不从心，他们拥有的资金和人力资源都不足以应对紧急事件，都需要大量的扩充。

流行病学调查与皮鞋

皮鞋是流行病学研究中重要的工具，深入的流行病学研究并不是在办公室里就能完成的，它需要流行病学家们到每一个流行病的现场进行调研。当然，在现代全球快运拥有极大的生产及分销范围的情况下，流行病学研究不仅仅需要鞋子，还包括了以下五个基本步骤：（1）检查新问题；（2）对流行病的定义；（3）系统研究疾病在人群中是如何传播的；（4）采取控制措施；（5）最后对这些控制措施进行评估。总之，流行病学家的任务是查明正在蔓延的流行病，研究阻止流行病的策略，以及确定应对措施是否有效。

流行病学家采用的技术和方法虽然各不相同，但是成功的调研都具有以下几条主要特征：感知人群中发生异常事件的能力；整合临床、实验室，以及研究取得的信息，从而对问题进行定义；分析研究并探知疾病的源头。最常见的是采用"病例对照"研究，下文将对这点做进一步阐述。

探知问题　我的学生们总是对美国联邦政府不报告疾病的行为不能理解。事实上，美国的疾病报告系统分散在各州，各州之间差异很大。美国 CDC 给予各州一定的建议，各州再根据自身的情况实施这些建议以获得联邦政府的接受和认可。也就是说，州卫生部门需要显示出它们都遵从了美国 CDC 的建议，以此获得其分发的资金。尽管如此，有些疾病预防控制中心的报告仍然无法完全反映当地的实情。各州一般只要求对可预测的疾病以及威胁人群程度最高的疾病进行报告。完善的疾病报告系统需要对各种资源进行投资，如诊断技术、信息的处理等。这些资金常常来源于当地居民缴纳的各种税收。负责制定政策的官员对一些不必需的报告机制进行适当削减，正是基于减少开销的考虑。

公共卫生专业的教师在授课时，一般会告知学生们问题研究依赖于对报告病例的监测：对特定人群患病趋势的信息进行收集、整理和分析。仅在美国就有大约 3 000 所地方卫生机构、59 家国家和州立医院和 180 000 个实验室对各种疾病进行监测。从理论上讲，监测获取的信息可使卫生官员们了解到什么是正常的状况，进而对异常状况进行深入探究。例如，在 1997 年大肠埃希菌导致的感染性疾病流行中，西雅图儿童医院和地方医学中心都接收了大量肾衰竭的儿童入院治疗。但是监测并不能提高公众对感染性疾病的警觉。以实验室为基础的常规监测一般无法对诸如 SARS 等新型病原体进行诊断。另外，虽然监测可以轻易揭示出异常状况，但是提供的信息一般不够具体，这就意味着监测可能会在流行病真正来袭时无法正确地预警，却在流行病未发生时发布错误的警报。

实际上，临床医生和公共卫生机构之间非正式的交流，往往比正式的疾病报告更容易提供准确的预警。国家疾病诊断系统可能会发现一些不寻常的模式，但是临床医生在处理异常病例时却能够提供有关公共卫生威胁的早期预警。这两个系统都有助于探测新型病原体。一方面，如果患者的临床症状无异常或者患者群的特征（例如年龄或性别）一致，临床医生一般不会关注到病原体微妙的变化。另一方面，正式的病例报告系统也有它固有的缺陷。由于整理信息、诊断以及将临床诊断结果与原始数据库进行对比的工作需要一定的时间，所以病例报告也会有一定的延迟。例如，2003 年夏季，荷兰患有沙门菌肠炎的患者数量比以往同期高出了 50%——据估计，多出了 7 500 例。直到疫情既成事实后，调查人员才证实发病率异常偏高，着手核查传染源。最终，有关人员猜测致病菌可能来源于进口的家禽。由于荷兰禽流感暴发，当地家禽产量大量缩减，所以进口家禽的数量异常增多。如果荷兰当局尽早发现原因，他们就会对进口家禽进行更仔细的检查。若卫生工作者和当地公共卫生机构之间能够保持紧密沟通的话，这种延迟将会大大缩短。这在上文提及的大肠埃希菌感染性疾病事件中尤其明显。报告该病的并非某一疾病监测系统，而是西雅图儿童医院的一位敏锐的医生。他发现肾衰竭儿童入院的数量大大增加，于是将这一情况通知了当地卫生部门。在 SARS 事件中，也是由于中国广州的医生坚持认为所见的肺炎不同寻常且无法治疗，这才使我们发现了这一感染性疾病。

然而，临床医生一般都不会报告他们发现的疾病。医生的工作很忙，对国家公共卫生系统也并不十分了解。美国 CDC 的食源性疾病监测网络（食品网），试图通过调查实验室数据以监测食源性疾病发展的趋势来解决这一问题。但建成于 1995 年的这一网络覆盖范围并不全面。例如 2004 年，该网络仅包括了 10 个监测区域，覆盖美国 14% 的人口。与此类似，加拿大的卫生官员们建立了一个全球电子监测系统。该系统负责监测众多英文或法文新闻媒体、网络信息以及其他资源，以探测潜在的感染性疾病事件。其核心技术是一种全时间不间断运行的网络爬虫软件。它可以搜索网络上有关新型感染性疾病的关键词，从而探测疾病的发生。正在增加其他语言探测范围的世界公共卫生信息网（GPHIN）是全世界范围内的卫生机构，也是世界卫生组织的官员们获取警报的主要资源。

很多公共卫生从业者都梦想拥有一种既能够覆盖广泛的人群，又能即时报告疾病的自动监测系统。通常，这种系统必须拥有自动搜集临床记录信息的能力，还必须能够自动分析、整理这些信息以探知异常的状况。除了临床诊断信息之外，这种自动化系统还应该收集分析其他一些信息指标，如学校的缺勤率、急诊事件以及不明原因的死亡等。针对美国公共卫生的生物恐怖主义的升

级为自动监测系统的开发提供了新的推动力。恐怖袭击一般都是
突然来袭，医生们忙于照料伤员，没有时间将信息整理并报告给
当地医疗卫生部门。所以，一些卫生机构已经着手建立自动预警
系统。但建立这样的系统将会遇到一系列的挑战。例如，美国
1996 年出台的健康保险责任法案（HIPPA）就要求系统设计者在
收集足够信息和保护患者隐私之间找到平衡。另一个障碍是如何
有意义地整合及分析来自不同系统的数据。例如，保险系统及医
疗机构的业务截然不同，导致疾病的编码及诊断系统也会各不相
同，这将导致疾病分类的差异。有些"综合症状监测"系统就采
取以症状而非疾病的编码来归类各种病例的方式解决这样的问题。
这样的系统在收集到某一异常症状，如呼吸道症状时，将启动预
警机制。另外，各机构传输数据的软件以及相关协议也可能具有
差异。另一个挑战是如何开发一种新的技术，以便能够辨别诸如
季节性传染病（如冬季的流行性感冒）等寻常事件与需引起警惕
的异常感染事件之间的差异。系统设计者必须处理好所有上述提
及的问题；同时，设计的程序还必须尽可能地简单易用（Lober，
Karras 等，2002 年）。

对流行性疾病的定义 一旦检测到异常的症状或疾病，下一
步就是确定"病例定义"。这种定义是流行病学研究的基础：什么
是流行病例，什么不是？解决该问题在某种程度上来讲是一门艺
术，特别是涉及实验室技术尚未能辨别的新型病原体时。在这种
情况下，保持"开放式"的疾病定义非常重要——必须包含那些
具有部分症状的病例。但同时，流行病学家会因为太多"非感染
性疾病病例"的混杂而感到困惑。

在应对世界性流行疾病时，对病例的定义将由于诊断水平以及政治经济的因素变得更为复杂。HIV 发现的早期阶段就是这样一个例证。HIV 的诊断检验直到 1985 年才得以实现。就在这种检验方法问世之后，一些贫穷落后并且 HIV 肆虐的国家（如撒哈拉以南的非洲国家）却依然不具备这种技术。20 世纪 80 年代末出现了三种独立研究的艾滋病定义：中非共和国首都的一批专家编写的"班吉定义"、委内瑞拉的一批专家编写的"加拉加斯定义"，以及美国 CDC 作出的"疾病预防控制中心定义"。"班吉定义"可以在没有实验室检验条件下诊断艾滋病；"加拉加斯定义"旨在为具备实验室检验条件，但不能识别机会性感染的医生提供参考；而"美国 CDC 定义"则为富裕国家拥有全套诊断设施的医生们服务。随着诊断水平的改善以及对艾滋病更深入的了解，在 20 世纪 90 年代，将这几个定义进行归纳整合才成为可能。即使在今天，贫富国家间临床及实验室诊断的条件仍然存在差异，这使得治疗和预防艾滋病的能力千差万别。艾滋病在全球肆虐的几十年里，各国在诊断技术方面只取得了有限的成果。在 2003 年 SARS 疫情暴发期间，几乎所有国家都采用了世界卫生组织对疾病的定义，只有美国例外，最终导致美国和世界卫生组织记录的病例数量存在差异。这不仅使得公众困惑，而且还隐性降低了民众对卫生官员的信任度。

研究问题 一旦疾病被定义，流行病学调查的下一步工作即是通过人物、时间和地点等特征对疾病的暴发进行描述。换句话说，描述的对象包括感染者、感染地点以及感染时间。流行病学家从临床医师以及其他社区资源处收集信息并计算一系列的数据。

患者性别和年龄是决定性数据——感染性疾病是否是在儿童中蔓延？是男性还是女性患病，抑或没有性别之分？历史上，这些决定因素对了解疾病的模式非常重要，但是显示的信息却并不直接。例如，在20世纪80年代艾滋病开始流行的初期，在美国人们认为此病不会传染女性，因为美国的首例艾滋病患者是男性。但在非洲，情况却截然不同，男女患病比例大体相同。最后我们发现男性和女性都同样易受HIV的感染。事实上，在某些情况下，女性比男性更容易感染。所以美国的流行病学家起初受到了误导，因为首批病例是男同性恋者以及只有男性发病的血友病患者。

我们可以通过一段时间内获得的疾病数据建立"流行病曲线"，它可以反映感染性疾病某个时间在人群中的传播程度。一般来说，这是一种钟形曲线（图7-1）。如果疾病暴发时有一种公共传染源，如带有病原体的冰淇淋等，那么最前端的曲线将会呈陡峭上升趋势；但如果是人与人之间的传播，则曲线上升较为缓慢。当人群中的所有易感个体都患病之后，疾病传播过程即会中止，流行病曲线也随之下降。患者要么死亡，要么康复并拥有抵御再次感染的免疫能力。但是公共卫生的干预，比如召回食品或者隔离患者，也可能加速终止流行病传染过程，并且减少更多的患病和死亡人数。当然，干预的性质要取决于暴发感染性疾病的源头。要洞悉这一点，卫生官员经常依赖于病例对照研究，它是流行病学研究最重要的手段，也是美国CDC疫情报告小组成功的秘诀。病例对照研究的基本内容是将一组感染病例和未感染的对照组进行对比，以概括这两组人员接触物的差异。如果调查发现感染与某种特殊的接触物相关（例如，食用某一批次的汉堡包），卫生官员就可以通过终止或减少这种接触物来控制疫情的暴发。这种方法在 1854 年伦敦霍乱暴发时首次亮相。流行病学先驱约翰·斯诺绘制了伦敦的地图，标注出病例所在地以及水源。根据这张地图，他发现感染霍乱的社区都由一个公共水泵供水。移除水泵的手柄就可以消除霍乱传染的主要源头。

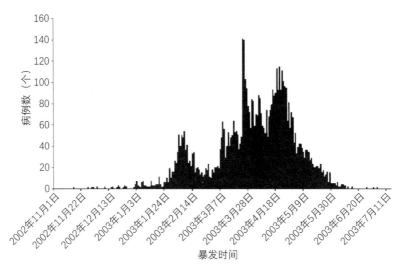

图 7 - 1　2002 年 11 月 1 日至 2003 年 7 月 10 日全球 SARS 疫情每周病例数

注：1. $n = 5\,910$。

2. 本图例不包括患病时间暂不确定的 $2\,527$ 个疑似病例。

资料来源：http：//www.who.int/csr/sarsepicurve/epiindex/index.html。

自此以后，病例对照研究就从这一简单而伟大的开端不断发展和进步。它要求研究者小心谨慎地调查病例以及与病例具有可比性的对照组个体的既往接触史。跟病例定义一样，对照研究也是一门艺术，有时涉及细微的区分以及判断。例如，对照组个体必须是没有被感染的，如果个体已经被感染，但处于潜伏期或者没有任何症状，则很难被发现。虽然开展这些研究以探查疾病的源头通常很紧迫，但是研究人员必须花时间处理一些其他必要的工作。这包括确定足够数量的研究对象并解决潜在的偏向。例如，对照研究必须考虑到回忆性偏向，因为患者会比未患病的对照组更容易回忆起引起该疾病的一些事件（例如，食用的某种特殊食物等）。另一个潜在的偏向是病例和对照组不匹配。例如，如果对照组个体来自患者的朋友或者邻居，他们可能具有共同的特征，比如公用水源，这些都可能是引起感染的风险因素。很明显，如果选择的研究对象具有某种共同特征，那么这种共同特征对于对照研究来说则毫无意义。

苜蓿芽和沙门菌：一则病例研究

1997 年，Mahon 及 Ponka 等人进行的有关苜蓿芽贸易引起疫情国际流行的探查和调查，说明了流行病学的潜能。

探查　1995 年 6 月，美国 CDC 新建的监测系统发现斯坦利沙门菌引起的病例不断增加，特别是在亚利桑那州和密歇根州。当病例数在某地区大幅度增长时，沙门菌暴发监测运算部门将全国公共卫生实验室信息系统（与全国各州的公共卫生部门联网）的电子报告及信息进行了比对。与此同时，欧盟及欧洲科学技术合作中心以实验室为基础的监测系统，即 Salm-net（现为 Enter-net）下设的标准血清型监测系统，也发现芬兰有同类细菌性传染病的暴发。欧洲官员报告这次疾病的流行可能与食用苜蓿芽有关。

疾病的定义　疾病暴发后，亚利桑那州、密歇根州及芬兰的卫生官员进行了病例对照研究。各地的研究都发现，这种疾病的病例都发生于某一特定的时间段（各地时间段不一），且患者提供的相关标本中都发现有斯坦利沙门菌的存在（图7-2）。

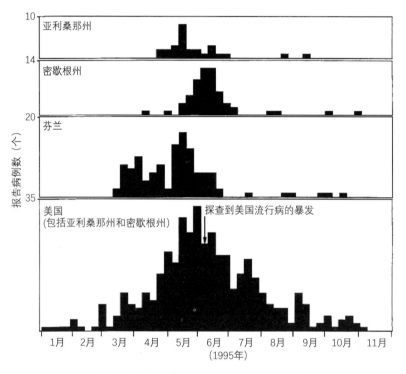

图7-2 沙门菌感染暴发时流行曲线比较

注：分析数据来自1995年1月1日到11月30日斯坦利沙门菌感染的暴发时间（美国亚利桑那州、密歇根州）以及患者的大便取样结果（芬兰）。
资料来源：Mahon，Pouka等，1997年。

研究疾病 调查人员将患者与未感染的对照组个体进行了比对。美国的调查中，患者和对照组个体以年龄和社区作为匹配指

标。芬兰则将家庭成员和公共卫生工作者作为对照组个体。患者
和对照组个体都被询问近期食用的食物及接触史。在亚利桑那州，
19 名患者中有 39% 最近曾食用过苜蓿芽，而 18 名对照组个体中仅
有 8% 食用过苜蓿芽。与此类似，在密歇根州，29 名患者中有 41%
食用过苜蓿芽，而 58 名对照组个体中仅有 10% 食用过苜蓿芽。而
芬兰公共卫生机构也发现 25 名患者全部食用过苜蓿芽，而 25 名对
照组个体中仅有 20% 食用过苜蓿芽。美国的调查人员随后与最近
报告发现斯坦利沙门菌病例的各州取得联系，并要求他们探查疾
病与苜蓿芽之间可能存在的联系。

进行实验室分析 通过脉冲场凝胶电泳技术和药物敏感实验
对从病例体内采集的分离菌株进行研究，发现这些分离菌株拥有
相同的电泳模式以及药物敏感性。这些测试表明，虽然病例来自
相隔千里之外的地区，但他们感染的都是同一种斯坦利沙门菌株。

寻找疾病源头 下一步就是要查找出疾病的源头。美国的卫
生工作者采用的是一种"追溯"式调查。他们首先询问最近曾食
用过苜蓿芽的感染者——6 个州的 50 位患者（调查对象仅包括患
病前 5 天内食用从同一零售商处购买苜蓿芽的病例）。这些询问将
涉及相关的商店和餐馆。商业运货记录以及发货单上都记录了种
植者姓名、产品批号以及发芽日期等。所有种植者都与一位美国
供货商有关，而该供货商拥有的大约一半的种子是从荷兰的一位
经销商手中获得的。结果，96% 的患者报告他们食用了与这一发货
渠道相关的苜蓿芽。芬兰的病例也与荷兰的经销商有关。该经销
商从意大利、匈牙利和巴基斯坦获得苜蓿种子。虽然调查人员最
终未能确定这几个发货源头中哪一个与疾病的流行有关，但是他

们却可以肯定荷兰经销商发出的苜蓿芽与感染性疾病之间的联系。

研发和评估控制策略 在了解患病对象、传染途径和探查可能病源的同时，公共卫生官员们需要研究控制疾病流行的策略。由于疾病特征、可用资源和政府官员应对疾病暴发的积极性各不相同，控制措施也有很大的差别。例如，在 SARS 流行期间，由于疾病在人与人之间传播，且具有高传染性，所以感染人群被隔离，旅游受到限制。随着人们对艾滋病的了解越来越深入，疾病预防策略包括：保护性性行为、一次性针具的使用以及对血液制品进行热处理。而阻止食源性疾病的传播，如牛海绵状脑病和沙门菌感染，应对策略则包括宰杀、召回以及禁运。本章将讨论一些可供抑制食源性疾病暴发性流行的技术工具。下一章将探讨一些抑制和阻止疾病传播的国际技术体系。

正如本章对斯坦利沙门菌病例的研究以及第二章对食源性疾病暴发特征的描述，追踪疾病暴发源头的过程可能是曲折的，甚至一无所获。食品从生产到患者食用后出现症状可能会间隔几周甚至几个月的时间。一头被感染的牛的身体各部位可能会被分离加工成多种产品，如化妆品、牛排以及家畜饲料等等（图 7-3）。

随着食品在全球范围内转运速度的加快，监测食品来源以及它们"从农场到餐桌"的途径显得越来越重要。针对动物及其制品的所谓"追溯系统"在工业化国家以不同的形式已经存在了几十年。烙印、印记、标签以及嵌入式标签被用于辨别各种牲畜的来源、活动途径以及它们接触过的其他动物及畜群（图 7-4）。这些识别技术必须方便、持久、廉价且对动物不造成伤害（Barcos，

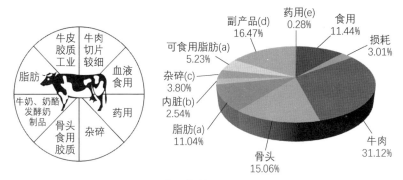

图 7-3 牛躯体的各部位及其用途

注：a 组成部分：头部脂肪、心脏、颈部、小肠、胰、肝、肾、盆腔、生殖器以及骶尾部；

b 组成部分：第三胃、胃内膜、网状组织、膀胱、脾、小肠以及用来制成香肠的肠衣；

c 组成部分：舌、脑、面颊、肺、心脏、杂碎、肝、肾、胃、尾、骨髓以及碎肉；

d 组成部分：神经、血液、腿骨、足骨、颅骨、上颌骨、牛角、皮、毛、胆汁、工业脂肪；

e 组成部分：垂体、下丘脑、甲状旁腺、甲状腺、肾上腺、上皮、胰、前列腺。

资料来源：Barcos，2001 年。

2001 年）。

追踪与其他产品混合在一起的、经过反复加工、储存时间各不相同的食品比追踪牲畜本身更为困难复杂（Pettitt，2001 年）。动物制品一般通过记录产品说明的标签来辨识。利用标签上的时间、地点等处理及储藏条件对产品进行归类。以往，我们对水果和蔬菜制品的追踪往往没有对动物制品的追踪仔细，部分原因是标注单个产品比较困难，但这种现状正在改变，例如，2002 年出台的美国生物恐怖主义防范应对法就要求所有生产、加工、包装、

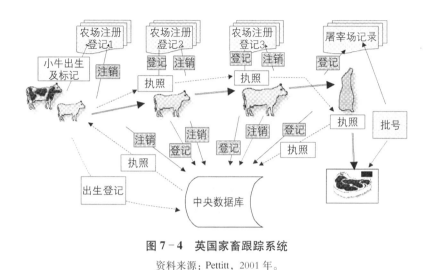

图 7-4　英国家畜跟踪系统

资料来源：Pettitt，2001 年。

运输、分配、接收、储存及进口食品的企业都要对所有食品的来源和去向做记录，但农场和饭店不在此列（FDA，2004 年）。同时，由于担心转基因食品对人类健康和生存环境带来潜在的威胁，欧盟对所有食品中转基因的成分都要求进行追踪和标注，这一行为被认为是一种贸易壁垒，受到了美国、加拿大和阿根廷等国家的反对。

　　和监测系统一样，追溯系统的有效性也在某种程度上依赖于疾病定义和程序的一致性，比如追踪对象分类及标注方法等（Caporale，Giovannini 等，2001 年）。这种标准化不仅要求追踪系统相同，还需在全球范围内资源共享。要建立一个完善的全球追踪系统来收集食品从生产到被食用，包括饲养、宰杀、加工、包装、储存和运输等一系列步骤的所有信息，我们还有很多工作要做。

　　发现了携带病原体的食品之后，我们还有很多其他问题有待解决，这包括探查该食品是否交叉感染了其他食品以及通知那些可能已经购买或食用该食品的消费者。在美国，农业部下属的食品安全监督服务局负责对相关肉类、家禽及鸡蛋的召回，而食品药品管理局则负责管理所有其他的食品，包括水果、坚果及蔬菜等。2003 年有多达 1 633 万千克的肉类和家禽产品被召回。除了婴儿配方奶粉之外，召回都出于自愿。如果食品经销商拒绝召回被污染的食品，有关部门可以对这些产品强制扣留。2004 年的一则报道指出，美国审计总署认为食品部门需要加强召回力度，且要确保召回得以实现。对 2003 年 5 月到 2004 年 8 月之间进行的 10 次召回的分析发现，两个机构确认召回得以实施的时间都相对较长，农业部平均为 38 天，而食品药品管理局平均为 31 天。在某些案例中，甚至超出了食品本身的保质期。美国审计总署对这两个机构的 2 003 次食品召回的抽样调查显示，大约有不到一半的召回产品经过处理后重新上市——食品药品管理局负责召回食品的平均回收率为 36%，农业部为 38%（US GAO，2004 年 a）。

　　大多数情况下，公众都是通过新闻传媒得知召回消息。食品供销渠道属于商业机密（供货商、产品及购买地点等），因此食品药品管理局及农业部通常不能公布召回产品的零售途径。即便能够公布，产品的重新包装及混合加工也会使消费者分辨不清他们是否购买或消费了该产品（图 7 - 5）。

　　"通常批发商从多个渠道购进牛肉，并将其混入他们的存货里，这样他们供货给其他商业机构时牛肉来源就无迹可寻了。"

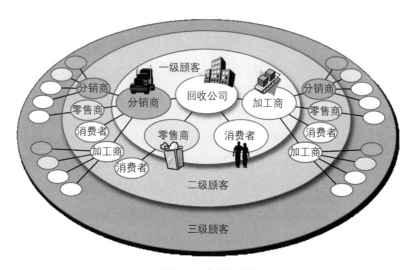

图 7 - 5　食品销售链

资料来源：US GAO，2004 年。

（US GAO，2004 年 a）据报道，2003 年末，华盛顿州查出一头母牛患牛海绵状脑病，其后的牛肉召回工作进展困难正是由这种操作惯例引起的。一开始，召回对象锁定为 23 头与患病母牛同时同地屠宰的牛，但这些牛又与另外 20 头宰杀后的牛同船装运，而且它们由于识别标签被移除而无法辨别。因此，召回对象又增至 43 头牛，它们在处理过程中又与其他牛肉混合，一起分装，最后进入零售，而此时被污染的牛肉又可能与未受污染的牛肉混合。最后，约有 64 000 磅（约合 29 030 千克）牛肉经处理后重新上市或直接销毁，但最初被划为召回对象的 10 400 磅（约合 4 717 千克）牛肉中有多少包括在内就不得而知了。这次召回给了我们很大的启示：在实施大范围的召回之前，我们应该对潜在问题做详细的了解（详见第八章有关风险分析讨论）。

全球安全网

当前用于确认疫情和源头的科学技术体现了流行病学取得的巨大进步，而且也预示着未来更大的进展，但是仍存在两个严重的缺陷：其一是不同国家在发现和应对疫情的能力上的差距；其二是对于全球化和疾病传播带来的日趋严重的危险，缺乏跨国界和跨学科的沟通。

资源差距

在发达国家，地方卫生部门在发现大型疾病暴发时，可以上报国家政府寻求支援，动员社区的其他资源（例如有专业能力的大学或民间组织），或是从邻近的行政地区求得帮助。但是在贫穷国家，调动资源是非常困难的工作，即便是在情况最好的时候，地区的卫生能力仍然很有限，比如缺乏儿童计划免疫、餐馆卫生检查和环境卫生管理等这些基本的公共卫生服务。通过食品和水传播的感染性疾病很常见。当出现大型疾病流行时，这些脆弱的地方系统往往没有能力应对，而且他们的支持网络一般也很有限，国家政府可能也缺乏人力和技术资源（例如实验室）来应对危机。

各国提供医疗卫生服务的能力存在极大差异，卫生保健服务可及性千差万别。实际上，世界银行提供的数据表明，低收入国家的卫生保健费用可以低至人均每年 22.6 美元，而高收入国家则

可达人均每年 2 841 美元——比低收入国家高 100 倍。就医的难易
程度也有很大差异，富有国家平均每万人就有 28 名医生，而贫穷
国家每万人仅有 4 名医生。不同国家的卫生系统差异很大，在医疗
服务的提供方式、人员的专业知识和技术能力、物资、工作支持、
人员报酬等方面都有很大差异。患者对医院的态度也很不相同，
有些人尽量避免就医，不到万不得已的地步不会去医院；而有些
人在疾病的早期就会去医院就医。这些都是由医院历来的医疗记
录、民众对医院的态度和信任度决定的。在很多国家，卫生保健
服务缺乏，未出现感染者大量死亡时，便不能发现传染病的出现。
扎伊尔基奎特市的埃博拉病毒暴发便是个明显的例子。当政府发
出警报时，疫情出现已有两个多月，导致数百人丧生。基奎特市
的医院正是疾病的传播中心，医院内没有自来水，也没有设置隔
离区，完全不可能控制疾病的传播。虽然基奎特市的埃博拉出血
热感染和贸易无关，但疾病的暴发表明，如果没有足够的资源来
有效发现和应对疾病，疾病有可能在一个国家完全不受控制地
传播。

再者，政府若不能有效应对问题，比如疾病暴发，也不利于
问题的准确界定。以非洲的脑膜炎流行为例，撒哈拉沙漠以南的
国家周期性流行脑膜炎。脑膜炎是严重疾病，会导致脑膜这一重
要脑保护组织发炎。如果不经治疗，脑膜炎可致命。每隔四年，
非洲"脑膜炎流行区"国家（包括布基纳法索、马里、尼日尔等）
都会暴发一次脑膜炎流行，夺走数千生命。虽然脑膜炎可以通过
接种疫苗预防，即使患病也可以治愈，但因为这些非洲国家买不
到疫苗，而且也缺乏治疗办法，所以病例的追踪和报告没有什么

意义。虽然世界卫生组织统计出了非洲西北部的一些国家流行性脑膜炎的感染人数，但他们的数据严重低于实际感染人数。如今这种情况开始发生改变，疫苗在贫穷国家也可以买到。此外，另一个对发现、报告疾病可能造成障碍的是流行病造成的经济损失。我们在下一章会探讨感染性疾病的报告如何导致贸易的巨大损失和旅行禁令。

全球都在采取行动来解决这一资源差异问题。为了加强全世界的监控，世界卫生组织于 2000 年发起全球沙门菌监测网（GSS），收集各成员方沙门菌感染的实验室数据。它还提供地区流行病和实验室检查培训，以及质量检查和测试服务。这个网络涵盖 140 个成员方，即全世界 70% 的国家。但许多成员方仍缺乏普通检测和监控的专业知识和资源。数据收集方法也不统一，因此我们无法对数据进行比较。

一个类似机构——PulseNet 也开始走出国界，扩展到其他国家。PulseNet 是个实验室数据库，该机构于 1999 年建立加拿大分部，并且开始在欧洲、亚太地区和拉美国家建立类似网络。人们通过 PulseNet 数据库发现两起大肠埃希菌 O157:H7 感染，两次疫情发生的时间前后间隔六个月，相隔数千千米，一起发生在美国加州南部，另一起在日本的冲绳岛（CDC，2005 年）。沙门菌监测网和 PulseNet 能否成功扩展有赖于成员的操作标准化——考虑到资源、培训和系统的差异，要实现标准化是项艰巨的任务。有时这些网络在没有疾病监控系统的发展中国家扩展会相对比较容易，而在已建立疾病监控系统的国家则较为困难。另一个增加挑战难度的因素是 PulseNet 将来可能会使用更为敏感的基于分子排序的图表法。理想情况下，这些新系统的设计可以兼容当前的系统，使现有的系统仍可发挥效用。

同样在 2000 年，世界卫生组织建立了全球疫情警报和反应网（GOARN），在 24 小时内给面临潜在疫情威胁的国家提供协助。全球疫情警报和反应网利用全世界的专家和技术资源迅速确认和应对可能对世界造成威胁的疫情。世界卫生组织协调应对措施，收集必需资源，并派出工作组"空降"到疫情出现的地区。工作组进入疫区时会携带便携式实验室，并借助通讯装备与全世界任何角落沟通。全球疫情警报和反应网创始后的五年中，在 40 多个国家组织了 50 多次疫情应对活动，400 多名专家提供了协助。

在世界卫生组织的这个项目提供更广泛的诊断帮助和紧急协助的同时，人们也在对流行病学的调查方法进行改善和标准化。例如，美国 CDC 在 20 世纪 70 年代晚期开始推广他们的疾病调查方法，向国外提供流行病情报服务（Epidemic Intelligence Service，EIS），为卫生工作者提供两年的在职培训项目，学习发现、调查和应对疫情。培训包括一些美国和欧洲联合举办的讲座和课程，虽然欧洲国家使用的调查工具有很多与美国相同，但使用方式却有所差异。这些合作培训促进调查工具在发达国家推广和使用。从一定程度上讲，全球流行病情报服务根据美国政府的兴趣和政治重要性，随机选择目标国家。1997 年，流行病及公共卫生干预网络培训项目（TEPHINET）启动，提供更多现场培训项目支持，以提升全世界流行病学的科学水平。为了拓展成员的专业知识，该培训项目还提供"培训教员"的课程。

除此之外，世界贸易组织还给发展中国家提供培训和技术支持，帮助发展中国家了解并争取符合各种贸易协定的食品安全要求，下一章将对此详加讨论。但如果没有足够的资源来支持安全系统的革新，这些培训的价值将会很有限。为了解决这个问题，联合国粮食及农业组织、世界动物卫生组织、世界银行、世界卫生组织和世界贸易组织开展了支援项目，帮助发展中国家达到世界贸易组织制定的卫生和植物卫生标准。实施这些项目时需要考虑国家的整体利益，而不仅仅是局部的利益——例如农作物出口安全等问题。

总而言之，尽管已有一些国际项目提供资助，仍然不能解决贫穷国家和富裕国家之间在公共卫生方面的巨大差异。由于现代交通运输的发展，国际贸易市场不断扩大的范围还会使这种差距逐渐拉大。

沟通隔阂

贸易和旅行已减弱了国界对疾病传播的限制，但人们对于贸易和旅行经济可能带来的疫情却缺乏应有的认知。还有一个问题同样令人担忧：卫生机构和商业、交通领域的相关机构在疾病流行的趋势方面少有"对话"。

我们需要更多国际合作，以使医疗卫生机构对贸易伙伴国的卫生问题保持警觉。但除了上面提到的后勤问题外，还存在其他阻碍国际合作的因素。我们虽然详细记录了全世界的进出口贸易和旅行类型，但并没有可靠的记录记载旅游和食品进口国的人口健康状况。对全世界卫生状况更深入地了解将有助于分辨出哪些人群正面临疫情输入的威胁。然而，我在非洲撒哈拉沙漠以南国家最偏远的地区的旅行经历也表明，这样锁定目标可能会误入歧途。虽然城市中心有健全的卫生监控系统，但进口商品的销售范围会远远超出市中心的界限，路边的小商贩也会销售各种进口香烟、药物和其他产品。

我们还需要更多跨学科的沟通。地方公共卫生机构不会追踪新食品和新药品的贸易。实际上，地方卫生机构并不了解社区居民工作性质的变化。工作性质变化的主要动力来自私有领域的雇主。在自给自足经济中，"雇主"可能是农作物、农产品和市场，而不是一个有组织的实体。如果公共卫生要具备前瞻性，能够预防贸易和旅行带来的感染性疾病，部分工作便是需要去了解影响地区人口的因素发生了哪些变化。虽然生活在社区里的公共卫生从业者对地方情况有一定了解，但巨大的变化仍会让他们措手不及。工厂、桥梁、航空路线或食品和药品进口的计划很少会咨询公共卫生部门的意见。若要系统化地咨询意见后再制定决策，势必会降低工作效率。但目前地方层面的公共卫生、商业、交通部门之间思维和操作上也存在脱节。现在一些初步工作正在进展中以缩小分歧。例如 PulseNet 和兽医网（VetNet）成为合作伙伴。兽医网是一个动物卫生和兽医组织的新兴网络，主要研究动物感染性疾病。PulseNet 还与食品行业以及生物恐怖主义防范应对项目（Bioterrorism Prevention and Response Program）合作。这个组织的工作重点是研究蓄意传播的感染性疾病。

即使在单个学科范围内，协调性差也会降低安全系统的工作效率。实际上美国的食品卫生监督系统结构松散，甚至不合理。整个系统共包含约 30 种不同法令，由 12 个机构执行（US GAO,

2004 年 a）。对于鸡蛋的管控只是展现了这个错综复杂的系统的冰山一角：食品药品管理局监督有壳的鸡蛋，一旦蛋壳被打破，而且以某种方式"加工"，监督的责任就会转至美国农业部（USDA）的食品安全监督服务局（FSIS）。同样的，比萨或三明治的检查责任也根据具体原料划分给不同机构："是否由联邦政府监督火腿、奶酪、三明治等的加工、生产和包装，决定因素是三明治用了一片还是两片面包，而不是原料可能存在的风险。"（US GAO，2004年 a）因此美国农业部的食品安全监督服务局每天检查开放式三明治，而美国食品药品管理局每五年检查一次普通三明治。美国审计总署分析了食品药品管理局从 1987 年 10 月到 1991 年 3 月在六个州所做的 8 653 次检查，发现其中 6% 和其他机构的检查都有重叠。

从根本上看，全球的食品安全系统不足以应对当今贸易和旅行的挑战。即使这些系统存在，其规模也不足以保证安全。在克林顿总统任职期间，农业部部长曾给我的学生做了关于新疫情的演讲，并提到 PulseNet。在他的演讲中，PulseNet 是一个新系统，覆盖美国 50 个州，保证美国人的食品安全。据我了解，PulseNet 系统在当时只覆盖了两个州。农业部部长并不是唯一被公共卫生部门的向上问责蒙蔽的人，国际组织、国家政府和非政府组织也存在这个问题。在私下里这被称为"开心话"，实际上只是虚假的安慰。这种"皇帝的新衣"式的做法并不是建立公共卫生体系的有效方式。新疫情的出现使我们明白，我们并没有穿衣服却假装穿着的做法是既危险又荒谬的。

更多的思考

◎ 新的基因诊断技术如何协助对抗贸易相关的疫情？请给出两个应用这些技术的现行国际实验室网络。

◎ 现场流行病学调查的五个步骤是什么？

◎ 解释"流行病曲线"。流行病学调查中如何使用流行病曲线？请给出前几章中的一个例子。

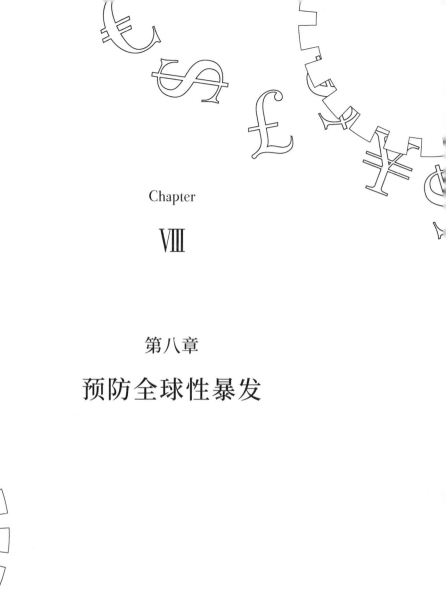

Chapter

VIII

第八章

预防全球性暴发

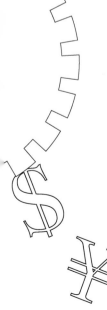

回到前面提及的金字塔。我们已到达顶点，或者说第三级预防——阻止地方性暴发成为国际性传播。发现和预防疾病暴发的前期努力依赖于区域和国家卫生系统；同样，防止疾病暴发转变为国际性大流行，依赖于全球系统来控制疾病跨境传播的主要渠道，这些渠道包括贸易、交通和旅游。过去，人、动物和物品的流动主要由各个国家控制。但是，随着全球性交流的扩大，国际法规的重要性就显得更为突出了。世界卫生组织的《国际卫生条例》为控制国际性疾病传播，就人员和货物流动方面的有关事务建立了框架。控制国际贸易已列入了世界贸易组织的协议之中。这些协议覆盖面很广，从食品安全标准到处方药品的专利保护。本章将探讨这些国际条例中对控制突发感染性疾病传播至关重要的规定。

控制全球快运会带来诸多麻烦。它给旅行者带来不便。当旅行或贸易突然停止，或者更常见的情况是人或货物停下来等待测试或检查时，会产生剧烈的连锁反应。但是，当病原体通过海、陆、空，由人、车辆或货物快速地从一地传到另一地时，它们将给人类的健康和经济带来巨大的损失。不过，虽然检查或禁运这样的安全措施有其优点，但是它带来的混乱会给商贸和工业带来挑战，因为对于商贸和工业，可预计性是成功的关键。在大多数情况下，有效的公共卫生系统能够确保一个社区正常的商贸活动，而不必担心突发的灾难性卫生危机，如流行病。然而，正如人们所知，细菌和大自然总是无法预测的。危机的确会发生。那么，社区、公共卫生官员、各国政府以及国际组织之间可采取什么行动呢？

过去，控制人和货物的流动一直是两个经济体之间在港口或国家层面的行为。这种情况有两种情形：（1）国家冻结交通，禁止车辆离开本国；（2）禁止他国车辆进入。但是这些限制通常都是在应急情况下为应对疾病而实施的。有时交通管制的真正动机会被卫生问题掩盖，而真实的动机却是为了经济或政治利益。即使不考虑动机，禁运和隔离也会产生巨大的影响。当某种商品的贸易被一个进口国叫停，特别是突然叫停，出口和生产国就会遭受巨大的经济损失。20 世纪 90 年代中期，由于美国环孢子虫病暴发，危地马拉失去了在美国的覆盆子市场，危地马拉覆盆子种植者从 85 人下降到了 3 人（Calvin，2003 年）。由于牛海绵状脑病和新型克-雅病，英国牛肉贸易被迫停止，这一产业的损失超过了 1 000 亿美元（Cunningham，2003 年）。除了禁运期间的直接贸易损失外，还有许多隐性损失，如贸易关系受到影响、交易计划的延迟以及一个国家的供应商长期被另一个国家的贸易商取代的可能。在 SARS 流行期间，由于旅行警告和限制带来的贸易损失估计高达数百亿美元（World Bank Group，2003 年）。

由于这些利害关系，国际贸易体系力求设立一个被各个国家或地区共同采用的框架，从而提高预见性。为此，他们依赖各种国际机构制定的建立在科学基础上的标准。但是，那种以贸易为目的的标准，其科学特性在各种影响因素面前大打折扣。有人认为它通常会被富裕国家和公司的利益所左右，这些国家和公司在研究、政策制定和贸易等领域都占据主导地位。因此，制定国际条例，即便动机是好的，也会在制订的过程中受到权力的影响。已有许多文章报道全球贸易体制的概念、谈判、设计以及实施中的权力政治。但这不是我们的重点。这一章我们将讨论以卫生为基础的全球贸易和旅行控制系统。我们会考察这些系统是如何运行的、在预防感染性疾病全球流行方面发挥过或将发挥什么作用。它们是新的全球公共卫生潜在的工具和杠杆吗？它们是否正在提供或能够提供有效的突发感染性疾病警告？它们是怎样被用来保护交通的？"刹车"是怎样运作的呢？

管控国际旅行——世界卫生组织和 《国际卫生条例》

最近十几年，由于 SARS 和禽流感的出现，对旅行引发的疾病在国际上的传播进行努力控制，就更显急迫了，但这并不新鲜。疾病通过旅行、移民和贸易在地域间的传播由来已久（Morse，1995 年）。19 世纪中叶，由于交通发展和工业化加速了全球商贸，主要的贸易国家召开了一系列所谓的国际卫生会议。最初的讨论重点是阻止鼠疫、霍乱和黄热病的传播，主要通过在欧洲贸易伙伴之间制定共同的检疫隔离标准来实现（WHO Regional Committee for the Western Pacific，1998 年）。在接下来的几十年里，国际公共卫生的重点就从隔离措施部分地转移到了改进单个国家的整体卫生系统、监测和疾病诊治技术。这一重点随 1948 年世界卫生组织的成立得以加强，因为世界卫生组织的使命是"使全世界人民获得尽可能高水平的健康"。

加强地方和国家疾病预防、监测和控制，仍然是控制疾病国际性大暴发的关键策略，隔离和其他的如冻结交通运输等国家性措施也同样重要。但是除了这些努力，最近的一些事件，使得更新世界卫生组织有关的管理条例，如具有法律约束力的《国际卫生条例》尤显重要，这样才足以应对目前的或潜在的国际疾病传播。SARS 的暴发和快速传播证明，在这个人们能够在一天之内环绕全球的时代，疾病的传播比疾病的发现更快，具有前瞻性的多边国际监督的需求变得更为重要了。在这样的情形下，边境控制的策略（如隔离），单独运用效果欠佳，且还有可能使用不当。在这种现实情况下，世界卫生组织正在重新调整其在国际疾病暴发事件中的角色。

《国际卫生条例》在 1951 年世界卫生大会上首次被通过，当时称为《国际公共卫生条例》（ISR），1969 年更名。作为联合国的专门机构，世界卫生组织代表并服务于世界上几乎所有的国家。（相比之下，世贸组织只包括了那些同意遵守协议的国家。）《国际卫生条例》通常被视为各成员间具有法律约束力的国际合约，规定了各成员方的法律义务。在最近的几十年里，《国际卫生条例》无论是在影响力还是实际运用方面都非常有限。其主要原因是《国际卫生条例》过时了，大多数条款无法应对当代感染性疾病的预防和控制所面临的挑战。一个主要问题是成员方有义务向世界卫生组织报告的疾病一直只限于六种，最终减至三种：黄热病、鼠疫和霍乱。

1995 年世界卫生大会采纳了修改条例的决议（世界卫生大会决议 48.7："修改并更新《国际卫生条例》"），接着开始了历时多年的修改工作。此前三十多年几乎没有修改过任何条文（只是减去了之前包括的三种疾病：天花、回归热和斑疹伤寒）。在这个瞬息万变的世界保持条文几十年不变，人们有许多理由。最基本的理由是，在预防和治疗有了巨大的发展后，世人认为战胜感染性疾病没有问题。抗菌药物、口服补液盐和疫苗接种使《国际卫生条例》六种疾病中的三种不那么可怕了。伴随着这种自满情绪，第二次世界大战后，世人总体上认为对抗感染性疾病的战斗已经基本取得胜利。发明抗菌药物，卫生标准提高，世界上大多数人民（虽然不是所有的）使用卫生洁净的水，科学处理垃圾，以及使用"有魔力的子弹"——疫苗对付天花和脊髓灰质炎（小儿麻痹症），这一切都表明人类已经赢得了对抗微生物的战争。如果真是如此就好了。

随着 20 世纪 80 年代早期 HIV/AIDS 的出现，世界被一种新发的致命性未知疾病大流行的威胁所笼罩。这就使得一些人要求关闭边境，入境要进行血液检查或持有"无艾滋病"证书，限制 HIV 携带者和艾滋病患者旅行。古巴制定了强制检查和强迫 HIV 携带者住院制度。同时，世界卫生组织和全球抗艾滋病项目发动了前所未有的全球性抗艾滋病运动（尽管它声名狼藉）。20 世纪 80 年代人们认为艾滋病和结核病应该列入《国际卫生条例》规定的须及时报告的疾病。有人提议对潜在的感染者实行入境控制，而其他人希望保护 HIV 携带者和结核病患者。全球抗艾滋病项目募集到了前所未有的资金并召开了全球大会，把研究者、政府、艾滋病患者和强有力的倡导媒体聚集在一起，这事引来了激烈的讨论。最终，《国际卫生条例》并没有将 HIV 感染列入。但是，大众对新的人类感染性疾病的威胁有了新的认识。疾病大流行的时代并没有结束。

20 世纪 80 年代末 90 年代初，几个事件重新引发了对修订《国际卫生条例》的关注。在抗 HIV/AIDS 的过程中，捐赠疲劳、挫折和内讧造成一定损失。世界卫生组织已经容纳不下急剧增长的全球抗艾滋病项目了。美国医学研究所和其他组织开始总结事实，认为 HIV/AIDS 的出现并不是独特的、唯一的历史事件。由此开始，它被视作是唤醒日益全球化的人类社会认识感染性疾病威胁的前兆。

1991 年，在地球上消失了 50 年的霍乱重现拉丁美洲。秘鲁的一次霍乱大暴发很快在该地区蔓延，对秘鲁大批商品的贸易禁运使已经贫弱的国民经济瘫痪。所有的东西，从渔业产品到棉制品，都被贸易伙伴纳入禁运范围，借口是防止霍乱蔓延到他们的领土。但是，该感染性疾病仍然蔓延开来，传遍了拉丁美洲海岸，传进了安第斯山脉。对秘鲁惩罚性的禁运只是加重了这个国家的苦难。据泛美卫生组织估计，仅九个月时间秘鲁的经济损失就达 7.7 亿美元（WHO，1998 年），大多数人认为这还是保守的估计。1994 年，鼠疫在印度暴发，最初发生在苏拉特市，引起了普遍的恐慌，钻石工人遗弃了苏拉特的矿山，人们拼命逃离感染区。印度航空公司的飞机被拒绝进入他国领空。印度旅行业几乎停摆。范围广泛的贸易禁运再次启动。疾病发生带来的损失急剧上升：在秘鲁损失几乎达到 10 亿美元，在印度更是高达几十亿美元。美国医学研究所在 1992 年的预测报告中提出的致病因素在这两次损失惨重的疾病暴发中起了作用：城市化带来的人口压力，加上公共卫生基础设施的投入不够，共同导致了脆弱的公共安全基础。对于秘鲁而言，一切都源于霍乱的侵入，霍乱病菌被怀疑来自一艘货船倒入海港水域的压舱物；而对于印度而言，疾病的发生源于密集的钻石地下开采打破了自然平衡。

同时，全球抗艾滋病项目发展成了一个新的独立实体（联合国艾滋病计划署，UNAIDS）。世界卫生组织选举出新的总干事，他改组该机构，设立一系列专门针对监测、预防和控制感染性疾病的项目。同时，世界卫生组织采取了新的国际合作策略，全球疫情警报和反应网（GOARN）的建立（见第七章），就表明了这一点。在推进国际合作方面，《国际卫生条例》显然可以作为工具。但是，条例急需修订。

修订工作的技术和政治因素都非常复杂，共进行了 10 年，于 2005 年 5 月完成。对《国际卫生条例》的原始结构进行修改，至少面临四个主要的挑战：（1）《国际卫生条例》覆盖的疾病范围有限；（2）由于滞后的诊断及担心旅游和贸易受到影响，有些国家不及时报告严重疾病；（3）疾病报告方面权威来源不足；（4）疾病应对资源得不到保障。修改后的《国际卫生条例》被世界卫生大会采纳，于两年后的 2007 年 5 月生效，解决了其中的大部分问题。

对于各国政府如何向世界卫生组织报告疾病暴发，新《国际卫生条例》有具体要求。报告内容不应是具体的某一病例，而是即将引发疾病大流行的苗头。一种算法，或可称为"决策工具"，被制定出来，以帮助确定是否存在这种苗头（图 8-1）。

新《国际卫生条例》还包括一份疾病清单，清单中的疾病如在某国出现，该国就要使用上述计算方法判断报告与否。这些疾病包括将会严重影响公共卫生、迅速向各国蔓延的疾病，如霍乱

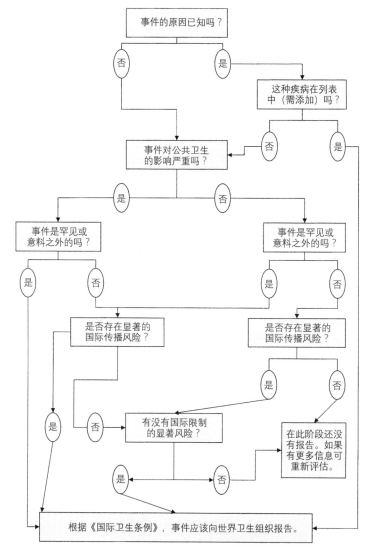

图 8 - 1 《国际卫生条例》公共卫生突发事件决策流程

资料来源：WHO International Health Regulations（IHR），2005 年。

和黄热病。《国际卫生条例》还包括一个简短的疾病列表，包括了如天花和 SARS 在内的被认为有非常严重的潜在危害性的疾病，所以任何国家只要发现一个病例都必须向世界卫生组织报告。根据新《国际卫生条例》，除了官方报告，世界卫生组织也会重视疾病报告的来源（例如，来自媒体报道或秘密情报），如果这些报告看起来合法，世界卫生组织会向成员方确认（第九条）。《国际卫生条例》还要求成员方提高对上述条例中规定的疾病暴发的预防、监测、报告和应对能力（第五条）。部分满足标准的成员有资格得到技术或经济援助。采纳修改后的《国际卫生条例》时，世界卫生组织总干事李钟旭博士说："这些新的条例认识到了疾病无国界。我们急需这些条例来帮助控制疾病对世界公共卫生的威胁。"（WHO，2005 年）

旅行警告

随着《国际卫生条例》的修改，新近的国际流行病促使世界卫生组织发布了旅行警告，警告旅行者不要去可能会接触感染性疾病的地区。这样的措施有时会引起争议。虽然警告属于非约束性建议，但其发布有相当大的影响力。最突出的例子是 SARS 暴发。当 SARS 相继在全球越来越多的国家出现后，人们便明白航空旅行是传播渠道之一。世界卫生组织为努力应对这一未知的高致命性新型感染性疾病，成立了三个专家组，相互之间进行电子通信：生物医学实验室研究员辨认和描述这种新型病原体，流行病学家界定该疾病及其传播特性，另一个专家组担任政策顾问。随着危机的加深，世界卫生组织总干事与该组织内部高级顾问进行探讨，决定发布国际旅行警告。

第一个警告于 2003 年 4 月 2 日发出，将中华人民共和国的香港特别行政区和广东省列为旅行者应推迟非必要旅行的地区。4 月 23 日警告范围又扩展到了加拿大多伦多、中国的北京市和山西省。每日举行讨论来决定何时和怎样修改或解除某些地区的旅行警告。旅行警告的标准是：

（1）根据已有的和新发的病例判断流行病的规模；（2）当地的传播程度；（3）从该地输出到全球其他地区的病例（WHO，2003 年）。

当发出针对加拿大多伦多的旅行警报时，多伦多病例正在菲律宾被调查。当时的多伦多市长梅尔·拉斯曼非常生气，他说："历史上，从来没有发出过这样的警告……我一生从来没有这样气愤过。"加拿大广播公司在引用市长的话时称他"气急败坏"（CBC 新闻在线，2003 年）。多伦多的疫情集中在医院和卫生保健人员中，而不是在普通社区。世卫组织在发布警告时指出，"目前在世界其他国家的一小部分 SARS 患者似乎是在待在多伦多期间感染的"（WHO，2003 年）。有许多游客和商务旅行者都取消了去多伦多的行程，一个准备了数月的重要医学会议也被取消了。

香港特区的公共卫生和执法机构共同努力，试图控制这次疫情暴发。新加坡和中国香港的行政机构采取了严厉的措施限制患者旅行。在机场，登机的乘客都要检查体温，发热乘客要在排除感染 SARS 后才能获准旅行。这些"禁止旅行"的本地措施的实施加快了对香港旅行警告的解除，同时也防止了隔离的市民逃离而引起疫情扩散。

　　旅行警告是各政府告知民众国际旅行危险性的惯例做法。美国 CDC 向美国国民发布旅行地可能存在的疾病危险警告，美国国务院向国民发布到国外可能遇到的其他危险警告，如安全危险。但世界卫生组织发布某个特定地方的旅游警告是一项不寻常的措施，它具有潜在的巨大影响。显然，旅行警告给涉及的地区带来的损失是巨大的。SARS 旅行警告给旅游收入带来的损失显而易见。高致命性的新型感染性疾病带来的全球危险和旅行警告带来的地方收入损失之间有一种微妙的平衡。

国际民用航空公约

　　控制国际旅行的另一公约——《国际民用航空公约》（1944年）中只顺带提到了感染性疾病暴发的问题。该公约用于控制人和货物的航空旅行，公约一开始就明确强调国家主权，认为这是公约的宗旨。第 14 条要求成员方承诺"采取有效措施预防霍乱、天花、黄热病和鼠疫等通过航空旅行进行传播"，并在疾病事件发生时向"制定国际航空卫生条例的机构"咨询。第 35 条允许各国"为了公共秩序和安全"禁止货物出境。公约要求签署国如果在实施过程中有任何改变都要报告公约秘书处——国际民用航空组织（ICAO）。公约中没有关于各国有权在其领空限制航空的条款。公约对如世界卫生组织这样的国际组织发布旅行警告保持沉默。

制约国际贸易：世界贸易组织

当卫生问题与国际货物贸易相关时，解决卫生问题的主要依据是世贸组织的协议。根据这些协议，成员可以监管哪些产品和服务能跨越国界，确保商品安全生产且不带疾病。但是，世贸组织协议的主要目的是减少而不是建立贸易壁垒。世贸组织成立于1995年，由关税及贸易总协定（简称关贸总协定）临时机构发展而来。关贸总协定是在将近50年前第二次世界大战之后签订的。过去，贸易制裁和禁运被用于各国之间的政治斗争。战后，各国都期望用和平方式解决政治和经济争端。同时，新兴的工业国家生产出大量商品等待出口。1944年，这些国家达成了一个前所未有的协议，制定出未来的贸易方针。《布雷顿森林协定》勾勒出了国际货币体系，它由国际货币基金组织（IMF）、世界银行和国际贸易组织（ITO）组成。最终，在贸易组织的诸多细节上难以达成共识，部分原因是美国提出了一系列的反对意见。同时，由于大家急于开展贸易，参加1947年国际贸易组织谈判的50个国家中的23个签署了关贸总协定，决定为国际商贸创建一个公平的环境来实现贸易自由化。最初的重点是减少关税，以确保跨境贸易更加自由通畅。

关贸总协定签订后的许多年里，又有多轮"贸易谈判"，除了关税，还增加了新的贸易问题。"肯尼迪回合"（1964—1976年）旨在处理"倾销"问题，即为了开拓新的市场而以低价抛售商品。"东京回合"（1973—1979 年）增加了"非关税壁垒"
的问题，如本国补贴。例如，协议为成员方制定了具体目标，减
少各国针对农业或钢铁生产的补贴。自由贸易倡导者认为，这样
的补贴使非补贴生产商在全球市场中处于弱势。最后，"乌拉圭
回合"（1986—1994 年）重新审视是否有必要成立一个组织来监
督国际贸易中日趋复杂的问题，这些问题主要涉及国际投资和服
务。最终决定由 1995 年成立的世贸组织作为实施关贸总协定的
秘书处。

世贸组织主要为谈判提供论坛，以及监督成员对所签订
协议的履行。其次，组织还提供技术援助帮助成员理解和遵
守协议。与其他国际组织不同，世贸组织拥有一定的强制执
行力量。这种力量源自其争端解决体制，该体制使它有权对
发现违反协议的成员实施上百万美元的经济制裁。世贸组织
的支持者认为，它通过把贸易争端减至最小、鼓励普遍的以
科学为基础的标准以及倡导全球市场机会人人平等的手段来
促进世界和平与繁荣。批评者则指责该组织由主要的贸易经
济国控制，并不像其使命所宣称的那样平等。对于诋毁者来
说，全球贸易协定代表着最糟糕的全球化，为跨国公司的利
益服务而不是为公众的利益服务。世贸组织的组织架构详见
图 8 - 2。

协议

关贸总协定实际上是共同框架下的一系列协议。协议覆盖了
不同产业的商品和生产的各个方面，但是都强调一个共同的主题，

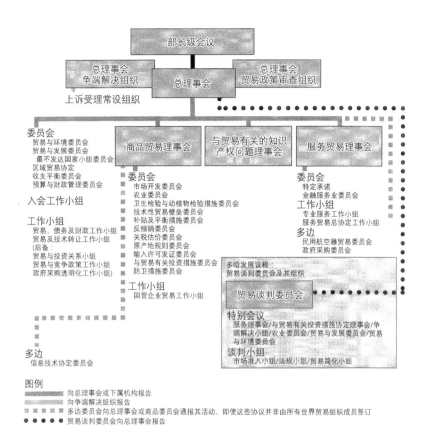

图 8 - 2　世贸组织架构

资料来源：http：//www.wto.org/english/thewto_e/whatis_e/tif_e/
org2_e.htm.

即减少贸易壁垒。始终贯穿协议的主题如下：（1）透明度，或者说
"贸易政策和实施及其制定的过程都是公开的和可以预见的"（世
贸组织术语汇编）；（2）同等性，或者说承认贸易伙伴的实际操作
是同等的，认为他们都达到了相同的安全标准；（3）在可能的情况

下使用有科学基础的国际标准。所有协议都处于不断的讨论、谈判和实施过程中。虽然已有减少贸易壁垒的确定目标和任务，而且各成员都诚心诚意地努力达到这些目标，但是每两年在日内瓦召开的工作组会议允许讨论、澄清，有时是修改这些目标。会议还允许成员提出双边讨论未能圆满解决的贸易问题。对每个协议，世贸组织都有秘书处，通常有 12 名左右的雇员，其任务是帮助世贸组织成员履行该协议。

　　所有协议的首要目的都是减少贸易壁垒，但成员方也有许多特权限制某种商品的贸易，从而保护其国民的健康和福利（第 I 条和第 XX 条）。关贸总协定特别规定这样的保护必须是非歧视性的，也就是说，不允许限制某种危险商品从一个国家进口，而不限制从其他贸易伙伴国进口，而且事实上，不限制本地生产商生产。这些非歧视条款是涉及世贸组织协议的众多争端的核心，也说明了为什么要强调条例应以科学为基础。

　　关贸总协定中与世界人民的健康问题相关的有四个协议：《技术性贸易壁垒协议》（TBT）、《实施动植物卫生检疫措施的协议》（SPS）、《与贸易有关的知识产权协定》（TRIPS）和《服务贸易总协定》（GATS）。以下的讨论将集中在协议与预防、监测、控制和治疗感染性疾病相关的方面。显然，协议中还有许多其他重要的与人类健康有关但不涉及感染性疾病的话题。

　　从表 8－1 可看出世贸组织协议怎样与感染性疾病的出现、扩散、控制和经济后果有大体上的关联。

表 8 - 1　世贸组织协议：与疾病发生的潜在关联

协　　议	行　动　方　式	与疾病出现的联系范例
关贸总协定	降低关税的努力可以提高国内生产效率	会鼓励企业"准备好"进入全球市场或合并。高强度的生产有可能催生感染性疾病
技术性贸易壁垒协议（报告：第 2.2，2.10；5.4，5.7；附件 3L）	要求报告因关注人类健康而产生的贸易变化	可能的监测，在生物制品中查找"鬼祟的"感染性疾病
实施动植物卫生检疫措施的协议（报告：附件 B，6）	要求报告因关注人类健康而产生的贸易变化	可能的监测，查找与动物和食物相关的感染性疾病
与贸易有关的知识产权协定	保护新产品（如药品）的知识产权，但是发生公共卫生紧急事件时允许为竞争者颁发强制性商品/制作执照	药物创新提供新的感染性疾病治疗方法的问题及获取新的治疗方法的问题
服务贸易总协定	条款包括"海外消费"，或者是前往成员国接受医疗服务（也叫"医疗旅游"）	疾病的跨物种传播和从一个国家的医院到另一个国家的医院传播的可能性

《技术性贸易壁垒协议》和《实施动植物卫生检疫措施的协议》

《技术性贸易壁垒协议》和《实施动植物卫生检疫措施的协议》都是与贸易商品的生产流程和标准相关。《技术性贸易壁垒协议》涵盖了大批商品，包括药品和生物制品，我们知道如果新型感染性疾病出现，这些药品和生物制品至关重要。《实施动植物卫生检疫措施的协议》只涵盖了微生物"免费搭便车"最有可能的"交通工具"，就是来自农场和田间地头的商品。两个协议的目的都是通过设立共享的国际标准来减小贸易国间的歧视。尽管成员方支持这些意图，但这些标准有时被认为减弱了本国的安全保护，有时又被认为是抬高门槛或成为另一种歧视方式，就会出现争端。因为这些协议与卫生有关，我们将探讨这些协议的要点。

《技术性贸易壁垒协议》　在关贸总协定谈判期间，一个工作小组总结道，贸易最大的壁垒不是关税而是对商品生产的技术要求。1980年，为减小这样的壁垒，制定了《技术性贸易壁垒协议》。该协定基本上涵盖了除农产品以外的所有商品的技术流程以及包装、标签与营销。协定内容覆盖的商品有药品和生物制品，如血液制品。

《技术性贸易壁垒协议》的两个中心元素是"同等"和"合格评定"。建立同等性指的是贸易伙伴的产品如果达到某些双边的或国际公认的技术条款或标准，如某些安全要求，那么贸易伙伴的生产流程也应得到认可。合格评定指的是制作过程要达到标准并具有可比性。例如，药品的生产过程中，有各种各样的采样和测试来确保纯度及检测潜在的化学污染。根据该协议，"合格评定"要由指定的政府机构来做，目的是确认药品生产商所采用的生产方式是否达到了特定的安全要求。合格评定的关键是愿意使用各种方法来达到共同要求，对所有商品，不考虑其出产国，都使用相同的评估程序来判定它们是否符合要求。《技术性贸易壁垒协议》工作小组还制定了"规范准则"，为成员方指明了在实施该协议的过程中达到这些目标的最佳途径。该"准则"主要强调要尽可能地使用国际标准，以及实施协议时怎样确保透明，对国家或国际公共卫生合作的行为未作规定。

《实施动植物卫生检疫措施的协议》　　涵盖了农产品的《实施动植物卫生检疫措施的协议》对感染性疾病的控制非常重要。"卫生"指人和动物的健康，"植物检疫"指植物卫生。跟所有的协议一样，《实施动植物卫生检疫措施的协议》的目的是减少贸易壁垒，同时允许成员方限制他们认为会给其人口和地区带来危险的商品贸易（第 5.1、5.7 条）。1994 年协议涵盖杀虫剂的使用、添加剂和微生物污染等问题。随着《实施动植物卫生检疫措施的协议》的实施，人们就一些关键问题展开深入的讨论，对于协议在控制贸易中的感染性疾病急性暴发方面如何发挥作用，如何更好地运作，提供了许多洞见。这些问题包括透明度、同等性和国际标准的使用。

在《实施动植物卫生检疫措施的协议》的条款中，透明度指的是贸易经济体在食品安全领域，制定对贸易伙伴来说既清楚又明白的法规和条例。也就是说，为了确保贸易的平稳发展，尽可能地减少意想不到的事件；当指导进口的政策改变时，或当贸易受限或贸易停止时，成员方必须报告世贸组织。但是，根据《实施动植物卫生检疫措施的协议》，并不要求公开疾病的发生。应该公开吗？能公开吗？世贸组织作为一个贸易组织要求其成员方对所出现的感染性疾病的威胁及时给予公开，这样合适吗？由于潜在的经济影响，成员方很可能不愿意向贸易机构报告潜在的植物或动物产品污染。一个可供选择的策略是：（1）鼓励及时向国家和国际公共卫生机构报告感染性疾病的威胁；（2）建立激励机制，确保报告疾病暴发的成员方的商品不会遭受歧视，鼓励在世贸组织争端解决程序内进行报告。

　　根据《实施动植物卫生检疫措施协议》同等性条款，与《技术性贸易壁垒协议》一样，成员方可以指定贸易伙伴的食品生产过程必须"同等"，这样就排除了边境附加检查的要求。实质上，同等性规定确认了生产、检验、卫生标准均不同的贸易伙伴可以生产相对安全的商品。如果某一成员方拒绝另一方的标准，认为不够格的话，会被要求出示证明，表明拒绝是以确凿的卫生问题为基础的。如果不能证明，他们将面对高昂的制裁。同等性的重点是努力促进贫穷国家参与世界贸易。批评者认为，该做法的危险之处在于以促进更加自由的贸易的名义宣称具有同等的机制，事实上却并不安全；或者同等性宣布之后，会有所改变（Silverglade，2000 年；Public Citizen，2003 年）。从技术上讲，成员方都被要求报告所有的改变，但实际上这一点并不能得到保障。迄今为止，同等性的制定并没有经过国内或国际卫生机构的系统性咨询。虽然这只适合于有些情形，但同等性的决定代表了公共卫生获得额外投入的机会。

　　世贸组织成员方关系紧张的另一个原因，特别是与《实施动植物卫生检疫措施的协议》有关的原因，是强调尽可能使用国际标准。发展中国家认为，他们之所以不能进入全球市场，是因为发达国家市场过于严格的卫生要求，而这些要求又运用于所有的国家。根据《实施动植物卫生检疫措施的协议》，这些标准是受到与食品、植物和动物安全相关的国际组织认可的，它们分别是国际食品法典（食品法）委员会（由世界卫生组织和联合国粮农组织共同管理）、《国际植物保护公约》（IPPC）和世界动物卫生组织（OIE）。这些组织都派代表参加所有的工作组会议。世界卫生组织也作为观察组织参加会议。

报告 世贸组织的协议本身是不能轻易修订的。这些协议都获得了成员方政府的通过，对成员方具有约束力。但是根据《实施动植物卫生检疫措施的协议》和《技术性贸易壁垒协议》规定，各国可以改变自己的政策，也可以从卫生、安全、环境保护或国家安全的角度考虑限制进口。如果这样做，他们就有义务向世贸组织相关的秘书处提交一份"报告"。此外，在某些情况下，因某个技术条例或安全操作缺少国际标准，或者某个成员希望实施不同于国际标准的条例，都需要提交报告，说明将采用的条例或标准。报告可以是"紧急"的，也可以是常规的，鼓励成员方先提交草案供他们的合作伙伴评论，最终确定后再提交。报告须列出受影响的商品和贸易伙伴，进口政策改变的性质，如商品禁运或新的检测要求、改变的时间长短、采取该决定所遵循的国际准则。

1995 年至 2004 年，《技术性贸易壁垒协议》成员方共提交了 6 098 份报告（图 8-3）。超过三分之一的报告（2 240 份）都与"保护人类健康或安全"的措施有关。

全球性交易的血液制品中出现 HIV，发生在 20 世纪 80 年代早期现行《技术性贸易壁垒协议》生效以前。将来如果人类生物制品发生类似的事件，一旦发现它一定会成为《技术性贸易壁垒协议》报告的内容，各国会通过贸易限制寻求自我保护。但是，这类问题被发现后会不会及时传达到世卫组织或者其他公共卫生机构，尚不可知。协议内容没有讨论此类情况。保护人类健康是世贸组织成员方改变进口政策经常提到的理由，但是，即使在提交报告的国家，公共卫生机构是否参与报告的讨论和决议，这一点也并不清楚（实际上，他们很可能并不参与）。

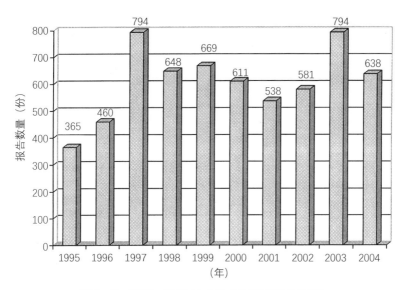

图 8 – 3 　**1995—2004 年《技术性贸易壁垒协议》**
成员提交的报告总数

注：1995—2004 年《技术性贸易壁垒协议》秘书处收到 6 098 份技术条例和
合格评定过程的报告。
资料来源：WTO，2005 年。
http：//www.wto.org/english/tratop_e/tbt_e/tbt_specialmeeting_note_21march05_
e.doc

　　到 2005 年，《实施动植物卫生检疫措施的协议》成员方提交了 4 163 份报告，不包括修正、补充和修订。从 2003 年到 2004 年，报告数量增长了 42%（WTO，2005 年）。迄今为止，对这些报告的种类还没有进行系统的分析。但是，我们在 2002 年所做的调查表明，从 1995 年报告系统启动以来，秘书处提交的报告数量每年都在增加，大多数报告由按国民生产总值衡量比较富裕的国家所提交。2003 年 1 月和 2004 年 6 月之间进行的相似分析发现，大多数报告（达 63%）与食品安全相关（Cash，Kastner，2004 年）。目前，世贸组织秘书处还没有建立报告数据库。建成这样的数据库不仅可以提供更系统的分析，还可以使向卫生机构和所有贸易伙伴发出安全警报变得更为快捷。在现行的报告系统下，只有少数直接参与报告的贸易伙伴意识到这个潜在的问题。《实施动植物卫生检疫措施的协议》秘书处正努力开发数据库，以便能够对报告进行查找、分类、收集和分析。他们指出，美国农业部已经建立了报告分类，但是这个数据库属于"内部资料"，所以秘书处不能使用。

《与贸易有关的知识产权协定》 这个协定约束知识产权，是确保全球贸易平稳进行的关键。为满足市场需要，学科和产业在理念、设计和商品改进的创新上投资巨大。公司靠售卖这些商品收回他们在研发上的投资。显然，如果允许其他国家的竞争对手不受惩罚地非法盗用这些创新成果的话，整个系统将很快崩溃。谁愿意崭新的创新成果上市即被别人非法仿制，然后低价卖出呢？显然需要有保护措施来防止非法盗用，但是跟我们讨论的大多数国际体制一样，这需要求得一种平衡。

《与贸易有关的知识产权协定》不仅是有关产品和发明（第 5 节第 27 条、第 31 条），同时也是产品和发明产权信息（第 7 节）

专利保护的协议。所有世贸组织成员都必须保护这些知识产权。但是在这个协议中，有一项条款认可最不发达成员方的特别需要和要求（第66条）。贫穷国家中的最贫穷者（"最不发达"指的是根据联合国定义，年国民生产总值人均不到750美元）允许延期执行协议。实际上，这些国家在2001年得到了许可，可以从2006年起直到2016年才实施《与贸易有关的知识产权协定》。协定同意给予他们足够的时间在国内"创造一个牢固的可独立发展的基础"，这样他们才有能力研发自己的药品等。

HIV/AIDS的流行使这种观点成了国际社会的焦点。在艾滋病流行之前，发展中国家几十年来一直都在为提供基本药品而奋斗，但艾滋病的范围和严重性是前所未有的。20世纪80年代早期，艾滋病最初被视为不治之症。由于缺乏有效的药物，HIV/AIDS患者在出现艾滋病症状两年内就会死亡。全世界的情形都是如此。但是，20世纪80年代中期，有效的抗逆转录病毒药品开始在市场上出现。美国国立卫生研究所以前所未有的速度推进其研究项目，部分原因是为了研制新的药品。艾滋病患者可以寻求"同情使用"，这样他们得以使用还未上市的新药和试验药品。美国和发达国家的HIV/AIDS患者社团组织和建立了自己的交流网络来集体分享专业知识。有时这种分享意味着传递救命秘诀，让患者知道如何获得新的和更好的药品。

当救命的药品最终在全球上市的时候，在那些受影响最大的国家，由于制药公司拥有专利，药品极为昂贵。这样就在患者、患者的支持者和医务工作者中种下了愤怒的种子，最终在那些饱受流行病冲击的贫穷国家引发举国愤慨。1990年以前，巴西是除北美、古巴和欧洲以外第一个由国家向艾滋病患者提供药品的国度。其他国家，特别是那些自己能够生产高质量药品的国家，积极地说服世贸组织。从 20 世纪 80 年代末开始，世界卫生组织的全球抗艾滋病项目一直在与艾滋病药品生产商进行谈判，但是未能为贫穷的国家争取到药品价格的大幅降低。

由此而来的结果是，2001 年 11 月 14 日在沙特阿拉伯的多哈举行的部长会议通过了有关《与贸易有关的知识产权协定》和公共卫生的"多哈声明"。声明的第一句话是："我们认识到折磨许多发展中和最不发达国家的公共卫生问题，特别是 HIV/AIDS、结核、疟疾和其他流行病带来的问题的严重性。"最重要的是部长们在第 5 条中确认：(1) 每个成员都有权颁发强制性许可证，可自由决定颁发强制性许可证的条件；(2) 每个成员都有权决定什么情况为国家级紧急情况或者其他极端紧急情况，公共卫生危机公认包括 HIV/AIDS、结核、疟疾和其他流行病引起的危机，能够代表国家级紧急情况或其他极端紧急情况。换句话说，当危机出现时，各国可以执行强制许可。强制许可是指同意某种由个人或公司拥有专利的产品在国内生产，而不需征得该个人或公司的同意。

那么，这个方法行得通吗？这个问题尚无系统的研究成果发表。Oliveira 等就这个问题对拉美和加勒比海地区的 11 个国家的法律进行了研究，试图证明《与贸易有关的知识产权协定》条款是否使情况有所不同（Oliveira，Bermudez 等，2004 年）。他们的研究结果是复杂的（参见表 8 - 2）。除了巴拿马，其他国家都立法同意强制性许可，但《与贸易有关的知识产权协定》的其他对公共卫生有利的主要条款却未编入法规。

表 8-2 各国加入世贸组织及知识产权法规修改时间

国　　家	加入世贸组织时间	知识产权法则修改时间
阿根廷	1995 年 1 月 1 日	1996 年
玻利维亚	1995 年 9 月 12 日	2000 年
巴西	1995 年 1 月 1 日	1996 年
哥伦比亚	1995 年 4 月 30 日	2000 年
厄瓜多尔	1995 年 1 月 21 日	2000 年
洪都拉斯	1995 年 1 月 1 日	1999 年
墨西哥	1995 年 1 月 1 日	1999 年
巴拿马	1997 年 9 月 6 日	1996 年，1997 年修订
秘鲁	1995 年 1 月 1 日	2000 年
多米尼加共和国	1995 年 3 月 9 日	2000 年
委内瑞拉	1995 年 1 月 1 日	2000 年

资料来源：Oliveira，Bermudez 等，2004 年。

本文和其他研究所讲述的影响《与贸易有关的知识产权协定》公共卫生条款实施的障碍如下：（1）缺少必要的法律和行政体系保障；（2）为了应对国家法律的改变，有贸易伙伴作出双边和多边贸易制裁的风险；（3）有限的本土药品生产能力；（4）技术转让困难，即难以获取开发产能必需的技术支持；（5）在竞争激烈的全球药品市场中面临的高风险投资。Oliveira 和 Bermudez 等人还指出，美国特别是加拿大经常使用强制许可，却反对欠发达国家使用。他们推测需要更多的技术援助来促使《与贸易有关的知识产权协定》的实施，从而确保公共卫生安全。

《服务贸易总协定》（GATS）涵盖的卫生服务方式

方式一：跨边境提供 在一个成员方的领土向另一个成员方的领土提供卫生服务。这种服务通常是通过互动的音像和数据交流来实现的。因此，患者有机会咨询本国和不同国家的医生。典型的例子有互联网会诊、诊断、治疗和医学教育。这种提供形式能够把卫生保健带到缺少服务的地区。

方式二：海外消费 这种方式包括当患者需要治疗的时候，向海外寻求治疗或奔赴海外。这可以促进国际交流，但同样可以排挤当地患者，如果治疗是由本国政府补助的话，它还会消耗资源。

方式三：外国商业服务 某成员方的卫生服务供给，由其他成员方通过商业渠道参与。这种方式包括向外国公司开放卫生行业，允许他们投资卫生机构、卫生管理和卫生保险。其优点是外商直接投资（FDI），能够提供新的服务，为提高服务质量和创造就业机会做出贡献；缺点是会导致两级卫生系统和内部人才流失，从而加深卫生服务的不平等。

方式四：自然人（个人而不是公司）的流动 商业服务提供者（例如医生），从自己的国家短暂地流动到另一个国家以合同工的身份或外派职员的身份提供服务，这是引起最多争议的领域之一，因为人们担心它会促使卫生专业人才从穷国流失到富国。但是，《服务贸易总协定》涉及的只是卫生专业人才短期在其他国家工作。人才流失指的是受过教育的、有资质和技能的人从较贫穷的国家移民到较富裕的国家。世界卫生组织卫生人力资源部的主张旨在扩充贫穷国家的合格卫生人才资源库。

资料来源：WHO, General Agreement on Trade in Services（GATS）。

《服务贸易总协定》　　《服务贸易总协定》是全球贸易史上相对较新的领域。最初的关贸总协定只局限于贸易产品，也就是物品。服务贸易被认为难以约束。奇怪的是，在这一方面，软件实际上被看作是服务而不是产品。伴随着迅速繁荣的软件全球贸易，《服务贸易总协定》谈判向前推进，结果，卫生服务成了人们日益感兴趣和关心的领域。这对于如何运作公共系统具有巨大的影响。《服务贸易总协定》意味着各国将逐步消除他们之间的服务贸易壁垒，但是，实际涉及的行业并没有具体列出。事实是90%的国家放宽了旅游服务，70%的国家放宽了财务和通信服务，但只有不到40%的国家在卫生和教育服务行业作出了承诺。以上的内容显示的是世贸组织成员向全球市场开放的卫生服务分类。有趣的是，美国在放宽服务方面只涉及医院服务（Conzaniga，2002年）。

　　意料之中的是，涉及卫生服务的谈判引起了世界卫生组织的关注。世界卫生组织的重点是那些正在加入世贸组织和正在考虑是否加入《服务贸易总协定》的国家。签署了《服务贸易总协定》的国家有权决定放宽卫生行业的哪些领域。例如，他们也许会决定接受跨境提供病历副本，而不接受其他国家的私有实体在本国建立医院。其实，对那些卫生服务由公众资助、政府管理，并且受到高度约束的国家来说，相关谈判很复杂也有很大潜在风险。人们主要的担心是，建立卫生保健的私营市场会瓦解传统上由政府提供的服务。由于没有绝对的义务放宽卫生行业，世界卫生组织建议各国在作出具体的承诺前，应该三思而后行（"根据《服务贸易总协定》作出卫生服务承诺前的10个步骤"）。一个面面俱

到、强而有力的卫生系统非常重要。在卫生人员与机构的认定和
许可的审查过程中，讨论"会计工作"时要注意这一点，"会计工
作"是世贸组织的术语，指在职业认证机构间建立对等性。世贸
组织职业服务工作小组（现称国内监管机构）正在研究卫生人员
与机构的认定和许可的审查过程。世贸组织工作报告陈述的一个
观点是，开放的贸易是通过放宽贸易壁垒而不是通过撤销管制规
定来实现的（WTO Council for Trade in Services，1999 年）。

另一个竞技场——区域贸易协议

像其他游戏一样，当一种方法失败了，另一种可能成功的途
径是改变游戏规则。对于世贸组织的成员方来说，改变规则意味
着制定区域贸易协议，实际上，这可以导致世贸组织禁止的最惠
国关系的恢复。自从世贸组织成立以来，区域和双边贸易协议急
剧增加，生效的协议有一百多个。基本上，只要满足两个条件，
世贸组织成员之间就可以签订区域和双边协议。这两个条件是：
（1）它们在放开贸易方面的条款要比有关的关贸总协定条款更
宽松；（2）它们对没有签署该协议的其他国家不会构成贸易歧
视。通过拟定更加宽松的条款，如降低关税，区域贸易协议基本
上都把签署区域协议的国家列为优惠待遇贸易伙伴。同时，并没
有系统的或非系统的审核方式来判断区域协议是否违反世贸组织
条款。

政 治 和 权 力

　　尽管世贸组织的首要使命是减少贸易壁垒和限制歧视，但是某些国家利益和权力往往不可避免地得到更充分的代表。世贸组织不断面临的挑战也包括着力消除这些不平等。我们下面要审视两个问题——其一，是否排斥某种产品的决策基础是科学，而科学又受许多势力干扰；其二，试图在资源迥然不同的国家间建立平等关系，实乃痴人说梦。

科学的角色——证据的再造？

　　贸易和旅游是把各国连接在一起的纽带，却一直受制于政治。外交关系决定着一个国家对另一个国家的人民和商品的欢迎程度。新的人类感染性疾病可能会或者也有可能不会导致限制商品和人跨越边境的特别保护措施的实施，但是这些疾病的出现会使事情变得更加复杂。在国际贸易体制中，最重要的目标是减少壁垒和歧视行为，提供一些预测性措施，所以科学成了做决定时最直接的试金石。国际指南被制定出来，成员方可以用这些指南和标准为他们采取的行动辩护。

　　总而言之，这些指南都是经专家咨询、精心制定的体系。专家们开会讨论相关问题、证据以及应该采用什么标准确保安全或质量。国际性的标准由国际标准组织（ISO）设定。但是，大多数与贸易和旅行相关的法规体现在国际食品法典委员会、《国际植物保护公约》、世界动物卫生组织的标准，国际原子能机构的公约和法规，以及世界卫生组织的《国际卫生条例》中。这种以科学为基础的方法有巨大的潜力，且并不一定像看上去那样不可知。

公有对私有 大量的科学工作都是在工业生产中执行的。制药公司对新药的寻找永无止境；在食品科学领域，生产出更好的、保质期更长的产品和其他能满足市场需求的产品，这方面的竞争同样激烈。实际上，在食品和农业中，大多数科学研究是与产业投资同时进行的。在公共领域，科学研究由政府、私有基金会和产业资助，由研究者们的好奇心和政府机构明确的需求驱使，这些机构包括美国国立卫生研究院、美国农业部、环境保护局和国家科学基金会。

公有和私有科学企业，虽不乏相似之处，但仍然有两个关键的区别。在工业方面，科研投入与能否给企业带来立竿见影的效益息息相关。这可以理解，因为企业的经理们需要向董事会和持股人明确说明这笔花销的理由。科研成果并非必须对外公开，或者被要求公开，因此不利于出资方的科研成果更不可能公之于众。由于竞争的原因，一些对公共卫生有益的科学发现有可能会成为秘密。实际上，大多数发现都成了私有财产——成了科研方和资助方自己的科研成果。而公共科学事业与产品和服务的创造及改进并没有密切的联系。在这种情况下，"持股人"就是资助了企业的公众。公众和国会的代表们的确有资格质问美国国立卫生研究院和其他机构的研究方向。机构展示的科学工作要能够体现经费使用的智慧。

风险分析 无论是禁止某些产品还是制定新的政策，成员方

在国际贸易中运用科学来为行为辩护时都要用到"风险分析"。其
基本的理念简单明了，然后有一系列的步骤要求根据错综复杂的
信息和竞争利益做出决定和政策选择。总之，风险分析需要识别
危险，根据暴露水平评估危险带来的实际风险，然后决定怎样应
对风险并发出风险警报。但是，连世贸组织协议中指定的那些国
际机构也没有统一的风险分析方法。关于风险分析应该或必须包
括什么样的足以成为决策基础的因素，人们颇有争议。实际上，
世界动物卫生组织和国际食品法典委员会，这两个审议《实施动
植物卫生检疫措施的协议》的关键技术顾问组采用的是不同的模
型。国际食品法典委员会顾问组使用的是美国国家科学院模型，
而世界动物卫生组织顾问组采用的是"Covello‑Merkhofer"模型。
表8‑3对这两种模型进行了对比。

表8‑3 风险评估模型对比

国际食品法典委员会	世界动物卫生组织
危险辨认	风险释放评估
危险描述	暴露评估
暴露评估	后果评估
风险描述	风险估算

注：国际食品法典委员会使用的是美国国家科学院模型，世界动物卫生组织使用
的是 Covello‑Merkhofer 模型。
资料来源：Vose，Acar 等，2001 年。

贸易发展引起抗菌药物耐药性日益增强，引发各种担忧和争
议，因此世界动物卫生组织——制定《实施动植物卫生检疫措施
的协议》标准的机构之一，为实施风险评估出版了指南（Vose，

Acar 等，2001 年）。为不断抗击食品、动物和人类的抗菌药物耐药性的风暴，世界动物卫生组织工作小组制定了"证据规则"。风险分析对那些技术资源有限的贫穷国家提出了特别的挑战。如果要求进行风险分析的话，必须证明他们的标准是公正的，或者其他国家的条文是多余的，而且这样的要求会非常昂贵。

在新型感染性疾病领域，风险评估变得更加复杂。如果确认是全新的人类病原体，那么早期风险评估可能只是纸上谈兵。只有在人类病例出现后，才能够了解朊病毒（朊蛋白，蛋白质传染因子）出现所带来的危险，传播广泛的牛海绵状脑病在出现十几年后，其危险才为人们所了解。所以，在这种情况下正式的风险评估用处不大，因为必须等待积累足够的证据来评估。

预防原则：有争议的安全 在风险不为人知的情况下，有人提倡使用已知风险作为预防原则。这种方法是最基本的预防策略——如果会有风险出现，为什么要冒险呢？回想第四章有关牛海绵状脑病和新型克-雅病的讨论，像牛肉生产中的第一次内脏废弃物禁令这样的措施，在发现人类疾病危险之前就采取了。实际上，这种方法表明，只要有科学上可能的危险存在（尚未证实），那么就应该避免暴露。在世贸组织的审议中，预防原则一般不作为风险分析的替代。但有些情况，如石棉（一种致癌物质）就采用预防原则（Goldstein，Carruth，2004 年）。有人主张危险证据不足的情形也使用预防原则，如电磁场（Comba，Pasetto，2004 年）。

预防原则对新型感染性疾病的意义显而易见。在贸易中接受预防原则并不要求对已在风险评估计划中的感染性疾病具有经验。

预防原则的使用可能导致各国滥用商品入境禁令，这样做会危害国际贸易和国民经济。

富人和穷人——谁在圆桌前？

对诋毁者来说，全球贸易协议代表了全球化最糟糕的一面，认为它们只为跨国公司的利益而不为大众利益服务。世贸组织不是联合国的组织，而是一个国际性的成员制组织。所有国家都加入联合国的组织，如世界卫生组织，但并非所有的国家都加入世贸组织。有些经济体，如中国的香港和台北，在世贸组织被视为独立的实体，而在联合国系统则不然。虽然世贸组织有近 150 个成员，但关贸总协定和其他协议的大多数谈判显然是在 20 世纪 90 年代积极从事国际贸易的少数市场经济实体之间进行的，而且大多数协议都是在那时拟定的。此外，批评家指出，这些成员国的代表团深受企图进一步统治国际贸易的各国巨型公司的利益影响（McCrea，1997 年；Lang，1999 年）。结果，欠发达、不强大的经济体的利益未被充分地代表。甚至今天，最贫穷的成员仍无力负担派代表团到日内瓦的费用，无法参加讨论协议问题和起草新政策的工作组会议。

这些批评触发了 1999 年世贸组织在华盛顿州西雅图召开部长会议时暴发众所周知的示威。这些抗议又相应导致了 2001 年卡塔尔多哈会议，会议主要讨论贫困成员方的问题，特别是在资源和技术专业知识不足的情况下实施世贸组织协议条款所带来的挑战，例如卫生要求方面。会议起草的"多哈声明"加入了"特别和有别对待"条款，给予发展中国家更多时间达到协议中制定的标准，并分阶段提供支持，如出口贸易补贴。"多哈声明"还承诺给发展中国家提供更多技术援助，这也是2003年墨内哥坎昆部长会议讨论的中心议题。

世贸组织工作组会议上的代表成员就发展中国家的参与问题，一般都持有下列三种观点之一：

1. 把贸易讨论限制在最积极的贸易成员方之间是合适的，因为这些成员的利害关系最重要。

2. 因为规矩已经定好，吸收其他成员是合适的，但是，他们必须按照定好的规矩行事，没有例外。因为任何不规范的健康或卫生行为都会有危险。

3. 全球贸易是国际经济发展非常重要的力量，应鼓励尽可能多的国家或地区参与贸易，并提供所需的方便条件以确保包容性。

自西雅图示威和多哈会议以来，包容性已经向前迈出一大步。富裕的成员方已意识到为了贸易体系的存续，有必要为贫穷的成员国提供参与贸易的机会。多种多样的措施和机制已经制定出来确保这一点得以实现，包括成员方资助的全球信托基金。富裕的成员方通过《实施动植物卫生检疫措施的协议》工作小组提供技术援助以加强协议的实施。食品与农业组织一直资助贫困成员参与谈判。但是，相关人士都承认这方面的努力还不能满足需求。剩下的挑战还有解决大多数发展中国家缺乏资源，不能作为平等伙伴参与贸易的现实问题。例如，只有1/3的贫困成员方有财力派出长驻日内瓦的代表；一旦出现问题，则无力支付解决争端所需的费用；或无力支付满足协议安全标准的基础设施（如卫生设施和管理体系）费用。2000 年，联合国开发计划署指出，非洲成员的参与特别少：经济合作与发展组织（OECD）成员方的平均代表人数是八个，主要来自欧洲和美国，而许多非洲国家根本就没有常驻代表参加工作组会议（Brown，2000 年）。

世界贸易组织、世界卫生组织和科学

综观国际机构和组织这个相当错综复杂的领域，我们了解到以下几点：

1. 人和货物的旅行带来有限的"机/船载"危险，并会给周遭的人们带来更大的危险。

2. 边境控制和边界关闭不再被看作是唯一的有效策略。

3. SARS 流行重新引起了对旅行警告的关注，显然旅行警告对限制传播行之有效。

4. 与公共卫生相关的全球贸易体系和协议制定了许多控制突发感染性疾病的条款。

5. 总部设在日内瓦的世贸组织由富裕的贸易成员方支配，这一结构缺陷限制了其应对全球问题的能力。

6. 贸易领域需要科学，因为它是贸易决策的基础。

7. 公有或私有信息的鸿沟妨碍了科学的运用，科学的证据基础本身存在争议。

因此，当我们思考怎样加强全球人口在全球快运中的安全时，有许多要素需要考虑。这一考虑和其他选择将在第九章详述。

更多的思考

◎ 如果感染性疾病通过贸易和旅行传播，为什么当威胁出现时，当局不愿意停止旅行和限制贸易？

◎ 解释哪些报告是世贸组织的《技术性贸易壁垒协议》和《实施动植物卫生检疫措施的协议》所规定的。成员方提出要提交此类报告的主要原因是什么？

◎ 解释为什么"风险分析"证据对新出现的感染性疾病是个问题。用于限制贸易的替代政策是什么？

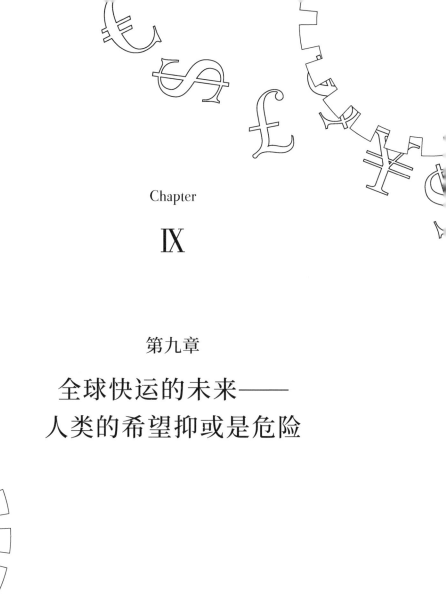

Chapter

IX

第九章

全球快运的未来——
人类的希望抑或是危险

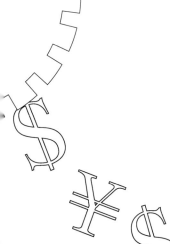

新型人类感染性疾病的出现和商品贸易的全球化并不是威胁，而是现实，在未来的几十年里，它们将重塑世人的生活和贸易方式。问题是我们将如何成功对付疾病强有力的侵袭？还是将遭受更为恶性的大流行病的痛苦？世界人口的增长不可遏止，据最近的预测，到2050年将增长到90亿，用流行病学家安东尼·J. 麦克迈克尔（Anthony J. McMichael）的话来说，"地球超载"将继续加速（McMichael，1993年）。安全的人类生活所必需的基础——洁净的水和卫生，从来都不是人人能够得到的。当代历史上，全球食品供应的便利和充足同样也从未有过保障。在这个"超越国界的"世界里，新型人类感染性疾病的出现所带来的一个核心问题是，人类的全球性安全是否越来越没有保障？当全球化建立在不完善的卫生基础设施之上的时候，贸易和旅行的全球化是否从根本上扩大了感染性疾病的危险？

　　值得考虑的是，地球表面面积为5亿平方英里（约合12.9亿平方千米），70%的面积在水下，所以不断增长的人口只能生活在固定的空间。人口密度疏密不等，从空旷的蒙古大草原的每平方英里（1平方英里约为2.6平方千米）4.3人到肩并肩的孟加拉低地的每平方英里2 200人。同样，各洲之间人口分布差异也很大，从澳大利亚每平方英里9人到亚洲每平方英里203人。今天，人和货物惊人的流动速度实质上连接起曾经相隔较远的人们。有形的距离再也不能够在本质上把世界最贫穷、最拥挤的地区与世界最富裕、最不拥挤的地区分开了。实际上，许多大型食品企业集团的跨国生产链，确实把某地生产的产品带到了另一地的餐桌上。

　　地理学家们把全球化的旅行、贸易，某种程度上也包括通信，描述为"空间的瓦解"。这是一个有用的概念。从人和地方的实际距离来看，世界正变得越来越小。但是，本书的假设不仅认为空间正在缩小，还认为国际开放型贸易和兼并正在创造一个新的感染性疾病生态。这一新生态不仅在产生新的感染性疾病，同时也在诱发一些为人所熟知的疾病的发生。这些问题在前几章已有陈述。因此，对我们提出的第一个问题，回答是肯定的，显然，当今世界的全球化会增加国际贸易的风险。

整合——更好还是更糟？

前几章阐述了国际贸易怎样在这个充满活力的世界中起着推动作用，例如，降低保护性关税以及其他竞争因素的全球协议，怎样通过整合生产过程来向产业施加压力，从而最大限度地提高效率。这样一来，饲育场和屠宰场的整合便促成了新的感染性疾病，如出血性大肠埃希菌 O157：H7 肠炎的出现和传播。同样，在东南亚，家禽的密集饲养和宰杀以及不完善的卫生系统，引起了难以控制的禽流感流行。这些鸡鸭群中的感染性疾病给人类带来了持续的威胁。流行病继续肆虐，该病的祸首 RNA 病毒也仍未平息，随时有产生新的人流感的可能。全球贸易协议只是许多推动产业整合的力量之一，其他力量还包括：增大产业回报、提升产业在全球市场中的地位和满足市场需求。第四章探讨了为满足全球市场需求而相应扩大生产为何也会带来危险。20 世纪 80 年代早期血液制品市场的繁荣不知不觉地引发了 HIV-1 广泛的地区性传播。

HIV-1 本身的接触传染并不非常活跃。通过性传播的病毒感染率是万分之十，即 0.1%（Varghese，Maher 等，2002 年）；而当输血中使用的血液或血液制品携带病毒时，这个比例就攀升到 90%（Donegan，Stuart 等，1990 年）。这些具有高度传染性的产品漫游全球。产业整合的力度越来越大、越来越有效。但是，正如我们所见，它也会非常危险，当疫情暴发的时候，公共卫生只得仓促采取行动以应对和控制威胁。

卫生何去何从？

在全球贸易协议的商议中，"卫生"作为一种声音，微弱到听不见。在国家贸易或商贸的讨论中也难得听见。在美国，产品安全和召回决定要咨询卫生机构，但这并不是惯例。国家级管理系统的不完善已经有很多文献证明。事实证明，官僚作风会给公共卫生带来危险。管理系统在需要合理化的同时也需要加强系统化。特别要说的是，在这些流程中，美国 CDC 的流行病处理能力是未得到充分利用的资源。正如我们在病原体污染的进口芒果案中看到的，为了遵守"禁止农产品携带昆虫"法令，这些芒果被喷洒了杀虫剂（Jones，Schaffner，2003 年），不断变化的条例不一定能充分考虑到所有潜在的公共卫生问题。

在国际上，其他国家也是以平行而不是交叉的方式来管理本国机构。有关经济发展的活动几乎不会咨询卫生部。实际上，在一次访问东南亚某国时，我的团队曾把卫生部部长介绍给她的同事——科学技术部部长。尽管已任职一年多，他们却仍互不相识。我所在的商学院的同事在为公司海外直接投资决定提供咨询，据他们所知，投资的实地考察很少涉及向卫生机构咨询。但是，如我们所见，当地公共卫生基础设施的完备程度，是决定疾病出现时是否能够控制或因失控而流行的最重要的因素之一。如不了解情况，当地的劳动力和当地的生产可能被置于危险之中。如我们所见，如果感染性疾病进入全球快运，代价就会飙升。所以，我们从事商贸的方式应该有所改变。卫生官员需要学会尽快有效地与商务经济发展部的同事沟通。更重要的是，考虑海外直接投资的商务领袖们在决策时，要就公司卫生方面的问题向国内及当地的专家进行明确的咨询。

世贸组织缺少常设的卫生委员会，这颇令人困惑。世贸组织有一个环境工作小组接触到所有的贸易协议，参与他们的谈判和操作，监督相关的争端。环境小组的重点是环保和"绿色保护"，即利用环保问题关闭市场。成立一个与之类似的卫生小组是非常必要的。要制定成功对付感染性疾病的策略，就必须让全球卫生问题成为全球贸易审议过程不可分割的一部分。正如第八章扼要说明的那样，当成员经济体提出紧急报告，说明他们要实施限制的时候，他们因此提出的最常见的理由都是卫生问题。没有人系统地审查这些向《技术性贸易壁垒协议》和《实施动植物卫生检疫措施的协议》委员会提交的上千份报告，以寻找公共卫生警告。一个全球性污染的产品可能导致大量的贸易限制，而这样的限制会在没有引起世界卫生组织，甚至实施限制的国家的卫生机构的注意之前就已经实施。同时，世界卫生组织成立了伦理、贸易、人权和卫生法部门来监督贸易协议，从事与卫生问题相关的工作。

第一阶段：预防疾病出现

　　卫生和贸易官员与公共及私有产业界人士一同协力，能够更加有效地应对上述的重要挑战。从哪里开始呢？从金字塔底部。如前面阐明的那样，预防金字塔展示了感染性疾病从起源点进入地方流行，最终成为国际性大流行的进程。要预防疾病的出现，关键是洁净的水和卫生条件。在这一阶段的预防是抗菌药物和疫苗的获得。图9-1说明从补救措施角度怎样理解预防金字塔。

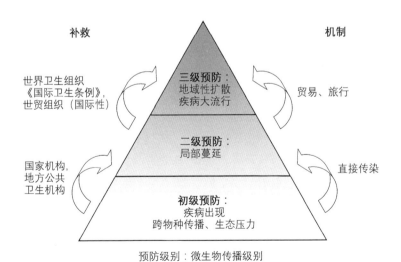

图9-1　补救金字塔

基本原则与前景

没有洁净的水和卫生环境，就不能制造出可靠的产品，所以从这里开始是有道理的。对世界人民、动物和作物来说，拥有干净的水和卫生服务的前景如何？令人费解的是，水的获取一直是有争议的领域。20 世纪 90 年代，让人人都拥有洁净的水这一目标有了突破。然而到了 2002 年，仍有超过 10 亿人不能享用到洁净的水，近 26 亿人没有足够的卫生设施（WHO，2000 年，UNICEF 和 WHO，2002 年）。

进化微生物学家对不能为所有公民提供纯净水的问题进行了仔细研究，发现这跟饮用水传播的流行病的严重程度有关联。实际上，清洁水系统在许多国家投入使用的 50 年来，在这些地方，引起腹泻的微生物一直局限于不那么致命的菌株。这说明三点：（1）纯净水系统对人类健康有重要影响，它可以预防最致命的腹泻性疾病，如古典型霍乱；（2）没有纯净水的地方严重腹泻疾病持续出现；（3）因没有成功的消毒系统而使用未经消毒的水来生产或加工的产品，会在运输过程中产生感染疾病的危险。所以，随着人和商品的全世界流动，过去的地方性问题现在就成了全球性问题。这一现实让人们有机会要求为保证全球都拥有洁净的水作出更大的努力，与此同时也带来了危险，那就是把这些努力主要放在商贸领域——例如，主要为种植出口农作物的农场提供洁净的水。2001 年当这个问题在大会上提出来时，泛美卫生组织的一位官员强调了为每个人提供这种公共物品的重要性。这就是说，不仅要用洁净的水灌溉墨西哥为出口种植的大葱，还要为在种植大葱的这片土地上生活和工作的人提供洁净的水。这才是真正重要的。只有把水和卫生视为全社区的公共商品，才可能最便捷最有效地获得它们。

寻找"神奇的子弹"——用技术来补救

另一个针对金字塔基础或对付疾病出现的战术，是开发和普及抗病毒药品。技术不会取代对洁净的水、卫生和足够的公共卫生基础设施的需要。疫苗和抗菌药物虽然不是独立的解决方案，却是抗击感染性疾病的强有力工具。过去，疫苗作为"神奇的子弹"一直都非常成功。通过坚持不懈的接种疫苗宣传，在富裕国家，儿童疾病如麻疹、腮腺炎和风疹已基本消除。天花，一个曾经致命的灾难，早已被消灭，只在实验室的冰柜里（希望是安全的）继续存活。除了社会状况特殊的地区，脊髓灰质炎已经被消灭。

创造新疫苗的手段比任何时候都更加成熟和有力。科学能够轻易地对细菌和病毒的基因组排序，并找出促进免疫反应的蛋白结构特征。应用新技术能够在人体细胞系统里培育疫苗（狂犬病疫苗就是这样培育出来的），这样就大大减少了不良反应和接种并发症的问题。"逆向工程"可以在实验室里通过重建病原体和它们的疫苗进行全免疫过程的基因操纵。有了这一切，所有的新型感染性疾病都应该在一年内通过疫苗接种的方式消灭，然而大自然却并不配合。

以开发 HIV 疫苗的努力为例，20 世纪 80 年代，当导致艾滋病的 HIV 被辨认出来，寻找疫苗的工作就开始了。HIV 是一种高变异核糖核酸（RNA）病毒，也即是说，它在其宿主体内以惊人的速度复制。因此，它是疫苗开发的活动靶。实际上，尽管已进行了十多年的研发，最近的一项研究指出，下列的挑战仍然存在：

（1）目前有效对抗 HIV 体内循环的中和抗体的设计不佳；（2）目前为预防 HIV 建立的持续感染模型的设计不佳；（3）广泛的 HIV 全球变异性；（4）缺乏对最有效的疫苗动物模式系统中的保护结构——疫苗灭活方法的了解；（5）不了解哪种 HIV 抗原在产生保护性免疫，以及哪种免疫效应因子结构在起作用。

（Klausner，Fauci 等，2003 年）

也就是说，顶尖科学家们承认投入上百万美元和多年的工作之后，抗 HIV 有效疫苗仍然没有找到。人们有合理的生物理由解释在实验室碰到的麻烦。流行病学家保罗·M. 伊瓦尔德（Paul M. Ewald）指出，病毒有强大的能力对抗宿主的防御，即使用"进化迂回战术"——只需稍微改变 HIV 复杂蛋白质分子结构的一个组成部分，一个变异的菌株就能够破坏宿主的免疫防御。所以，今天的疫苗明天不一定有效，因为 HIV 在宿主体内持续地进化。这并不意味着疫苗挑战不能被克服，但是，它给寻找及时解决问题的方法带来了麻烦。

最近，在新型感染性疾病专业课上，我要求研究生对药品和疫苗作为"神奇的子弹"解决全世界不断出现的感染性疾病挑战的前景进行了评估。令人吃惊的是，在回答这个问题的 40 名学生中，没有一人对这种技术补救方法表示出信心。尽管该课程事实上有几节课和大量的阅读都是有关疫苗开发的。有个学生特别悲观地写道，"今天的'神奇的子弹'是明天的'生物弹'"，指的是天花生物战争的危险。到1980年，空前的全球天花疫苗接种的努力已经消灭了这种致命、致残的疾病。但是，苏联、英国和美国保留这种病毒却留下了后患。天花现在被认为是一种主要的潜在生物武器（Henderson，Inglesby等，1999年）。苏联的政治解体使这些病毒库存面临被分给或卖给一心想搞生物恐怖的群体的风险。

即使没有这种世界末日的思维，大多数卫生机构对只使用"神奇的子弹"解决新型感染性疾病也表示怀疑。一方面，在全球性的动物饲料和人类疾病治疗中，抗菌药物的使用在持续不断地增加，对病原体如沙门菌的老抗菌药物的效力正在减弱。另一方面，制药工业又不对大力研发新抗菌药物进行投资，因为：（1）由于抗药性的出现，新的抗菌药物也许在短时间内就变得无用；（2）市场也许主要是不富裕国家，这些国家的购买力不强；（3）如果公共卫生突发事件出现，产权问题如专利保护将受到冲击，公司投资可能难以收回和无利可图。制药厂家要为其产品寻找利润丰厚的市场。2004年，世界卫生组织的传染病防治执行干事大卫·L.海曼（David L. Heymann）博士告诉我的新型感染性疾病专业的研究生们，每年生产的约2.5亿支流感疫苗都只在富裕国家使用。即使有公共和私有资金用于流感疫苗，与富裕国家开发新的风湿、疼痛和促进性欲的药品利润相比，疫苗生产的利润非常微薄。人们不禁要问，制药的中心使命是什么——是促进健康还是赢利？稍后我们将回到贸易与公共卫生价值观的巨大冲突。

第二阶段：预防疾病的地区性暴发

正如我们所讨论的，疾病出现以后，预防的下一阶段是避免该疾病在当地流行。当新的疾病一经确认在人群中出现，就急需进行个体病例的治疗、疾病的诊断和调查以及控制暴发。如何实施这些任务的科学方法已经知晓（见第七章），但实施这些方法的资源却并非所有的地方都能获得。

建立安全网络

本书第八章指出，新的《国际卫生条例》第一次以所有成员的名义，明确有力地表达了在各自国家内发展应对流行病能力的义务（WHO，2005 年第 5 条第 1 节）。实际上，这是《国际卫生条例》初稿中最有争议的条款之一。多年来，国际社会自称有这样的能力，或者只是在等待当地政府不知所措的那一天。这种新方法更加肯定地显示，成员方将创造这样的能力。但是，巨大的资源挑战使得贫穷和中等收入国家很难达到这样的标准。资源问题是多方面的，但并不是完全没有希望。创造这种能力的传统手段显然不能应对目前的挑战。为确保安全所要做的工作，其规模与这个有着新病原体传播危险的现代世界中的流动量和速度之间差异悬殊。20 世纪 80 年代，当开发银行贷款给贫穷和中等收入国家时，通常要求政府在社会服务业减少公共劳动力，社会服务的管理被认为是没有效率的，更不用提非营利行业了（这个过程被称为"结构调整"）。然而许多这样的系统极不完善，很多时候，结构调整过后保留的或更新的服务却更加糟糕。在疾病暴发方面，鉴于当今人口所面临的极度风险，急需通过额外的投资来提高服务水平。

对公共卫生基础设施和服务进行投资，有许多有力的与经济和发展相关的理由。哥伦比亚大学地球研究所主任、联合国秘书长科菲·安南（Kofi Annan）的"千年发展目标"特别顾问杰弗里·萨克斯（Jeffrey Sachs）指出："你对这个问题考虑得越久，就越能看出问题并非仅仅在于富国能否负担得起帮助穷国的费用，而是他们能否承担得起不帮助穷国的后果。"（Sachs，2005 年）对这类投资，萨克斯提出了具有说服力的长期适用的理由。我相信前几章描述的全球快运已提供了很多证据。就资助"全球公共物品"问题，政策对话一直在持续进行（Smith，Beaglehole 等，2003 年；Smith，Woodward 等，2004 年）；全球快运引起的对安全的担忧强化了这种投资的必要性。

第三阶段：预防疾病国际大流行

谁将保证贫穷和中等收入国家人口的安全呢？除了人道主义关怀外，还有许多接踵而至的国际卫生问题需要考虑。越来越多的贫穷和中等收入国家的人口，开始加入全球食品和生物制品的生产链之中。因此，他们的卫生问题基本上成了世界的卫生问题。

稍后我还会讨论，这个问题的部分解决办法，是在全球化中获利的产业更多地参与到必要的基础设施建设之中，为这些人口提供安全饮用水、卫生以及疾病监测与控制。但是，由于目前地方的监测与控制基础设施的建设滞后，规模不大，因此，寻求其他策略在疾病出现最危险的地区实现早期疾病监测至关重要。解决方法之一是跨境合作：目前展开的一些合作研究项目，前景非常乐观。

提升系统规模

在食品和生物制品加工过程中，兼并带来了疾病出现的危险；而在感染性疾病的监测中，情况恰恰相反——兼并越多越好。目前，实验室监测系统已零星渗入到散布在全世界的临床实验室、公共卫生实验室和研究实验室之中。除了这些系统存在不可避免的沟通问题外，在贫困地区还有许多缺失，实验室诊断遥不可及。鉴于全球快运的现实，世界承担不起不完善、停滞不前的疾病监测系统导致的后果。现有系统的规模远远不能应对感染性疾病的挑战。

流行病学家斯科特·莱恩（Scott Layne）及同事有先见之明，他们一直在为当今时代设计和推广规模扩展的系统。他们认识到对流感这样的威胁，全球性实验室的理念越来越重要（Layne，Beugelsdijk 等，2001 年）。要实现这样的系统，目前的研究和监测流感病毒的非合作方法必须改变，必须重建一个运用流行病学、机器人学和超级计算机，对突发病毒快速高容量进行分析和研究的强大的全球系统。这种方法对流感尤其合理，对其他迅速变异的 RNA 病毒同样有用。这个理念是要对测试实验室网络获取的信息进行高流通量（高容量）的处理；要跟踪病毒在各地出现的基因突变方向。这样就可以及早提供新流感威胁的警告，而这样的系统现在还不存在。

在 SARS 危机期间这种国际合作出现了。当 SARS 大暴发时，我们看到为抗击这种新发的传染病，国际社会对科学资源做了前所未有的配置。这对于国家政府、国际机构，特别是对科学研究领域来说，是一种全新的方法。在破译 SARS 的全球努力中，科学家们联合起来，通过实时电子安全网络分享信息。在寻找这种新病原体基因密码的过程中，连系各实验室的合作网络是前所未有的。科研企业的业务仍然比较零散、不透明并且不能积极应对事件的发生。这种合作的结果是在一个月时间内就发现了 SARS 的基因组。这种新的策略与 HIV 疫苗研发希望采用的策略非常相似。随着感染性疾病的不断出现，公共行业的这种合作密集型研究将会越来越重要。

最后的队列

相关领域正在进行的许多合作研究项目表明，对付突发感染性疾病的机会很大。一个例子是目前运用在癌症研究中的"最后的队列"的理念（Potter，2004 年）。"最后"这个术语指的是通过努力可以合成目前的科学成果，因此，它是"最好"的，最终能最大限度地储存科学知识的技术。队列指的是队列研究，是环境卫生和癌症研究常用的工具。这些研究也有限地用于 HIV 和 AIDS。前瞻性队列研究需要对一群人进行追踪研究（队列），通过检查他们的暴露和疾病情况来判断某些暴露和疾病的发展之间是否有某种联系。病例对照研究是回顾性地研究患者的暴露情况（见第七章），这种研究通常用于快速发展的感染性疾病。但是，病例对照研究得依赖强大的地方公共卫生的流行病学调查能力。如我们所讨论的那样，许多地区正在培养这种能力。

因此，队列研究带来了另一种选择，就是把急性感染性疾病加入已经实施的和即将实施的癌症队列研究之中。通过追踪上百万人，定期检查、抽血，采用科学方法隔离在临床上还不明显的新的感染性媒介，这样就可以迅速而有目的地对公共卫生疾病暴发开展调查，尽快控制暴发，从而确保人们的健康。

把国际科学发现的使命与监测和安全的使命联系在一起的另一个好处是，可以促进公共卫生行业的能力。也就是说，让全球公共卫生从业人员和研究人员参与更加广泛、持续的卫生和安全创新讨论，这样可以提高他们的效率和他们在国内的声誉。当预防、了解和治疗艾滋病的工作跨越了国界和行业之后，全球抗艾滋病的努力将会不断带来无数的好处。全世界的科学家和卫生保健工作者的集体智慧已被激发出来，共同创造一个前所未有的多样化科学社会。应对 SARS 的斗争表明，促进开放和持续透明的合作会带来新知识的巨大增长。

巧合的是，癌症和环境卫生的大型持续合作研究的目标地区，是世界人口最密集、基础设施最差的地区，因此也是最有可能发生动物源引发的新型感染性疾病的地方。这一点我们在 SARS 和流感的传播中已经可以看出。这使我们有机会了解旅行、商贸、技术和环境的改变等"宏观"因素是怎样与感染性疾病的出现相关联的。在这些地区，由于疾病出现的速度加快，现在正以每两到三年出现一次的速度发生，因此，大样本、十年期前瞻性监测，是一种最好的方法，记录人群中感染性疾病，估计各种改变，如旅行频率、饮食变化、空气污染程度和环境温度的改变，以及对个人的影响。

目前，这种队列研究是获得个人和微生物之间物种跨越前动态知识的最可靠和最现实的方法。即使没有大型队列研究，也可以通过回顾特别的突发事件，检测其他与突发事件相关联的变化来搜集重要信息。事后这样做尽管比较困难，但却很有意义。实际上，SARS 发生之后以及禽流感发生期间，这样的工作一直都在进行。

建模：如果我们能计算它，我们就能收拾它

通过队列研究和其他研究更多地了解疾病的出现和传播，可以为建立疾病出现和传播的"最后模型"提供部分所需信息。如果我们可以从时间、程度和距离上确切地计算出疾病的出现和传播，我们就能够开始系统地描述、理解以及最大限度地防止"预防金字塔"向上发展。

金字塔的底部和右边显示疾病出现和传播模式——物种跨越、直接接触传染、贸易和旅行。该图表也为科学展示了一个新的现实：从疾病出现到大流行的全过程是可以计量的。我们可以从金字塔底部到顶部用数学方式建立一个传播模型——最后模型。建立这种模型所需的工具和信息都已存在——只是还没组合到一起。最后模型的组成部分都存储在各研究院和机构的大型数据库里。

模型工具都在大学里的数学、生物及微生物学、人口学、医学、流行病学、经济学和地理学等领域的研究人员手中。

可以预告新感染性疾病的传播范围和速度的计算机模型正在快速涌现出来。通过数学模型了解疾病在人口中的传播的努力，从 20 世纪就已经开始，而且一直让科学家感叹不已。疾病模型作为一门学科，在使用数学方法记录人口中感染性疾病的发展过程方面，已变得越来越准确和精密（Anderson，May，1991 年）。计算机赋予我们迅速进行复杂运算和做上百万种设想的能力。这种能力正在改变我们对科学预测许多系统（如气候系统、物流和贸易系统、运输系统）未来方向的认识。新型微生物威胁漫游世界的"系统"是这项工作的现成目标。

2004 年，德国马克斯·普朗克（Max Planck）研究所由拉斯·胡夫纳格尔（Lars Hufnagel）领导的小组发表了重要的新发现。他们把传统感染性疾病的"SEIR（指的是易感染的、暴露的、感染的和治愈的）"模型（即根据人口中易感染、暴露、感染或治愈与免疫的人群比例来预测感染率的计算方法）与全球航空旅行模型结合起来（Hufnagel，Brockmann，2004 年）。运用 SARS 暴发的早期数据，他们用模型预测哪些国家会出现哪种等级的 SARS 病例。然后再通过回顾 SARS 的流行来了解这个模型反映现实的准确程度。这个模型的表现并不完美。有许多理由说明这点，其中包括疾病发生数据的质量不高以及模式设计上的错误假设。但是他们的努力是个榜样，指明科学需要了解全球快运和感染性疾病的出现与传播之间的互动关系。通过梳理那些最有可能接收从疾病发源地来的游客和带菌商品的地方，来预测疾病是如何传播和在什么地方传播的，这种能力可以指导安全系统，如监测和流行病控制系统的设置。

承担全部费用——做生意的代价

在高度受影响的地区，队列研究和精密的计算机疾病结构模型只是辅助性的策略。它们取代不了建立强大的地方安全网的必要性。无论如何，地方安全应该计入做生意的成本。这又涉及了活跃但尚不完善的"全球管理"系统的讨论——在联系日益紧密的世界，私营行业参与应对如贫困、饥饿和环境恶化等全球性问题非常重要。这种主张使发达国家公共行业中受过教育的精英们高兴不已，但它尚未引起充分关注，渗透进董事会会议的议题。不过，在一些董事会的会议室里正进行着类似的讨论，也许会形成对未来相同的看法。

公共卫生的问题在于它是"公共的"。保护人民健康被普遍认为是政府的责任，而不是商业企业的责任。每个人都想得到安全的水、卫生保护、抗击感染性疾病和不受生物恐怖袭击的保障。例如，水这样的基本必需品成为商品的想法，对许多人来说，应该受到指责。试图把水变成商品，在贫穷和中等收入国家进行买卖基本上都失败了。用水得依赖于购买力，这不仅在道德和伦理上令人厌恶（从人群卫生观点来讲也不安全），而且绝大部分人无法承担。水的处理与分配以及水系统的维护规模越大，效率越高；因此把规模缩小到为有钱人阶层服务就降低了效率，成本变得非常高。这并不是说把水市场私有化，赚取利润的努力会很快被抛弃。赚钱是有力的诱惑。

虽然企业通常不被要求建立和维护安全用水和卫生基础设施，但是农业、屠宰业和加工业这样的商业实体在生产中绝对要利用这些基础设施。如我们所见，世界上有些地方的基础设施短缺，生产出来的产品尽管总的来说比较便宜，但从疾病的角度来看有时会更危险。从这一点来看，工业将帮助改进它所依赖的系统，这一说法似乎有道理。

尽管有多种公有/私有伙伴模式存在，但在贫穷国家，几乎没有把公共服务同对跨国商贸的关注联系起来。这是需要调查的领域，有了这些有关管理的想法，现在的重点是怎样把贫穷和中等收入国家的公共服务带入那些跨国公司的议事日程，这些公司的跨国商贸活动有可能引起感染性疾病全球传播的危险。在国内提高工资的公司也正把整个全球市场（还有他们自己公司的运作）置于危险之中，因为他们没有把水和卫生与及时监测、医治和控制感染性疾病这些基本的东西纳入谈判。开始成立企业的时候就应该讨论这些问题。在美国，社区通常要求社区内的公司减轻由于他们的出现给学校、道路或下水道等系统带来的负担。贫穷和中等收入国家的地方政府，应该有同样的机会讨论外来公司给脆弱的地方公共卫生基础设施施加的压力。在美国这一直是良好的商业运作标准，它能确保社区的人口和公司双方的利益。全球快运带来的危险表明，这也是很好的全世界商业的运作标准。

全球化带来了通过旅行与贸易产生和传播新型感染性疾病的有效系统。同时，它也时常隔离了各利益方——产品生产国中的弱势人群以及上千千米之外的主要消费市场中的强大人群。显然，需要建设意识、理解和知识的桥梁，才能把双方更加紧密地连接起来。当这种自身利益被理解和表达之后，它将帮助改变生意运作的方式。

价值观冲突

要在公有和私有之间建立对话的挑战是固有的价值观之间的冲突。这种分歧，如先前提到的，在围绕药品公司的使命等问题上尤为明显，但是，它也广泛存在于全球卫生和福利的所有其他讨论之中。我第一次遇到这样的冲突是在也门阿拉伯共和国的空域地区（Empty Quarter）。作为也门亨特石油公司的医疗顾问，我在那里工作了很短一段时间。在 20 世纪 80 年代初，也门没有几个内科医生。我们大多数人在许多外国公司担任至少三个顾问的职务。总部设在得克萨斯州的也门亨特公司跟政府签有合约，在焦夫和马里卜管辖区的空域地区，在广袤无边的灌木和起伏的棕色沙丘中探测石油。在边境的另一边，当时的也门南部，英国石油公司也在进行同样的探索。

得克萨斯人以积极进取的态度而著称，使用狂野的西部方式跟也门的同行合作得很好，也门人觉得得克萨斯人很有趣。工作很艰苦，钻井台只有乘卡车（有非常巨大的轮胎）或直升机才能到达。我第一次去钻井台的时候，经理一再向我保证他们只雇佣贝多因司机，他们对沙漠熟悉得如同自家的后院。此外，"他要是迷路的话，那可是件非常丢人的事，他会自杀的。"这话对我并不像对经理那样有说服力。

钻井台是个巨大的钻机和平台，可以容纳五六十个工人，他们每几周轮流一次。工作艰难而危险，那时大多数钻井台每年都会因工伤事故失去一条生命。也门亨特公司刚开始雇佣的是印度医生，而不是英国男护士，这样公司可以大大节省费用。经理叫道："用付给一个英国护士的钱我可以雇两个印度医生！"我为这项工程工作的一个条件就是参观钻井台，去见那里的内科医生，看他知道什么和不知道什么。我发现一个彬彬有礼、穿着得体的男人，坐在空荡荡的屋子里，那就是他的诊所。他告诉我他在等待设备和药品。他已经等了两个月了。实际上，他没有订购任何设备和药品。管理方也没有订购，管理方在等待医生告诉他们他想要什么。显然，双方的沟通情况并不理想。

在考查这个新同事的时候，我了解到他不熟悉心肺复苏术（CPR）。所以我安排他跟我一起回到首都，让一名在萨那实习的英国护士代替他（为诊所带去了一些基本设备和药品），同时我辅导他做急救和心肺复苏术。在辅导的第三天，我明白我们之间存在很大的知识和经验鸿沟。第四天一早，无线电紧张地传来钻井台发出的求救信号。一名菲律宾工人由于剧烈的胸骨下疼痛倒下了。英国护士镇静应对，但态度坚决。我们需要尽快把患者从钻井台转移到心脏看护病房。

通过无线电与护士交谈了几个小时，在黎明的曙光出现时，经理和我携带一个手提式心脏除颤器，乘也门军用直升机起飞了。在我们穿越骆驼点缀的灰色沙漠的时候，我做好了最坏的打算，也希望有最好的情况发生。我还长篇大论地（也可以说是高谈阔论地）提醒经理医学基本技能的重要性。"你不能因为便宜就从外国雇佣会计。"我大声叫道。"不会，我肯定不会。"他答道。"那么，医学也一样，这不是你可以省钱的地方!"他点点头，表示出担心。

那名工人被成功地转移到了萨那的医院接受心脏治疗，挺过了心脏病危险期。他很难过，因为他是自己在菲律宾的家庭的生活来源，他的心脏状况使他不能再回到遥远而艰苦的工作场地。公司又重新采用了为钻井台雇佣男护士的政策。

我在过去 20 年间的思考澄清了对这一印象深刻的事件的一些看法，对我来说，这一事件是我在跟私有企业同事们工作时一次又一次看到的价值观冲突的缩影。首先，管理方并不想把钻井台上的工人们置于危险之中。他们只是想省钱。他们缺乏对钻井台上的卫生保健技能重要性的认识。几乎没有任何指南告诉他们"如何在沙漠中雇佣外国工人"。显然，两个遥遥相望的钻井台——英国石油和也门亨特——没有共享信息。这两个钻井台和它们的公司竞争激烈，甚至将仪器控制板都隐藏起来，使人无法远程偷窥，这样钻井的深度就不会被对方知道了。因此企业之间分享与卫生相关的事宜不切实际。

其次，另一个问题是医学的神秘化。过去，这个行业不太透明或者不为患者着想。我在 30 年的行医生涯中，总结出一整套方法把医学中的拉丁术语和希腊术语翻译成患者和其他人能懂的术语。从某种程度上讲，不以患者为导向的苗头又在医生中出现。我们周围的社会越来越信息化，而卫生和医学几十年来，一直故意淡化宣传，没有向人们解释要做好这一行我们该干什么、需要什么样的技能和质量。

再次，在美国境外经营时，也门亨特也像其他公司一样，完全遵守美国国内的卫生和安全条文并不是必须的要求。他们与当地政府达成协议，按当地的惯例行事。就也门来说，那里医生很少，没有许可证的颁发，几乎没有卫生和安全条文。缺乏条文被政府和企业双方视为方便的好事，因为他们都低估了卫生和安全的重要性。

医疗能力并不是发达国家一统天下，印度显然有许多能力高超的科学家和医生。但是，就也门这件事来说，雇佣的那名医生力所不逮。能力和安全问题相当复杂。今天，越来越多的医疗服务外包给印度，为美国医院提供远程 CT 和 X 线读片，为英国和中东提供血液样本的实验室检测。尽管额外增加了四千英里（约合6 400 千米），检查成本却总体上降低了 40%（Kennedy，2005年）。来源国的实验室和医生们正在抗议，提出可能存在质量问题，但是，愤世嫉俗的人们首先看到了他们的经济动机，医院产业是否会扭转外包趋势，尚不明朗。

生意案例

从定义上看，企业存在即是为盈亏负责，就像我在也门的经历所显示的那样。但是，正如前几章所述，全球贸易也需把公共卫生，特别是避免突发感染性疾病，作为一种中心价值观。显然，甚至最漫不经心的观察者都认为 HIV/AIDS 是根深蒂固的流行病，SARS 极度威胁现代交通系统，禽流感导致的死亡人数可能远远超过 1918 年流感大流行的死亡人数，所以我们需要统一安排所有的资源来对抗这些威胁。

有许多方法确保产业经济体为基础设施建设和疾病斗争作"举手之劳"的投资，如果不从公司责任角度解释的话，这一切都可以合理地解释成做生意的必要成本。一个极佳的例子是商业服务组织"国际扶轮社"在抗击脊髓灰质炎中所起的作用。一百多万扶轮社成员参加了"脊髓灰质炎"的宣传、募捐并且直接参与疫苗管理工作。用从富裕国家募集到的资源帮助贫穷国家接种疫苗，当地的扶轮社就会协助宣传。例如，当一个国家的卫生部用扶轮社的款项实施接种项目时，当地的扶轮社就会参与并给予帮助，确保资金用在必要的地方。这是公与私的合作领域——志愿者行业取得了巨大成就。

商业需要投资的不仅仅是钱，还有信息共享。例如，大多数食品生产商从农场到餐桌一丝不苟地追踪产品。这些数据基本上为公共卫生调查员铺设了道路（见第七章），这是追溯食品传播疾病暴发源的必经之路。如果发现种子受沙门菌污染，公共卫生调查员就开始追溯，有时，他们会复盘一些已经存在的东西（见第七章）——基本上是食品销售商的营销计划。他们检测和调查产品时，产品销售商，主要种子进口商，某个在来源、加工、销售、出售这条链上的人都知道种子到底从哪里来的。有人知道具体哪批种子出口和卖出。他们的责任就是弄清这些事情。

知道和告诉对公司来说是两件完全不同的事。除了做好公民和利他主义，很难想象公开公司在受污染产品的营销和销售中的角色会有什么经济利益。另一方面，在美国，有充分的理由不去公开这样的信息。公开信息会使公司牵涉进潜在的法律案件。如果我是牛肉销售商，你可以证明你得的致命疾病，如新型克-雅病，跟我卖的牛肉有关联，你也许会因为给你和你所爱的人造成的非故意伤害，向我的企业索赔。

私有行业对分享关键安全问题相关信息的需求并非不敏感。2001 年，美国肉业协会宣布了食品安全"非竞争"议题。这意味着面对牛海绵状脑病危机，公司可以更自由地分享安全问题方面的信息以及应对这些问题的新技术信息。确保消费者的安全不再被认为是商业秘密。这是重要的一步，因为相同的合作在 20 世纪 80 年代早期拯救了许多人，使他们免受被污染的凝血因子Ⅷ等血液制品的伤害。如果病毒进化的过程能及时地在制药行业分享，许多这样的感染都可以预防。

成功的故事

在抗 HIV/AIDS 过程中，公与私伙伴关系的潜在作用令人振奋地得到了承认。例如，在非洲南部，有些公司积极推广咨询和测试，向公司员工提供抗逆转录病毒药物。令人忧虑的是 HIV/AIDS 预防还没有很好地普及，公司积极参与预防该感染性疾病的想法仍然只是设想。

但是，那些因生意和地理位置而被置于流行病中心的企业"明白了这点"。他们作为第一波，看到并理解应对威胁的急迫性和重要性。2005 年在瑞士达沃斯召开的世界经济论坛年会上，万宝盛华（一家国际人力资源公司）的高级副主席大卫·阿克莱斯（David Arkless）这样阐述关注 HIV/AIDS 流行的理由："受 HIV/AIDS 影响最大的国家代表世界的未来劳动力，这可能有些麻烦。万宝盛华对未来'工作世界'的研究预测表明，大公司有必要把运作地点从八国集团搬到全球各个地方……"他继续提醒他的生意伙伴们，"我们需要把 HIV/AIDS 问题从企业社会责任的保险箱里弄出来①，并把它放在'经济责任'的竞技场。"（Arkless，2005 年）

　　1994 年，我们开始在亚太地区推动企业参与艾滋病防治工作。当时存在着通过预防来阻止 HIV/AIDS 在这一地区广泛传播的巨大机会。泰国艾滋病防治商业联盟（TBCA）在曼谷顺利成立。在横滨国际艾滋病大会期间，在美国国际开发署的资助下，我致力于把企业和公共卫生联系在一起。我们将这一努力称为"亚太抗击艾滋病联盟"，在气温高达 100 华氏度（约合 37.8 摄氏度）的横滨组织了由 75 名公共卫生和企业界人士参加的会议。AIG 保险公司、李维斯公司、汇丰银行、绿十字公司和其他一些企业都有代表参加。我们的想法是，展示泰国艾滋病防治商业联盟已经开始从事的工作，努力激发企业对预防的兴趣。1996 年我们在《柳叶刀》杂志上发表的文章《亚洲企业在 HIV 预防中的角色》总结了论证的要点（Kimball，Thant，1996 年）。波音公司赞助了在加拿大不列颠哥伦比亚的温哥华召开的第二次会议。

　　成功引起企业兴趣的论点是：（1）同情心和公司责任；（2）如果预防不成功，流行病的代价；（3）失败给企业带来的后果。第一点同情心和公司责任，很难作为卖点。HIV/AIDS 一直是备受歧视的疾病。从 20 世纪 80 年代末到 90 年代初，它被（错误地）认为是同性恋滥交酿成的疾病。那时美国政府领袖要么保持沉默，要么从道德上谴责受害者。媒体传播的影响远远超越了美国国界。

---

① 他认为 HIV/AIDS 被降级放到公司社会责任（CSR）的保险箱里——一个安全和保险的地方，可以装任何不重要且棘手的公司或社会问题。

在日本、中国（包括香港特区）和泰国，与我们交谈过的大多数公司都顾虑重重，生怕与受到如此谴责的东西有瓜葛。

第二点和第三点更有成效，但是需要大量的研究。我们匆忙地把过去和现在的各种各样的研究人员的工作拼凑起来，用于阐明艾滋病对经济的影响。我们试图尽量把企业要经受的后果的讨论具体化。例如，波音公司的支持在一定程度上使其有能力了解，波音公司在中国的机翼组装合同企业如果失去了受过训练的员工，需要找人代替的话，产品成本就会增加。

这样一来，设计企业案例不仅符合我们的价值体系，而且会使那些我们试图劝说加入我们事业的公司感兴趣。这是传达跨国商业风险的关键策略——表明新型感染性疾病与整合、寻求捷径以及长途旅行和产品销售之类的贸易活动之间的联系。大多数企业经理将从理论上关心对人类的影响——以及实际上对他们企业的直接影响。第二个非理论上的关心可能会产生积极的创造性的解决问题的方法。

大多数像 SARS 这样的流行病经济研究都使用宏观经济模型，这种模型对具体企业的成本无法具体化。大多数企业不十分了解企业受到的危害，因此不会委托制订预防方案。公私之间的信息鸿沟相当巨大，所以经济学家为公共事业制订的方案可能看上去跟公司内部的现实脱节，这些方案会被认为没有用。企业真正了解的是新的感染性疾病出现危及企业时的影响。2000 年以来，各国开始积极禁运英国牛肉，导致英国牛肉业一直不能恢复元气。2004 年，美国发现一例牛海绵状脑病后，美国牛肉业失掉了整个亚洲市场。禁运美国牛肉的亚洲市场包括以下国家和地区：日本

（占 37% 的市场份额）、韩国（占 24%）、中国香港和台湾（占4%）（Baumes，Ramsey，2005 年）。这种影响波及了美国牛肉产业的供给链，改变了牛肉以及牲畜价格。

SARS 的影响，虽然比牛海绵状脑病的影响更为短暂，但从引发旅游观光业的混乱来看也相当重大。东南亚、中国和加拿大损失了上千亿美元，该影响也给其旅游和贸易伙伴经济体带来了连锁反应。在我们所讨论的案例中，全球性估计数据都十分巨大，令人震惊，但是，也许对企业来说，更让人震惊的是自身收益受到的影响。

如果要有所改变，我们必须制定企业案例。正如我们所见到的，企业对双边和多边贸易协议的实施有着重要影响。企业在确保"从农场到餐桌"的食品安全，或者血液生物制品的安全中扮演主要角色。商业和私有企业代表了主要资本的集中地。要确保全球快运的安全，开展科学的、有计划的基础设施建设十分必要，而资金正是这些建设所需要的。

前进道路

在我同企业领导们谈话时，他们总是要问，"你想要我们做什么？"当代资本主义企业的模式是在 20 世纪建成的，不适合应对21 世纪及其后的新型感染性疾病出现带来的挑战。今天的公共卫生系统模式是 19 世纪和 20 世纪发展起来的，它也被挑战远远地抛到了后面。现在所需要的是严肃的、合作的、创造性的思维，以及公私行业的每一层面解决问题的态度。每个伙伴需要做不同于他们的历史和文化迄今为止激励他们做的事。但是，到底企业能做什么，或消费者能做什么，只有通过共享全球智力资本才能找到答案。有效的全球安全网络的需要一经接受，道路将会变得越来越清晰。重点越明确，从 A 点到 B 点的策略就会越明显。

"公与私伙伴关系"这个词语被议论了十多年。根据人们的理解，这个术语有着罪恶或成功等众多含义。为了对付新型感染性疾病，公私利益合谋应该包括以下目标：

- 在全世界推广和投资洁净水和完善的卫生基础设施。
- 推广和投资人类感染性疾病的公共卫生监测、控制和干预系统。
- 推广和投资动物传染性疾病的兽医公共卫生监测、控制和干预系统。
- 确保在生物制品加工过程和全球市场商品加工过程中，对变化的研究和测试有足够的投资。这包括加工工场的整合。
- 推广感染性疾病和产品安全的透明度与信息共享，并对其进行资源投资。

这些目标能把这种努力与美国国立卫生研究所和产业形成的广义的公与私伙伴关系区分开来，后者例如，在能够带来药品和疫苗革新的生物技术研究上进行投资。现在，这种公与私伙伴关系要以安全理念为中心，而将来则以覆盖全球的、迅速发展的、适应性强的、人造的、微生物友好的生态空间理念为中心。

创造激励机制

我们阐述了约束全球快运的手段，还有其他能够指导它的发展道路和方向的手段与工具，使其可以造福今天与明天的全球人类。增加政府对企业行为的监督是一种途径。但是，在贫穷和中等收入的生产国，城市系统特别薄弱，要加强这些系统，前景也黯淡。那么，有没有办法制定出激励机制促使企业有所作为呢？

过去，社会责任要求公司高度重视消费者和同行。但是，随着企业越来越跨国化，对社区的高度重视变得更加遥不可及。所以，我们又回到底线，一个跨越边界和文化的理念。我们都同意数字意味着什么。对底线的关注表明，税收优惠或保险以及企业活动中的安全保险折扣可能会有效。20 世纪 90 年代中期，保险业巨头 AIG 为与泰国艾滋病防治商业联盟合作的艾滋病预防项目提供了一些优惠，这些优惠非常受企业欢迎。保险公司和银行属于跨代传承的商业企业——他们打算要长期经营，所以他们是为推广全球安全所实施的优惠政策的天然利益相关者。与华尔街收入报告显示的短周期运营的企业相反，这些长期企业更能够表明立场以及在未来进行投资，因为企业的战略（长期）利益需要他们这样做。

但是，有些经济学家，如约瑟夫·斯蒂格利茨（Joseph Stiglitz），就底线"情结"的副作用提出了警告。有些人陷得太深，他们像中世纪的数字占卦家那样，把智慧定义为数字和市场。这位诺贝尔奖获得者把这些人称为"市场基要主义者"，他指出对那只无形之手的盲目崇拜，是抑制对全球人类未来进行积极思考的中心问题之一（Stiglitz，2003 年）。底线是在世贸组织工作会议的大厅里以及商业利益与政府代表相遇的场所经常听到的论点。值得庆幸的是，科学证据和领悟力证明这个观点会使人失去方向。因此，这个论点也没有了说服力。提到为贫穷国家提供公共、非营利和私人的科学创新支持时，萨克斯提醒我们"仅靠市场的力量是不够的"（Sachs，2005 年）。

从组织层面而言，制定优惠政策和建立新的联盟将具有挑战性。公司和政府都会在发生危机时积极采取行动；但是危机退去之后，积极行动的动机也随之减退，直到下一次危机。政府和公司的收入增加和下降，使他们对核心活动以外的冒险事业的胃口也随之增加和减弱。因此这种倡议需要长期策略性计划以减少道路上的障碍。

公共卫生领域的纯粹主义者们将这种商业诉求视为出卖。他们问："我们为什么要扑向那些有卑劣动机而且首先是由于他们的贪婪造成问题的人呢?"贾雷德·戴蒙德（Jared Diamond）在他最近出版的《崩溃：社会如何选择成败兴亡》一书中提到了这种批评。但是，公共卫生不是宗教，不搞教条化。实际上，它得到了公共资金的支持，因为它对它所保护的人有价值。帮助公共卫生实现其使命，需要现实而行之有效的方法。一个人可以随心所欲地选择空谈。公共卫生，特别是在当今这个极具挑战的时代，只有充分动员和利用所有的资源之后，才能够成功。在这方面，人们还需做大量的具体工作。

政治学家约翰·金登（John Kingdon）在其 1984 年出版的《议事日程、替代方案和公共政策》一书中在理论上做了说明，提出重大改变的最好时机是当贯穿政策决策的"三股流"——问题、政策和政治力量汇合的时候（Kingdon，1995 年）。三者缺一不可。各种各样的支持者和媒体的注意力可以提升问题的热度，如不安全的给予行为。但是，如无解决问题的方法或政治愿望，关注度很可能会衰减，问题将得不到重视。同样，为全世界提供安全水的政策可能不会有吸引力，除非是足以迫使全球行动的不安全水的问题出现。最后，即使有以国际疾病报告政策限制国际疾病传播问题的基本协议，但如果没有政治力量的督促，这一解决方法也无法实施。今天，我们刚刚有了金登描述的那种机会窗口，这窗口可以对付卫生和贸易的核心问题。最近的 SARS 和禽流感大流行使我们毫不怀疑问题的严重性。《国际卫生条例》和世贸组织协议正在进行的修订工作给了政策制定者们采取行动的机会。而且，实用的政策方案——公共与企业伙伴关系就在眼前。

减慢全球快运

全球快车飞速行驶。公共卫生被挤到了边上，挥舞着旗子，试图告诫人们要小心。现在是时候让公共卫生和其他全球快运工程师们——政治、工业、商贸和旅行等一起站在指挥席上了。全球对话需要重新调整。如新型人类感染性疾病的鼓点告诉我们的那样，这需要非常非常迅速地进行。昨天，尚未走远。

更多的思考

◎ 此书写作时禽流感 H5N1 亚型病毒的疫苗正在美国进行临床试验。如果一场大流行发生，利用这种疫苗来控制疫情的障碍是什么？

◎ 概述三个能够通过公与私合作降低新发感染性疾病灾难危险的近期目标。

◎ 你会怎样制定条文和优惠政策来完善全球公共安全网？你最优先考虑的是什么？

参 考 文 献*

Chapter 1

Arcal, Y. and M. Maetz (2000). "Trends in world and agricultural trade", *Multilateral Trade Negotiations on Agriculture: A Resource Manual*, Food and Agriculture Organization of the United Nations.

Ewald, P. M. (1996). *Evolution of Infectious Disease*, Oxford University Press.

Huang, S. W. (2004). "An overview of global trade patterns in fruits and vegetables", *Global Trade Patterns in Fruits and Vegetables*, United States Department of Agriculture Economic Research Service.

Kimball, A., K. Taneda, et al. (2005, in press). "An evidence base for international health regulations: quantitative measurement of the impacts of epidemic disease on global trade", *Revue scientifique et technique*.

Koivusalo, M. (2003). "Assessing health policy implications of WTO agreements", *Health Impacts of Globalization: Towards Global Governance*, K. Lee, Palgrave Macmillan.

Lederberg, J., R. E. Shope, et al. (eds) (1992). *Emerging Infections: Microbial Threats to Health in the United States*, Institute of Medicine, National Academy Press.

McMichael, A. (1993). *Planetary Overload: Global Environmental Change and the Health of the Human Species*, Cambridge University Press.

UNICEF and World Health Organization (2002). *Meeting the MDG Drinking Water and Sanitation Target: A Mid-term Assessment of Progress*.

United Nations Development Programme (2002). *Human Development Report 2002: Deepening Democracy in a Fragmented World*.

Wilson, M. E. (2003). "The traveller and emerging infections: sentinel, courier, transmitter", *Journal of Applied Microbiology* **94 Suppl**: 1S-11S.

World Tourism Organization (2005). "Short-term tourism data 2004, international tourism: arrivals, receipts and expenditure", *WTO World Tourism Barometer* **3**(1).

World Trade Organization (2004). *World Trade Report 2004: Trade and Trade Policy Developments*.

World Trade Organization Committee on Sanitary and Phytosanitary Measures (2003), *Summary of the meeting held on 24–25 June 2003*.

Chapter 2

BC Centre for Disease Control (2002). *Food poisoning outbreak: Listeria Monocytogenes, soft ripened cheese, Switzerland*.

---

* 为便于文献检索，"参考文献"及"补充参考文献"（p. 301）均保留英文。——译者注

Bell, B. P., M. Goldoft, et al. (1994). "A multistate outbreak of Escherichia coli O157:H7 – associated bloody diarrhea and hemolytic uremic syndrome from hamburgers. The Washington experience", *Journal of the American Medical Association*, **272**(17): 1349–53.

Besser, R. E., P. M. Griffin, et al. (1999). "Escherichia coli O157:H7 gastroenteritis and the hemolytic uremic syndrome: an emerging infectious disease", *Annual Review of Medicine* **50**: 355–67.

Calvin, L. (2003). "Produce, food safety and international trade: response to U.S. foodborne illness outbreaks associated with imported produce", Chapter 5 in J. C. Buzby (ed.) *International Trade and Food Safety: Economic Theory and Case Studies*, Economic Research Service, US Department of Agriculture.

Centers for Disease Control and Prevention (1985). "Listeriosis outbreak associated with Mexican-style cheese – California", *MMWR Morbidity and Mortality Weekly Report* **34**(24): 357–9.

Centers for Disease Control and Prevention (1997). "Multidrug-resistant Salmonella serotype Typhimurium – United States, 1996", *MMWR Morbidity and Mortality Weekly Report* **46**(14): 308–10.

Centers for Disease Control and Prevention (2002). "Outbreak of multidrug-resistant Salmonella Newport – United States, January–April 2002", *MMWR Morbity and Mortality Weekly Report* **51**(25): 545–8.

Centers for Disease Control and Prevention (2004). "Outbreak of Salmonella serotype Enteritidis infections associated with raw almonds – United States and Canada, 2003–2004", *MMWR Morbidity and Mortality Weekly Report* **53**(22): 484–7.

Centers for Disease Control and Prevention (2005). "Escherichia coli O157:H7 infections associated with ground beef from a U.S. military installation – Okinawa, Japan, February 2004", *MMWR Morbidity and Mortality Weekly Report* **54**(2): 40–2.

Chalk, P. (2004). "The bio-terrorist threat to agricultural livestock and produce", *The Office of Science and Technology Policy Blue Ribbon Panel on the Threat of Biological Terrorism Directed Against Livestock*, RAND Corporation.

Codex Alimentarius Commission (2002). *Risk Profile for Enterohemorragic E. Coli Including the Identification of the Commodities of Concern, Including Sprouts, Ground Beef and Pork*.

Food and Nutrition Board, Institute of Medicine, et al. (2003). *Scientific Criteria to Ensure Safe Food*.

Glynn, M. K., C. Bopp, et al. (1998). "Emergence of multidrug-resistant Salmonella enterica serotype typhimurium DT104 infections in the United States", *New England Journal of Medicine* **338**(19): 1333–8.

Gupta, A., J. Fontana, et al. (2003). "Emergence of multidrug-resistant Salmonella enterica serotype Newport infections resistant to expanded-spectrum cephalosporins in the United States", *Journal of Infectious Diseases* **188**(11): 1707–16.

Hart, M. and B. Sutton (1997). *Economic Development, Food Safety, and Sustainable Export Market Access: The Case of Snow Peas from Guatemala*, Guatemala, Centre for Trade Policy and Law/International Commercial Diplomacy Project.

Hennessy, T. W., C. W. Hedberg, et al. (1996). "A national outbreak of Salmonella enteritidis infections from ice cream. The Investigation Team", *New England Journal of Medicine* **334**(20): 1281–6.

Herwaldt, B. L. (2000). "Cyclospora cayetanensis: a review, focusing on the outbreaks of cyclosporiasis in the 1990s", *Clinical Infectious Diseases* **31**(4): 1040–57.

Ho, A. Y., A. S. Lopez, et al. (2002). "Outbreak of cyclosporiasis associated with imported raspberries, Philadelphia, Pennsylvania, 2000", *Emerging Infectious Diseases* **8**(8): 783–8.

Horby, P. W., S. J. O'Brien, et al. (2003). "A national outbreak of multi-resistant Salmonella enterica serovar Typhimurium definitive phage type (DT) 104 associated with consumption of lettuce", *Epidemiology and Infection* **130**(2): 169–78.

Huang, P., J. T. Weber, et al. (1995). "The first reported outbreak of diarrheal illness associated with Cyclospora in the United States", *Annals of Internal Medicine* **123**(6): 409–14.

Jones, T. F. and W. Schaffner (2003). "Salmonella in imported mangos: shoeleather and contemporary epidemiologic techniques together meet the challenge", *Clinical Infectious Diseases* **37**(12): 1591–2.

Lang, T. (1999). "Diet, health and globalization: five key questions", *Proceedings of the Nutrition Society* **58**(2): 335–43.

McLauchlin (2004). "Listeria monocytogenes and listeriosis: a review of hazard characterisation for use in microbiological risk assessment of foods", *International Journal of Food Microbiology* **92**(1), April: 15–33.

Martin, L. J., M. Fyfe, et al. (2004). "Increased burden of illness associated with antimicrobial-resistant Salmonella enterica serotype typhimurium infections", *Journal of Infectious Diseases* **189**(3): 377–84.

Ortega, Y. R., C. R. Sterling, et al. (1993). "Cyclospora species – a new protozoan pathogen of humans", *New England Journal of Medicine* **328**(18): 1308–12.

Osterholm, M. T. (1997). "Cyclosporiasis and raspberries – lessons for the future", *New England Journal of Medicine* **336**(22): 1597–9.

Ostroff, S. (1998). *Testimony on the Safety of Food Imports to the Senate Committee on Governmental Affairs*, US Department of Health and Human Services.

Powell, D. (2000). "Risk-based regulatory responses in global food trade: Guatemalan raspberry imports into the U.S. and Canada, 1996–1998", *Risk and Regulation*, B. Doern, University of Toronto, pp. 131–5.

Riley, L. W., R. S. Remis, et al. (1983). "Hemorrhagic colitis associated with a rare Escherichia coli serotype", *New England Journal of Medicine* **308**(12): 681–5.

Ryser, E. T. and E. H. Marth (1988). "Behavior of Listeria monocytogenes during manufacture and ripening of Cheddar cheese", *Journal of Food Protection* **50**: 7–13.

Shea, K. M. (2004). "Nontherapeutic use of antimicrobial agents in animal agriculture: implications for pediatrics", *Pediatrics* **114**(3): 862–8.

Shields, J. M. and B. H. Olson (2003). "Cyclospora cayetanensis: a review of an emerging parasitic coccidian", *International Journal of Parasitology* **33**(4): 371–91.

Sivapalasingam, S., E. Barrett, et al. (2003). "A multistate outbreak of Salmonella enterica serotype Newport infection linked to mango consumption: impact of water-dip disinfestation technology", *Clinical Infectious Diseases* **37**(12): 1585–90.

Smolinski, M. S., M. A. Hamburg, et al. (eds) (2003). *Microbial Threats to Health: Emergence, Detection, and Response*, Institute of Medicine.

State of Utah Department of Agriculture and Food (1998). *Radishes, Not Beef, to Blame for 1996 Japan E. coli Outbreak*.

Taormina, P. J., L. R. Beuchat, et al. (1999). "Infections associated with eating seed sprouts: an international concern", *Emerging Infectious Diseases* **5**(5): 626–34.

Threlfall, E. J. (2002). "Antimicrobial drug resistance in Salmonella: problems and perspectives in food- and water-borne infections", *FEMS Microbiology Reviews* **26**(2): 141–8.

US Food & Drug Administration Center for Food Safety & Applied Nutrition (2003). *Quantitative Assessment of Relative Risk to Public Health from Foodborne Listeria Monocytogenes among Selected Categories of Ready-to-Eat Foods*.

US General Accounting Office (2004). *Antibiotic Resistance: Federal Agencies Need to Better Focus Efforts to Address Risk to Humans from Antibiotic Use in Animals*.

Varma, J. K., K. D. Greene, et al. (2003). "An outbreak of Escherichia coli O157 infection following exposure to a contaminated building", *Journal of the American Medical Association* **290**(20): 2709–12.

Villar, R. G., M. D. Macek, et al. (1999). "Investigation of multidrug-resistant Salmonella serotype typhimurium DT104 infections linked to raw-milk cheese in Washington State, *Journal of the American Medical Association* **281**(19): 1811–6.

Wells, J. G., B. R. Davis, et al. (1983). "Laboratory investigation of hemorrhagic colitis outbreaks associated with a rare Escherichia coli serotype", *Journal of Clinical Microbiology* **18**(3): 512–20.

World Trade Organization (2004). *World Trade Report 2004: Trade and Trade Policy Developments*.

Chapter 3

Breiman, R. F., M. R. Evans, et al. (2003). "Role of China in the quest to define and control severe acute respiratory syndrome", *Emerging Infectious Diseases* **9**(9): 1037–41.

Capua, I. and D. J. Alexander (2002). "Avian influenza and human health", *Acta Tropica* **83**(1): 1–6.

Centers for Disease Control and Prevention (2005). "Threat to Public Health from Influenza A(H2N2) is Low", available at CDC website.

Centers for Disease Control and Prevention (2005). *Information About Influenza Pandemics*, http://www.cdc.gov.

Centers for Disease Control and Prevention (1995). "Exposure of passengers and flight crew to Mycobacterium tuberculosis on commercial aircraft, 1992–1995", *MMWR Morbidity and Mortality Weekly Report* **44**(8): 137–40.

Claas, E. C., A. D. Osterhaus, et al. (1998). "Human influenza A H5N1 virus related to a highly pathogenic avian influenza virus", *Lancet* **351**(9101): 472–7.

Food and Agriculture Organization of the United Nations (2004). *Avian Influenza: Stop the Risk for Humans and Animals at Source.*

Fritz, C. L., D. T. Dennis, et al. (1996). "Surveillance for pneumonic plague in the United States during an international emergency: a model for control of imported emerging diseases", *Emerging Infectious Diseases* **2**(1): 30–6.

Gamblin, S. J., L. F. Haire, et al. (2004). "The structure and receptor binding properties of the 1918 influenza hemagglutinin", *Science* **303**(5665): 1838–42.

Glezen, W. P. (1996). "Emerging infections: pandemic influenza", *Epidemiology Reviews* **18**(1): 64–76.

Hai-yan, L., Y. Kang-zhen, et al. (2004). "Isolation and characterisation of H5N1 and H9N2 influenza viruses from pigs in China", *Chinese Journal of Preventive Veterinary Medicine* **26**(1).

Horimoto, T. and Y. Kawaoka (2001). "Pandemic threat posed by avian influenza A viruses", *Clinical Microbiology Reviews* **14**(1): 129–49.

Kaiser Commission on Medicaid and the Uninsured (2004). *The Cost of Care for the Uninsured: What Do We Spend, Who Pays, and What Would Full Coverage Add to Medical Spending?*, Washington, D.C., Kaiser Foundation.

Leder, K. and D. Newman (2005). "Respiratory infections during air travel", *Internal Medicine Journal* **35**(1): 50–5.

Lederberg, J., R. E. Shope, et al. (eds) (1992). *Emerging Infections: Microbial Threats to Health in the United States*, Institute of Medicine, National Academy Press.

Lee, L. (2004). "The current state of public health in China", *Annual Review of Public Health* **25**: 327–39.

Mandell, G., J. Bennett, et al. (2000). *Principles and Practice of Infectious Diseases*, Churchill Livingstone, pp. 1823–34.

Mangili, A. and M. A. Gendreau (2005). "Transmission of infectious diseases during commercial air travel", *Lancet* **365**(9463): 989–96.

Miller, J. M., T. W. Tam, et al. (2000). "Cruise ships: high-risk passengers and the global spread of new influenza viruses", *Clinical Infectious Diseases* **31**(2): 433–8.

Moser, M. R., T. R. Bender, et al. (1979). "An outbreak of influenza aboard a commercial airliner", *American Journal of Epidemiology* **110**(1): 1–6.

Naik, G. and J. Hookway (2005). "Demand, Cost for Avian-Flu Drug Could Leave Neediest With Least", *Wall Street Journal*, 18 May, p. 1.

Ninomiya, A., A. Takada, et al. (2002). "Seroepidemiological evidence of avian H4, H5, and H9 influenza A virus transmission to pigs in southeastern China", *Veterinary Microbiology* **88**(2): 107–14.

Olsen, S. J., H. L. Chang, et al. (2003). "Transmission of the severe acute respiratory syndrome on aircraft", *New England Journal of Medicine* **349**(25): 2416–22.

Reuters (2003). "Bird Flu Spreads in Europe, Human Health Concerns", *ProMED-mail*, 18 April.

Schlagenhauf, P., M. Funk, et al. (2004). "Focus on cruise ship travel", *Journal of Travel Medicine* **11**(3): 191–3.

Schuettler, D. (2005). "Bird flu experts urge wider duck cull in Vietnam", *Reuters*, 19 April.

Shortridge, K. F. (2003). "Severe acute respiratory syndrome and influenza: virus incursions from southern China", *American Journal of Respiratory and Critical Care Medicine* **168**(12): 1416–20.

Shortridge, K. F., J. S. Peiris, et al. (2003). "The next influenza pandemic: lessons from Hong Kong", *Journal of Applied Microbiology* **94 Suppl**: 70S–79S.

Smolinski, M. S., M. A. Hamburg, et al. (eds) (2003). *Microbial Threats to Health: Emergence, Detection, and Response*, Institute of Medicine.

Stephenson, I., K. G. Nicholson, et al. (2004). "Confronting the avian influenza threat: vaccine development for a potential pandemic", *Lancet Infectious Diseases* **4**(8): 499–509.

Swayne, D. E. and D. J. King (2003). "Avian influenza and Newcastle disease", *Journal of the American Veterinary Medicine Association* **222**(11): 1534–40.

Uyeki, T. M., S. B. Zane, et al. (2003. "Large summertime influenza A outbreak among tourists in Alaska and the Yukon Territory", *Clinical Infectious Diseases* **36**(9): 1095–102.

Vietnam News Brief Service (2004). "Viet Nam: deaths of 5 children attributed to avian influenza H5 virus", 10 September.

Widdowson, M. A., E. H. Cramer, et al. (2004). "Outbreaks of acute gastroenteritis on cruise ships and on land: identification of a predominant circulating strain of norovirus – United States, 2002", *Journal of Infectious Diseases* **190**(1): 27–36.

World Health Organization, *WHO Global Influenza Programme*.

World Health Organization (2005). *Cumulative Number of Confirmed Human Cases of Avian Influenza A/(H5N1) since 28 January 2004*.

World Health Organization (2004). "Avian influenza – update: implications of H5N1 infections in pigs in China", 25 August.

Chapter 4

Alper, T., D. A. Haig, et al. (1966). "The exceptionally small size of the scrapie agent", *Biochemical and Biophysical Research Communications* **22**(3): 278–84.

Beisel, C. E. and D. M. Morens (2004). "Variant Creutzfeldt-Jakob disease and the acquired and transmissible spongiform encephalopathies", *Clinical Infectious Diseases* **38**(5): 697–704.

Centers for Disease Control and Prevention (1982). "Update on acquired immune deficiency syndrome (AIDS) among patients with hemophilia A", *MMWR Morbidity and Mortality Weekly Report* **31**(48): 644–6, 652.

Ghani, A. C., N. M. Ferguson, et al. (2003). "Factors determining the pattern of the variant Creutzfeldt-Jakob disease (vCJD) epidemic in the UK", *Proceedings of the Royal Society of London, Series B (Biological)* **270**(1516): 689–98.

Hillier, C. E. and R. L. Salmon (2000). "Is there evidence for exogenous risk factors in the aetiology and spread of Creutzfeldt-Jakob disease?", *Quarterly Journal of Medicine* **93**(9): 617–31.

Institute of Medicine (1995). "HIV and the blood supply: an analysis of crisis decisionmaking", *Committee to Study HIV Transmission Through Blood and Blood Products*, eds L. Leveton, H. Sox and M. Stoto, Washington, D.C., Institute of Medicine, National Academy Press.

Krever Commission (1997). *Commission of Inquiry on the Blood System in Canada*.

Supervie, V. and D. Costagliola (2004). "The unrecognised French BSE epidemic", *Veterinary Research* **35**(3): 349–62.

Varghese, B., J. E. Maher, et al. (2002). "Reducing the risk of sexual HIV transmission: quantifying the per-act risk for HIV on the basis of choice of partner, sex act, and condom use", *Sexually Transmitted Diseases* **29**(1): 38–43.

Volkow, P. and C. Del Rio (2005). "Paid donation and plasma trade: unrecognized forces that drive the AIDS epidemic in developing countries", *International Journal of STD and AIDS* **16**(1): 5–8.

Wells, G. A., A. C. Scott, et al. (1987). "A novel progressive spongiform encephalopathy in cattle", *Veterinary Record* **121**(18): 419–20.

Chapter 5

Bolton, J. R., Undersecretary for Arms Control and International Security (2002). *The US Position on the Biological Weapons Convention: Combating the BW Threat*, Tokyo America Center, Tokyo, Japan, US Department of State.

British Medical Association (2004). *Biotechnology, Weapons and Humanity*.

Centers for Disease Control and Prevention (2003). "Nicotine poisoning after ingestion of contaminated ground beef – Michigan, 2003", *MMWR Morbidity and Mortality Weekly Report* **52**(18): 413–6.

Chaffee, M., C. Conway-Welch, et al. (2001). "Bioterrorism in the United States: take it seriously", *American Journal of Nursing* **101**(11): 59, 61.

Chalk, P. (2004a). "The bio-terrorist threat to agricultural livestock and produce", *The Office of Science and Technology Policy Blue Ribbon Panel on the Threat of Biological Terrorism Directed Against Livestock*, RAND Corporation.

Chalk, P. (2004b). *Hitting America's Soft Underbelly: The Potential Threat of Deliberate Biological Attacks Against the US Agricultural and Food Industry*, RAND National Defense Institute.

Christopher, G. W., T. J. Cieslak, et al. (1997). "Biological warfare. A historical perspective", *Journal of the American Medical Association* **278**(5): 412–7.

Council of State and Territorial Epidemiologists (2004). *National Assessment of Epidemiologic Capacity: Findings and Recommendations*.

Cupp, O. S., D. E. Walker, et al. (2004). "Agroterrorism in the US: key security challenge for the 21st century", *Biosecurity and Bioterrorism* **2**(2): 97–105.

Franz, D. R. (2004). "Threats and Risks to US Agriculture: An Overview", *The Office of Science and Technology Policy Blue Ribbon Panel on the Threat of Biological Terrorism Directed Against Livestock*, RAND Corporation.

Gips, M. (2003). "The first link in the food chain", *Security Management Online*, Security Management Magazine.

Inglesby, T. V., R. Grossman, et al. (2001). "A plague on your city: observations from TOPOFF", *Clinical Infectious Diseases* **32**(3): 436–45.

Institute of Medicine (2001). *Biological Threats and Terrorism: Assessing the Science and Response Capabilities*, National Academy Press.

Knobler, S., A. Mahmoud, et al. (eds) (2001). *Biological Threats and Terrorism: Assessing the Science and Response Capabilities*, Institute of Medicine.

North Atlantic Treaty Organization (1992). *NATO Handbook on the Medical Aspects of NBC Defensive Operations*, AMedP-6(B), Part II, Biological.

O'Toole, T., M. Mair, et al. (2002). "Shining light on 'Dark Winter'", *Clinical Infectious Diseases* **34**(7): 972–83.

Office of the Surgeon General (1997). "Medical aspects of chemical and biological warfare", *Textbook of Military Medicine*, eds F. R. Sidell, E. T. Takafuji and D. R. Franz, TMM Publications. Part I.

Pear, R. (2004). "US Health Chief, Stepping Down, Issues Warning", *The New York Times*, December 4th.

Potter, W. C. (2004). *Prospects for International Cooperation on Biological Security*. PIR Center Conference, Moscow.

Stith Butler, A., A. Panzer, et al. (eds) (2003). *Preparing for the Psychological Consequences of Terrorism: A Public Health Strategy*, Institute of Medicine.

Turnbull, W., and P. Abhayaratne (2003). *2002 WMD Terrorism Chronology: Incidents Involving Sub-National Actors and Chemical, Biological, Radiological, and Nuclear Materials*, Monterey Institute of International Studies.

US Food and Drug Administration (2004). "Agencies team up to protect food supply", *FDA Consumer* **38**(2): 28-9.

US General Accounting Office (2003). *Bioterrorism: A Threat to Agriculture and the Food Supply*.

US Government Accountability Office (2005). *Homeland Security: Much Is Being Done to Protect Agriculture from a Terrorist Attack, but Important Challenges Remain*.

Venkatesh, S. and Z. A. Memish (2003). "Bioterrorism – a new challenge for public health", *International Journal of Antimicrobial Agents* **21**(2): 200–6.

World Health Organization (2004). *Public Health Response to Biological and Chemical Weapons: WHO Guidance*.

Chapter 6

Animal Health Institute (2002). *Antibiotic Use in Animals: The Facts*, http://www.ahi.org/mediaCenter/mediaKit/antibUseAnimals.asp.

Boneva, R. S. and T. M. Folks (2004). "Xenotransplantation and risks of zoonotic infections", *Annals of Medicine* **36**(7): 504–17.

Centers for Disease Control and Prevention (1993). "Creutzfeldt-Jakob disease in patients who received a cadaveric dura mater graft – Spain, 1985–1992", *MMWR Morbidity and Mortality Weekly Report* **42**(28): 560–3.

Centers for Disease Control and Prevention (2003). "Update: Creutzfeldt-Jakob disease associated with cadaveric dura mater grafts – Japan, 1979–2003", *MMWR Morbidity and Mortality Weekly Report* **52**(48): 1179–81.

Centers for Disease Control and Prevention (2005). *Recent Avian Influenza Outbreaks in Asia*, May.

Dowell, S. F., C. G. Whitney, et al. (2003). "Seasonal patterns of invasive pneumococcal disease", *Emerging Infectious Diseases* **9**(5): 573–9.

Ewald, P. M. (1996). *Evolution of Infectious Diseases*, Oxford University Press.

Fidler, D. P. (1999). "Legal challenges posed by the use of antimicrobials in food animal production", *Microbes and Infection* **1**(1): 29–38.

Fishman, J. A. and C. Patience (2004). "Xenotransplantation: infectious risk revisited", *American Journal of Transplant* **4**(9): 1383–90.

Food and Agriculture Organization of the United Nations (2004). *Avian Influenza: Stop the Risk for Humans and Animals at Source.*

Lancaster, J. (2004). "Surgeries, side trips for 'medical tourists'", *The Washington Post*, A1, October 21st.

Levy, S. B. (2002). "The 2000 Garrod lecture. Factors impacting on the problem of antibiotic resistance", *Journal of Antimicrobial Chemotherapy* **49**(1): 25–30.

Sipress, A. (2005). "Bird flu adds new danger to bloody game: cockfighting among Asian customs that put humans at risk", *The Washington Post*, A16, April 14th.

Slingenbergh, J. I., M. Gilbert, et al. (2004). "Ecological sources of zoonotic diseases", *Revue scientifique et technique* **23**(2): 467–84.

US General Accounting Office (2004). *Antibiotic Resistance: Federal Agencies Need to Better Focus Efforts to Address Risk to Humans from Antibiotic Use in Animals.*

Witte, W. (2000). "Selective pressure by antibiotic use in livestock", *International Journal of Antimicrobial Agents* **16 Suppl 1**: S19–24.

World Health Organization (2001). *Use of Antimicrobials Outside Human Medicine*, WHO.

World Health Organization (2002). *Implementation Workshop on the WHO Global Strategy for Containment of Antimicrobial Resistance*, WHO.

Chapter 7

Barcos, L. O. (2001). "Recent developments in animal identification and the traceability of animal products in international trade", *Revue scientifique et technique* **20**(2): 640–51.

Caporale, V., A. Giovannini, et al. (2001). "Importance of the traceability of animals and animal products in epidemiology", *Revue scientifique et technique* **20**(2): 372–8.

Centers for Disease Control and Prevention (2005). "Escherichia coli O157:H7 infections associated with ground beef from a U.S. military installation – Okinawa, Japan, February 2004", *MMWR Morbidity and Mortality Weekly Report* **54**(2): 40–2.

Jones, T. F., B. Imhoff, et al. (2004). "Limitations to successful investigation and reporting of foodborne outbreaks: an analysis of foodborne disease outbreaks in FoodNet catchment areas, 1998–1999", *Clinical Infectious Diseases* **38 Suppl 3**: S297–302.

Killalea, D., L. R. Ward, et al. (1996). "International epidemiological and microbiological study of outbreak of Salmonella agona infection from a ready to eat savoury snack – I: England and Wales and the United States", *British Medical Journal* **313**(7065): 1105–7.

Lober, W. B., B. T. Karras, et al. (2002). "Roundtable on bioterrorism detection: information system-based surveillance", *Journal of the American Medical Informatics Association* **9**(2): 105–115.

Mahon, B. E., A. Ponka, et al. (1997). "An international outbreak of Salmonella infections caused by alfalfa sprouts grown from contaminated seeds", *Journal of Infectious Diseases* **175**(4): 876–82.

Pettitt, R. G. (2001). "Traceability in the food animal industry and supermarket chains", *Revue scientifique et technique* **20**(2): 584–97.

US Food and Drug Administration (2004). *Fact Sheet on FDA's New Food Bioterrorism Regulation: Establishment and Maintenance of Records*.

US General Accounting Office (1999). "Emerging Infectious Diseases: National Surveillance System Could Be Strengthened", *Testimony before the Subcommittee on Public Health, Committee on Health, Education, Labor and Pensions*, US Senate.

US Government Accountability Office (2004a). *Food Safety: USDA and FDA Need to Better Ensure Prompt and Complete Recalls of Potentially Unsafe Food*.

US Government Accountability Office (2004b). *Infectious Diseases: Review of State and Federal Disease Surveillance Efforts*.

Van Pelt, W., D. J. Mevius, et al. (2004). "A large increase of Salmonella infections in 2003 in the Netherlands: hot summer or side effect of the avian influenza outbreak?", *Euro Surveillance* **9**(7).

Werber, D., J. Dreesman, et al. (2005). "International outbreak of Salmonella Oranienburg due to German chocolate", *BMC Infectious Diseases* **5**(1): 7.

Chapter 8

Brown, M. (2000). *Administrator, UNDP, Address to Ministers of Trade of Least Developed Countries, Bangkok, Thailand*.

Calvin, L. (2003). "Produce, food safety, and international trade: response to US foodborne illness outbreaks associated with imported produce", Chapter 5 in J. C. Buzby (ed.) *International Trade and Food Safety: Economic Theory and Case Studies*, Economic Research Service, US Department of Agriculture.

Cash, J. and J. Kastner (2004). *SPS Notifications Tool*, Kansas State University.

CBC News Online (2003). "Toronto mayor rails against WHO warning", April 24th.

Comba, P. and R. Pasetto (2004). "The precautionary principle: scientific evidence and decision processes", *Epidemiologia e preventzione* **28**(1): 41–5.

Conzaniga, A. (2002). "GATS and trade in health services" in N. Drager and C. Viera, *Trade in Health Services*, World Health Organization.

Cunningham, E. P. (2003). *After BSE – A Future for the European Livestock Sector*, European Association for Animal Production, Wageningen Academic Publishers.

Goldstein, B. and R. S. Carruth (2004). "The precautionary principle and/or risk assessment in World Trade Organization decisions: a possible role for risk perception", *Risk Analysis* **24**(2): 491–9.

Lang, T. (1999). "Diet, health and globalization: five key questions", *Proceedings of the Nutrition Society* **58**(2): 335–43.

McCrea, D. (1997). "Codex Alimentarius – in the consumer interest?", *Consumer Policy Review* **7**(4): 132–8.

Morse, S. S. (1995). "Factors in the emergence of infectious diseases", *Emerging Infectious Diseases* **1**(1): 7–15.

Oliveira, M. A., J. A. Bermudez, et al. (2004). "Has the implementation of the TRIPS Agreement in Latin America and the Caribbean produced intellectual property legislation that favours public health?", *Bulletin of the World Health Organization* **82**(11): 815–21.

Public Citizen (2003). "The WTO comes to dinner: US implementation of trade rules bypasses food safety requirements", July.

Silverglade, B. A. (2000). "The WTO agreement on sanitary and phytosanitary measures: weakening food safety regulations to facilitate trade?", *Food and Drug Law Journal* **55**(4): 517–24.

Vose, D., J. Acar, et al. (2001). "Antimicrobial resistance: risk analysis methodology for the potential impact on public health of antimicrobial resistant bacteria of animal origin", *Revue scientifique et technique* **20**(3): 811–27.

World Bank Group (2003). *World Bank Responds to SARS*.

World Health Organization (1998). *Global Infectious Disease Surveillance*.

World Health Organization (2003). *WHO Extends its SARS-related Travel Advice to Beijing and Shanxi Province in China and to Toronto, Canada*.

World Health Organization (2005). *International Health Regulations*.

World Health Organization Regional Committee for the Western Pacific (1998). *Fifty Years of WHO in the Western Pacific Region*.

World Trade Organization (2005). *Review of the Operation and Implementation of the SPS Agreement*.

World Trade Organization Committee on Technical Barriers to Trade (2005). *Transparency Requirements and Procedures*.

World Trade Organization Council for Trade in Services (1999). "Article VI.4 of the GATS: Disciplines on domestic regulation applicable to all services", Note by the Secretariat, 1 March 1999.

Chapter 9

Anderson, R. M. and R. M. May (1991). *Infectious Diseases of Humans: Dynamics and Control*, Oxford, Oxford University Press.

Arkless, D. (2005). *Report on Business and HIV/AIDS*, World Economic Forum, Davos, Switzerland.

Baumes, H. and S. Ramsey (2005). "Mad cow loose in the United States?", *Global Insight*, http://www.globalinsight.com/Perspective/PerspectiveDetail724.htm.
Donegan, E., M. Stuart, et al. (1990). "Infection with human immunodeficiency virus type 1 (HIV-1) among recipients of antibody-positive blood donations", *Annals of Internal Medicine* **113**(10): 733–9.
Henderson, D. A., T. V. Inglesby, et al. (1999). "Smallpox as a biological weapon: medical and public health management. Working Group on Civilian Biodefense", *Journal of the American Medical Association* **281**(22): 2127–37.
Hufnagel, L., D. Brockmann, et al. (2004). "Forecast and control of epidemics in a globalized world", *Proceedings of the National Academy of Sciences of the USA* **101**(42): 15124–9.
Jones, T. F. and W. Schaffner (2003). "Salmonella in imported mangos: shoeleather and contemporary epidemiologic techniques together meet the challenge", *Clinical Infectious Diseases* **37**(12): 1591–2.
Kennedy, M. (2005). "India and its medical outsourcing industry" in *Marketplace*, National Public Radio, 5 April.
Kimball, A. M. and M. Thant (1996). "A role for businesses in HIV prevention in Asia", *Lancet* **347**(9016): 1670–2.
Kingdon, J. W. (1995). *Agendas, Alternatives, and Public Policies*, New York, Addison-Wesley Longman.
Klausner, R. D., A. S. Fauci, et al. (2003). "Medicine – the need for a global HIV vaccine enterprise", *Science* **300**(5628): 2036–9.
Layne, S. P., T. J. Beugelsdijk, et al. (2001). "A global lab against influenza", *Science* **293**(5536): 1729.
McMichael, A. (1993). *Planetary Overload: Global Environmental Change and the Health of the Human Species*, Cambridge University Press.
Potter, J. D. (2004). "Toward the last cohort", *Cancer Epidemiology Biomarkers and Prevention* **13**(6): 895–7.
Sachs, J. (2005). *The End of Poverty: Economic Possibilities for Our Time*, New York, Penguin Press.
Smith, R. D., R. Beaglehole, D. Woodward and N. Drager (2003). *Global Public Goods for Health: A Health, Economic and Public Health Perspective*. Oxford University Press.
Smith, R. D., D. Woodward, et al. (2004). "Communicable disease control: a 'global public good' perspective", *Health Policy and Planning* **19**(5): 271–8.
Stiglitz, J. E. (2003). *Globalization and Its Discontents*, W. W. Norton & Company.
UNICEF and World Health Organization (2002). *Meeting the MDG Drinking Water and Sanitation Target: A Mid-term Assessment of Progress*.
Varghese, B., J. E. Maher, et al. (2002). "Reducing the risk of sexual HIV transmission: quantifying the per-act risk for HIV on the basis of choice of partner, sex act, and condom use", *Sexually Transmitted Diseases* **29**(1): 38–43.
World Health Organization (2000). *Global Water Supply and Sanitation Assessment, 2000 Report*.
World Health Organization (2005). *International Health Regulations*.

补充参考文献

Commission on Macroeconomics and Health, from http://www.chm.org.

APEC considers creating financial intelligence units to fight terrorism, *Xinhua News Agency*.

"Nestle's Milk Collection: Enabling Market Access for smallholder Dairy Farms in Pakistan and China [not for quotation]."

(2002). "Independent evaluation of the Codex Alimentarius and other FAO-WHO work on food standards." *Wkly Epidemiol Rec* **77**(17): 138–9.

(2003). "Revision of the International Health Regulations." *Epidemiol Bull* **24**(4): 14–15.

(2004). "Chile calls on APEC to seek balance between trade, anti-terror. *Xinhua New Agency*.

(2004). "Federal Food Safety and Security System: Fundamental Restructuring is Needed to Address Fragmentation and Overlap." *Subcommittee on Civil Service and Agency Organization, Committee on Government Reform.*

(2004). "A new public health world order." *Lancet Infect Dis* **4**(8): 475.

(2004). Statement of Robert E. Brackett, Ph.D., Director, Center for Food Safety and Applied Nutrition, Food and Drug Administration. *Committee on Government Reform: Subcommittee on Civil Service and Agency Organization.*

(2004). Testimony by Dr Barbara J. Masters, Food Safety and Inspection Service Fiscal 2005 Appropriations: Agriculture and Related Agencies. *House Appropriations.*

Joint First FAO/OIE/WHO Expert Workshop on Non-human Antimicrobial Usage and Antimicrobial Resistance: Scientific assessment, Geneva.

Allos, B. M., M. R. Moore, et al. (2004). "Surveillance for sporadic foodborne disease in the 21st century: the FoodNet perspective." *Clin Infect Dis* **38 Suppl 3**: S115–20.

Alocilja, E. C. and S. M. Radke (2003). "Market analysis of biosensors for food safety." *Biosens Bioelectron* **18**(5–6): 841–6.

Altekruse, S. F., M. L. Cohen, et al. (1997). "Emerging foodborne disease." *Emerg Infect Dis* **3**(3): 285–93.

Anderson, A. D., J. M. Nelson, et al. (2003) "Public health consequences of use of antimicrobial agents in food animals in the United States." *Microb Drug Resist* **9**(4): 373–9.

Anderson, M. A. W. (2001). "The Economics of Quarantine and the SPS Agreement." 414.

Angulo, F. J. and P. M. Griffin (2000). "Changes in antimicrobial resistance in Salmonella enterica serovar typhimurium." *Emerg Infect Dis* **6**(4): 436–8.

Apostolakis, G. E. (2004). "How useful is quantitative risk assessment?" *Risk Anal* **24**(3): 515–20.

Bern, C., B. Hernandez, et al. (1999). "Epidemiologic studies of Cyclospora cayetanensis in Guatemala." *Emerg Infect Dis* **5**(6): 766–74.

Bertollini, R. and V. T. Gee (2004). "Working across sectors for public health." *Bull World Health Organ* **82**(5): 322.

Besser, R. E., S. M. Lett, et al. (1993). "An outbreak of diarrhea and hemolytic uremic syndrome from Escherichia coli O157:H7 in fresh-pressed apple cider." *Jama* **269**(17): 2217–20.

Bonanno, A. (1994). *From Columbus to ConAgra: the globalization of agriculture and food*, University Press of Kansas.

Broome, C. V., H. H. Horton, et al. (20030. "Statutory basis for public health reporting beyond specific diseases." *J Urban Health* **80**(2 Suppl 1): i14–22.

Brown, C. (2004). "Emerging zoonoses and pathogens of public health significance – an overview." *Rev Sci Tech* **23**(2): 435–42.

Bruemmer, B. (2003). "Food biosecurity." *J Am Diet Assoc* **103**(6): 687–91.

Busch, M. P., S. H. Kleinman, et al. (2003). "Current and emerging infectious risks of blood transfusions." *Jama* **289**(8): 959–62.

Buss, P. M. (2002). "Globalization and disease: in an unequal world, unequal health!" *Cad Saude Publica* **18**(6): 1783–8.

Butler, D. (1996). "Did UK 'dump' contaminate feed after ban?" *Nature* **381**(6583): 544–5.

Calvin, L., B. Avendaño, et al. (2004). *The Economics of Food Safety: The Case of Green Onions and Hepatitis A Outbreaks*. E. R. Service, USDA.

Capua, I. and S. Marangon (2003). "Vaccination in the control of avian influenza in the EU." *Vet Rec* **152**(9): 271.

Cardenas, V. M., M. C. Roces, et al. (2002). "Improving public health leadership through training in epidemiology and public health: the experience of TEPHINET. Training Programs in Epidemiology and Public Health Interventions Networks." *Am J Public Health* **92**(2): 196–7.

Caswell, J. A. (2000). "Economic approaches to measuring the significance of food safety in international trade." *Int J Food Microbiol* **62**(3): 261–6.

Center for Nonproliferation Studies (2004). The Biological and Toxin Weapons Convention: Negotiating Inspection and Enforcement Provisions, Monterey Institute.

Centers for Disease Control and Prevention (1993). "Update: multistate outbreak of Escherichia coli O157:H7 infections from hamburgers – western United States, 1992–1993." *MMWR Morb Mortal Wkly Rep* **42**(14): 258–63.

Centers for Disease Control and Prevention (1994). "Escherichia coli O157:H7 outbreak linked to home-cooked hamburger – California, July 1993." *MMWR Morb Mortal Wkly Rep* **43**(12): 213–16.

Centers for Disease Control and Prevention (1998). "Outbreak of cyclosporiasis – Ontario, Canada, May 1998." *MMWR Morb Mortal Wkly Rep* **47**(38): 806–9.

Centers for Disease Control and Prevention (2001). "HIV and AIDS – United States, 1981–2000." *MMWR Morb Mortal Wkly Rep* **50**(21): 430–34.

Centers for Disease Control and Prevention (2001). "Outbreak of listeriosis associated with homemade Mexican-style cheese – North Carolina, October 2000–January 2001." *MMWR Morb Mortal Wkly Rep* **50**(26): 560–62.

Centers for Disease Control and Prevention (2002). "Multistate outbreak of Escherichia coli O157:H7 infections associated with eating ground beef – United States, June–July 2002." *MMWR Morb Mortal Wkly Rep* **51**(29): 637–9.

Centers for Disease Control and Prevention (2002). "Outbreak of listeriosis – northeastern United States, 2002." *MMWR Morb Mortal Wkly Rep* **51**(42): 950–51.

Centers for Disease Control and Prevention (2004). "Outbreak of cyclosporiasis associated with snow peas – Pennsylvania, 2004." *MMWR Morb Mortal Wkly Rep* **53**(37): 876–8.

Centers for Disease Control and Prevention (2004). "Preliminary assessment of the effectiveness of the 2003-04 inactivated influenza vaccine – Colorado, December 2003." *MMWR Morb Mortal Wkly Rep* **53**(1): 8–11.

Centers for Disease Control and Prevention (2004). "Preliminary FoodNet data on the incidence of infection with pathogens transmitted commonly through food – selected sites, United States, 2003." *MMWR Morb Mortal Wkly Rep* **53**(16): 338–43.

Checa, N., J. Maguire, et al. (2003). "The new world disorder." *Harv Bus Rev* **81**(8): 070–9, 140.

Chen, J. (2004). "Challenges to developing countries after joining WTO: risk assessment of chemicals in food." *Toxicology* **198**(1–3): 3–7.

Clarke, S. C., R. D. Haigh, et al. (2002). "Enteropathogenic Escherichia coli infection: history and clinical aspects." *Br J Biomed Sci* **59**(2): 123–7.

Codex Alimentarius Commission (2004). Compatability of Data Reporting Formats Used by FAO/WHO International Risk Assessment Bodies. Bratislava, Slovakia.

Colebunders, R., R. Ryder, et al. (1991). "Seroconversion rate, mortality, and clinical manifestations associated with the receipt of a human immunodeficiency virus-affected blood transfusion in Kinshasa, Zaire." *J Infect Dis* **164**(3): 450–6.

Collins, J. D. and P. G. Wall (2004). "Food safety and animal production systems: controlling zoonoses at farm level." *Rev Sci Tech* **23**(2): 685–700.

Commission, C. A. (2003). *Risk Profile for Enterohemorragic E. Coli Including the Identification of the Commodities of Concern, Including Sprouts, Ground Beef and Pork.* Joint FAO/WHO Food Standards Programme, Orlando, USA.

Commission, K. (1997). Commission of Inquiry on the Blood System in Canada, Health Canada.

Cookson, B., A. P. Johnson, et al. (1995). "International inter- and intrahospital patient spread of a multiple antibiotic-resistant strain of Klebsiella pueumoniae." *J Infect Dis* **171**(2): 511–13.

Cortinois, A. A., S. Downey, et al. (2003). "Hospitals in a globalized world: a view from Canada." *Healthc Pap* **4**(2): 14–32.

Cox, L. A., Jr. and D. A. Popken (2004). "Bayesian Monte Carlo incertainty analysis of human health risks from animal antimicrobial use in a dynamic model of emerging resistance." *Risk Anal* **24**(5): 1153–64.

Crump, J. A., A. C. Sulka, et al. (2002). "An outbreak of Escherichia coli O157:H7 infections among visitors to a dairy farm." *N Engl J Med* **347**(8): 555–60.

Cuellar, S. (2002). *Marketing Fresh Fruit and Vegetable Imports in the United States: Status, Challenges and Opportunities*, Cornell University.

De Buyser, M. L., B. Dufour, et al. (2001). "Implication of milk and milk products in food-borne diseases in France and in different industrialised countries." *Int J Food Microbiol* **67**(1–2): 1–17.

Dentinger, C., L. Pasat, et al. (2004). "Injection practices in Romania: progress and challenges." *Infect Control Hosp Epidemiol* **25**(1): 30–35.

Diamond, J. (2004). *Collapse: How Societies Choose to Fail or Succeed*, Viking.

Donnelly, C. A., N. M. Ferguson, et al. (2002). "Implications of BSE infection screening data for the scale of the British BSE epidemic and current European infection levels." *Proc R Soc Lond Bio Sci* **269**(1506): 2179–90.

Dorozynski, A. (2000). "Sevn die in French listeria outbreak." *Bmj* **320**(7235): 601.

Doyle, R. (2003). "Trade globalization. It is nearly two centuries old and likely to continue." *Sci Am* **288**(6): 30.

Edwards, D. S., A. M. Johnston, et al. (1997). "Meat inspection: an overview of present practices and future trends." *Vet J* **154**(2): 135–47.

Fan, E. X. (2003). "SARS: Economic Impacts and Implications." *ERD Policy Brief*, Economics and Research Department, Asian Development Bank.

FAO/OIE?WHO Expert Workshop (2004). "Non-Human Antimicrobial Usage and Antimicrobial Resistance: Management Options." Oslo, Norway.

Farmer, P. (1999). *Infections and Inequalities*. Los Angeles, University of California Press.

Fauci, A. (April 28, 2005). Univer.

Feng, P. and S. Weagant (2002). "Diarrheagenic Escherichia coli." *Bacteriological Analytical Manual Online*.

Ferber, D. (2003). "Antibiotic resistance. WHO advises kicking the livestock antibiotic habit." *Science* **301**(5636): 1027.

Fernández de Larrinoa Arcal, Y., M. Maetz, et al. (2000). *Multilateral Trade Negotiations on Agriculture: A Resource Manual*.

Fidler, D. P. (1998). "Legal issues associated with antimicrobial drug resistance." *Emerg Infect Dis* **4**(2): 169–77.

Fidler, D. P. (2003). "Antimicrobial Resistance: A Challenge for Global Health Governance." *Health Impacts of Globalization: Towards Global Governance*. K. Lee, Palgrave Macmillan.

Fidler, D. P. (2004). "Germs, governance, and global public health in the wake of SARS." *J Clin Invest* **113**(6): 799–804.

Fisher, I. S. (2004). "Dramatic shifts in the epidemiology of Salmonella enterica serotype Enteritidis phage types in western Europe, 1998–2003 – results from the Enter-net international salmonella database." *Euro Surveill* **9**(11).

Fisher, I. S. (2004). "International trends in salmonella serotypes 1998–2003 – a surveillance report from the Enter-net international surveillance network." *Euro Surveill* **9**(11).

Fleck, F. (2003). "Conference warns of danger of re-emergence of smallpox as weapon of bioterror." *Bull World Health Organ* **81**(12): 917–18.

Folch, E., I. Hernandez, et al. (2003). "Infectious diseases, non-zero-sum thinking, and the developing world." *Am J Med Sci* **326**(2): 66–72.

Food and Agriculture Organization of the United Nations FAOSTAT.

Food and Agriculture Organization of the United Nations (2002). World agriculture: towards 2015/2030. Summary report.
Food and Agriculture Organization of the United Nations (2003). "Animal disease outbreaks hit global meat exports."
Food and Agriculture Organization of the United Nations (2004). Improving the quality and safety of fresh fruits and vegetables: a practical approach.
Food and Agriculture Organization of the United Nations (January 28, 2004). High geographic concentration of animals may have favored the spread of avian flu.
Frenzen, P. D. (2004). "Deaths due to unknown foodborne agents." *Emerg Infect Dis* **10**(9): 1536–43.
Gagnon, L. (2004). "Fujian flu more severe, but not unusual." *Cmaj* **170**(3): 325.
Gibbs, J. and S. Shaw (1995). "Implications of changes in GATT for the marketing strategies of British beef producers." *British Food Journal* **97**(1): 3–10.
Goodman, L. (2004). "Profits of public-private partnerships." *J Clin Invest* **114**(6): 742.
Gostin, L. O. (2004). "International infectious disease law: revision of the World Health Organization's International Health Regulations." *Jama* **291**(21): 2623–7.
Greenberg, A. E., P. Nguyen-Dinh, et al. (1988). "The association between malaria, blood transfusions and HIV seropositivity in a pediatric population in Kinshasa, Zaire." *Jama* **259**(4): 545–9.
Group, T. W. B. (2002). Water Supply and Sanitation.
Group, T. W. B. (2003). Improving Livelihoods on Fragile Lands, Chapter Four, World Development Report.
Gushulak, B. D. and D. W. MacPherson (2004). "Globalization of infectious diseases: the impact of migration." *Clin Infect Dis* 38(12): 1742–8.
Haas, G. J. (1995). "'Yakugai' AIDS and the Yokohama Xth international AIDS conference." *Common Factor* (no 10): 1, 22.
Haggett, P. (2000). *The Geographical Structure of Epidemics*, Oxford.
Harlow, S. D. (2004). "Science-based trade disputes: a new challenge in harmonizing the evidentiary systems of law and science." *Risk Anal* **24**(2): 443–7.
Health Canada (2003). Global Mercury – Post Exercise Report.
Health Canada (2003). The Naylor report on SARS and public health in Canada, Health Canada, Ottawa.
Health Protection Agency (2005). "Enter-Net: International surveillance network for the enteric infections Salmonella and VTEC O157." From http://www.hpa.org.uk/hpainter/enter-net_outbreaks.htm.
Henson, S. J., R. J. Loader, et al. (1999). *Impact of sanitary and phytosanitary measures on developing countries*. The University of Reading.
Hersh, B. S., F. Popovici, et al. (1993). "Risk factors for HIV infection among abandoned Romanian children." *Aids* **7**(12): 1617–24.
Herwaldt, B. L. and M. L. Ackers (1997). "An outbreak in 1996 of cyclosporiasis associated with imported raspberries. The Cyclospora Working Group." *N Engl J Med* **336**(22): 1548–56.
Heymann, D. L. (2002). *Food safety, and essential public health priority.* FAO/WHO Global Forum of Food Safety Regulators, Marrakesh, Morocco.

Horton, L. R. (2001). "Risk analysis and the law: international law, the World Trade Organization, Codex Alimentarius and national legislation." *Food Addit Contam* **18**(12): 1057–67.

Howse, R. (2004). "The WHO/WTO study on trade and public health: a critical assessment." *Risk Anal* **24**(2): 501–7.

Hueston, W. (2004). *The Science Driving North American BSE Policy*. International Association for Food Protection. Phoenix, Arizona.

Iezzoni, L. (1999). *Influenza 1918 The Worst Epidemic in American History*. New York, TV Books, L.L.C.

Ingham, G. (1999). "Capitalism, money and banking: a critique of recent historical sociology." *Br J Sociol* **50**(1): 76–96.

Institute of Food Science & Technology (1995). "Listeria monocytogenes in Cheese."

Institute of Medicine (2003). "Microbial Threats to Health: Emergence, Detection, and Response."

James, A. D. and J. Rushton (2002). "The economics of foot and mouth disease." *Rev Sci Tech* **21**(3): 637–44.

Jimba, M. and D. D. Joshi (2001). "Health promotion approach for the control of food-borne parasitic zoonoses in Nepal: emphasis on an environmental assessment." *Southeast Asian J Trop Med Public Health* **32 Suppl 2**: 229–35.

Jones, R. W. (2003). "Globalization and the distribution of income: the economic arguments." *Proc Natl Acad Sci USA* **100**(19): 1158–62.

Josefson, D. (2003). "Haemophilia patients launch action against Bayer over contaminated blood products." *Bmj* **326**(7402): 1286.

Joshi, D. D., M. Maharjan, et al. (2003). "Improving meat inspection and control in resource-poor communities: the Nepal example." *Acta-Trop* **87**(1): 119–27.

Joshi, D. D., P. M. Poudyal, et al. (2001). "Controlling Taenia solium in Nepal using the PRECEDE-PROCEED model." *Southeast Asian J Trop Med Public Health* **32 Suppl 2**: 94–7.

Katz, L. M. (2003). "A Comment from Dr. M. Katz of the Mississippi Valley Regional Blood Center." *ProMed-mail* Retrieved September 16, 2003, from http:www.promedmail.org/pls/askus/f?p=2400: 1000.

Kehl, S. C. (2002). "Role of the laboratory in the diagnosis of enterohemorrhagic Escherichia coli infections." *J Clin Microbiol* **40**(8): 2711–15.

Kelly, T. K., P. Chalk, et al. (2004). *The Office of Science and Technology Blue Ribbon Panel on the Threat of Biological Terrorism Directed Against Livestock*, RAND Corporation.

Kennedy, M., R. Villar, et al. (2004). "Hospitalizations and deaths due to Salmonella infections, FoodNet, 1996–1999." *Clin Infect Dis* **38 Suppl 3**: S142–8.

Kimball, A. M. and K. Taneda (2004). "A new method for assessing the impact of emerging infections on global trade." *Rev Sci Tech* **23**(3): 753–60.

Kirk, M. D., C. L. Little, et al. (2004). "An outbreak due to peanuts in their shell caused by Salmonella enterica serotypes Stanley and Newport-sharing molecular information to solve international outbreaks." *Epidemiol Infect* **132**(4): 571–7.

Kitching, R. P. (2000). "OIE List A disease as a constraint to international trade." *Ann N Y Acad Sci* **916**: 50–54.

Koopmans, M., H. Vennema, et al. (2003). "Early identification of common-source foodborne virus outbreaks in Europe." *Emerg Infect Dis* **9**(9): 1136–42.

Kouba, V. (2003). "Quantitative analysis of global veterinary human resources." *Rev Sci Tech* **22**(3): 899–908.

Lashley, F. R. (2003). "Factors contributing to the occurrence of emerging infectious diseases." *Biol Res Nurs* **4**(4): 258–67.

Lee, K. and P. Patel (2002). "Far from the maddening cows: The global dimensions of BSE and vCJD." *Health impacts of globalization: towards global governance*. K. Lee. London, Palgrave-Macmillan: 47–60.

LeJeune, J. T., T. E. Besser, et al. (2004). "Longitudinal study of fecal shedding of Escherichia coli O157:H7 in feedlot cattle: predominance of persistence of specific clonal types despite massive cattle population turnover." *Appl Environ Microbiol* **70**(1): 377–84.

Leslie, J. and M. Upton (1999). "The economic implications of greater global trade in livestock and livestock products." *Rev Sci Tech* **18**(2): 440–57.

Lightowlers, M. W. (1999). "Eradication of Taenia solium cysticercosis: a role for vaccination of pigs." *Int J Parasitol* **29**(6): 811–17.

Lopez, A. S., J. M. Bendik, et al. (2003). "Epidemiology of Cyclospora cayetanensis and other intestinal parasites in the community of Haiti." *J Clin Microbiol* **41**(5): 2047–54.

Louzoun, Y., S. Solomon, et al. (2003). "World-size global markets lead to economic instability." *Artif Life* **9**(4): 357–70.

Ludwig, B., F. B. Kraus, et al. (2003). "Viral zoonoses – a threat under control?" *Interviology* **46**(2): 71–8.

Lupien, J. R. (2002). "The precautionary principle and other non-tariff barriers to free and fair international food trade." *Crit Rev Food Sci Nutr* **42**(4): 403–15.

Malhotra, K. (2003). *Making Global Trade Work for People*, United Nations Development Programme, Earthscan Publication.

Mansfield, L. S. and A. A. Gajadhar (2004). "Cyclospora cayetanensis, a food- and waterborne coccidian parasite." *Vet Parasitol* **126**(1–2): 73–90.

Matthews, D. (2003). "BSE: a global update." *J Appl Microbiol* **94 Suppl**: 120S–125S.

McCrindle, C. M. E. "Trends in Veterinary Public Health Regulations: possible impacts on poor consumers and producers of livestock products [not for quotation]."

McDonald's Corporation (2003). *McDonald's Global Policy on Antibiotic Use in Food Animals*.

McKean, J. D. (2001). "The importance of traceability for public health and consumer protection." *Rev Sci Tech* **20**(2): 363–71.

McLauchlin, J., R. T. Mitchell, et al. (2004). "Listeria monocytogenes and listeriosis: a review of hazard characterisation for use in microbiological risk assessment of foods." *Int J Food Microbiol* **92**(1): 15–33.

McMurray, C. S. R. (2001). *Diseases of Globalization*. London, Earthscan Publication Ltd.

Mead, P. S. and P. M. Griffin (1998). "Escherichia coli O157:H7." *Lancet* **352**(9135): 1207–12.

Mead, P. S., L. Slutsker, et al. (1999). "Food-related illness and death in the United States." *Emerg Infect Dis* **5**(5): 607–25.

Meadows, M. (2004). "The FDA and the fight against terrorism." *FDA Consum* **38**(1): 20–27.

Mellon, M., C. Benbrook, et al. (2001). "Hogging It! Estimates of Antimicrobial Abuse in Livestock." Union of Concerned Scientists.

Memish, Z. A., S. Venkatesh, et al. (200.). "Impact of travel on international spread of antimicrobial resistance." *Int J Antimicrob Agents* **21**(2): 135–42.

Mermin, J. L. Hutwagner, et al. (2004). "Reptiles, amphibians, and human Salmonella infection: a population-based, case-control study." *Clin Infect Dis* **38 Suppl 3**: S253–61.

Michion, H., K. Araki, et al. (1999). "Massive outbreak of Escherichia coli O157:H7 infection in schoolchildren in Sakai City, Japan associated with consumption of white radish sprouts." *Am J Epidemiol* **150**(8): 787–96.

Molbak, K., P. S. Mead, et al. (2002). "Antimicrobial therapy in patients with Escherichia coli O157:H7 infection." *Jama* **288**(8): 1014–16.

Morens, D. M., G. K. Folkers, et al. (2004). "The challenge of emerging and re-emerging infectious diseases." *Nature* **430**(6996): 242–9.

Morgan, N. (2001). Repercussions of BSE in International Meat Trade, United Nations Food and Agricultural Organisation.

Morohashi, Y. (1997). "Controversial issues surrounding the case of HIV infections and AIDS through the use of unheated commercial blood products." *Jpn Hosp* **14**: 1–3.

National Center for Biotechnology Information (1999). "The Salmonella battle plan: how Salmonella gain entry into human intestinal cells to grow and divide."

National Food Safety System Project (2001). Multistate Foodborne Outbreak Investigations: Guidelines for Improving Coordination and Communication.

National Research Council Committee on Science and Technology for Countering Terrorism (2002). *Making the Nation Safer: The Role of Science and Technology in Countering Terrorism*. Washington DC, National Academies Press.

Nicholson, B., Associated Press (2004). "Veterinary Corps are Being Outfitted for Bioterror Attacks; Units Would also Fight Disease Outbreaks." *The Washington Post*.

Nishtar, S. (2004). "Public-private 'partnerships' in health – a global call to action." *Health Res Policy Syst* **2**(1): 5.

O'Brien, S. J. and G. K. Adak (2002). "Escherichia coli O157:H7 – piecing together the jigsaw puzzle." *N Engl J Med* **347**(8): 608–9.

Office International des Épizooties Bovine spongiform encephalopathy.

Office International des Épizooties (2004). "Number of reported cases of bovine spongiform encephalopathy (BSE) in farmed cattle worldwide (excluding the United Kingdom)."

Ogden, I. D., N. F. Hepburn, et al. (2002). "Long-term survival of Escherichia coli O157 on pasture following an outbreak associated with sheep at a scout camp." *Lett Appl Microbiol* **34**(2): 100–104.

Oldfield, E. C. (2003). "The road to resistance: antibiotics as growth promoters for animals." *Am J Gastroenterol* **98**(2): 499.

Olson, K. B. (1999). "Aum Shinrikyo: once and future threat?" *Emerg Infect Dis* **5**(4): 513–16.

Osterholm, M. T. (1999). "Lessons learned again: cyclosporiasis and raspberries." *Ann Intern Med* **130**(3): 233–4.

Osterholm, M. T. (2000). "Emerging infections – another warning." *N Engl J Med* **342**(17): 1280–81.

Otsuki, T. M. Sewadeh, et al. (2001). *A Race to the Top? A Case Study of Food Safety Standards and African Imports*, The World Bank Group.

Pearce, N. (2004). "The globalization of epidemiology: introductory remarks." *Int J Epidemiol* **33**(5): 127–31.

Pellerin, C. (2000). "The next target of bioterrorism: your food." *Environ Health Perspect* **108**(3): A126–9.

Pieniazek, N. J. and B. L. Herwaldt (1997). "Reevaluating the molecular taxonomy: is human-associated Cyclospora a mammalian Eimeria species?" *Emerg Infect Dis* **3**(3): 381–3.

Pierson, M. (2003). *Farm to Fork – Looking Forward*. International Center for Food Industry Excellence, Texas Tech University.

Polyak, M. (2004). "The Threat of Agroterrorism: Economics of Bioterrorism." *Georgetown Journal of International Affairs*.

Posfay-Barbe, K. M. and E. R. Wald (2004). "Listeriosis." *Pediatr Rev* **25**(5): 151–9.

Price-Smith, A. T. (2001). *Plagues and Politics*. New York, Palgrave.

Price-Smith, A. T. (2002). *The Health of Nations*. Massachusetts, The MIT Press.

Ray, D. (2002). "Impacts of Bio-terrorism on the US Agricultural Sector and Exports: A Hypothetical Case of FMD." *Bio-terrorism and Food Security: Issues and Challenges*. Fargo, North Dakota.

Rhodes, R. (1997). *Deadly Feasts*. New York, Simon and Schuster.

Ribot, E. M., R. K. Wierzba, et al. (2002). "Salmonella enterica serotype Typhimurium DT104 isolates from humans, United States, 1985, 1990, and 1995." *Emerg Infect Dis* **8**(4): 387–91.

Robinson, A. (2001). *Veterinary Public Health and the Control of Zoonoses in Developing Countries*. FAO/WHO/OIE Electronic Conference on Veterinary Public Health and Control of Zoonoses in Developing Countries.

Ross, T. and T. A. McMeekin (2003). "Modeling microbial growth within food safety risk assessments." *Risk Anal* **23**(1): 179–97.

Rother, L. (2004). "South America Seeks to Fill the World's Table." *The New York Times*.

Rweyemamu, M. M. and V. Astudillo (2002). "Global perspective for foot and mouth disease control." *Rev. Sci. Tech. Off. Int. Epiz.* **21**(3).

Saker, L., K. Lee, et al. (2004). "Globalization and infectious diseases: A review of the linkages." *Social, Economic and Behavioural Research, Special Topics No. 3*, World Health Organization.

Schmid, G. P., A. Buve, et al. (2004). "Transmission of HIV-1 infection in sub-Saharan Africa and effect of elimination of unsafe injections." *Lancet* **363**(9407): 482–8.

Scudamore, J. M. "The dynamics of SPS (animal health and food safety) regulations and impacts on domestic livestock markets in developing countries [not for quotation]."

Shaffer, E. R., H. Waitzkin, et al. (2005). "Global Trade and public health." *Am J Public Health* **95**(1): 23–34.

Shanm H., J. X. Wang, et al. (2002). "Blood banking in China." *Lancet* **360**(9347): 1770–75.

Shnayerson, M. and M. J. Plotkin (2002). *The Killers Within*. New York, Little, Brown and Company.

Simonsen, G. S., J. W. Tapsall, et al. (2004). "The antimicrobial resistance containment and surveillance appoach – a public health tool." *Bull World Health Organ* **82**(12): 928–34.

Sivapalasingam, S., C. R. Friedman, et al. (2004). "Fresh produce: a growing cause of outbreaks of foodborne illness in the United States, 1973 through 1997." *J Food Prot* **67**(10): 2342–53.

Sklair, L. (2001). *The Transnational Capitalist Class*, Oxford, Blackwell.

Slutsker, L., A. A. Ries, et al. (1997). "Escherichia coli O157:H7 diarrhea in the United States: clinical and epidemiologic features." *Ann Intern Med* **126**(7): 505–13.

Smith, R. D. (2004). "Foreign direct investment and trade in health services: a review of the literature." **59**: 2313–23.

Soave, R., B. L. Herwaldt, et al. (1998). "Cyclospora." *Infect Dis Clin North Am* **12**(1): 1–12.

Sobel, J., A. S. Khan, et al. (2002). "Threat of a biological terrorist attack on the US food supply: the CDC perspective." *Lancet* **359**(9309): 874–80.

Steinfeld, H. (2004). "The livestock revolution – a global veterinary mission." *Vet Parasitol* **125**(1–2): 19–41.

Sterling, C. R. and Y. R. Ortega (1999). "Cyclospora: an enigma worth unraveling." *Emerg Infect Dis* **5**(1): 48–53.

Steyerberg, E. W., S. E. Bleeker, et al. (2003). "Internal and external validation of predictive models: a simulation study of bias and precision in small samples." *J Clin Epidemiol* **56**(5): 441–7.

Supervie, V. and D. Costagliola (2004). "The unrecognised French BSE epidemic." *Vet Res* **35**(3): 349–62.

Suppan, S. (2004). Consumer International's Decision-Making in the Global Market: Codex Briefing Paper, Institute for Agriculture and Trade Policy.

Taubenberger, J. K. and S. P. Layne (2001). "Diagnosis of influenza virus: coming to grips with the molecular era." *Mol Diagn* **6**(4): 291–305.

Taylor, D. M. and S. L. Woodgate (2003). "Rendering practices and inactivation of transmissible spongiform encephalopathy agents." *Rev Sci Tech* **22**(1): 297–310.

Teunis, P., K. Takumi, et al. (2004). "Dose response for infection by Escherichia coli O157:H7 from outbreak data." *Risk Anal* **24**(2): 401–7.

Thiermann, A. (2004) "Adapting veterinary infrastructures to meet the challenges of globalisation and the requirements of the World Trade Organization Agreement on Sanitary and Phytosanitary Measures." *Rev Sci Tech* **23**(1): 109–14.

Threll, E. J., I. S. Fisher, et al. (2003). "Antimicrobial drug resistance in isolates of Salmonella enterica from cases of salmonellosis in humans in Europe in 2000: results of international multi-centre surveillance," *Euro Surveill* **8**(2): 41–5.

Torres, A., M. J. David, et al. (2002). "Risk management of international trade: emergency preparedness." *Rev Sci Tech* **21**(3): 493–8.

Townsend, P. G. D. (2002). *World Poverty*. Bristol UK, The Policy Press.

Trampuz, A., R. M. Prabhu, et al. (2004). "Avian influenza: a new pandemic threat?" *Mayo Clin Proc* **79**(4): 523–30; quiz 530.

U.S. Census Bureau (2002). Foreign Trade Statistics.

U.S. Department of Agriculture (2004). USDA Homeland Security Efforts.

U.S. Department of Agriculture, Food Safety and Inspection Service (2002). Colorado Firm Recalls Beef Trim and Ground Beef Products for Possible E. Coli. O157:H7.

U.S. Food and Drug Administration (2003). Import Program System Information.

U.S. General Accounting Office (2000). Food Safety Actions Needed by USDA and FDA to Ensure that Companies Promptly Carry Out Recalls.

U.S. General Accounting Office (2001). Food Safety: CDC is Working to Address Limitations in Several of Its Foodborne Disease Surveillance Systems.

U.S. General Accounting Office (2001). Global Health: Challenges to Improving Infectious Disease Surveillance Systems.

U.S. General Accounting Office (April 2004). Antibiotic Resistance: Federal Agencies Need to Better Focus Efforts to Address Risks to Humans from Antibiotic Use in Animals.

U.S. State Department Convention on the Prohibition of the Development, Production and Stockpiling of Bacteriological (Biological) and Toxin Weapons and on their Destruction.

USDA Foreign Agricultural Service (2001). "FDA Says No to Access for Guatemala Raspberries, Citing Health Concerns."

Van Voris, B. (1997). "Jack in the Box Ends E. Coli Suits." *The National Law Journal*.

Venkatesh, S. and Z. A. Memish (2003). "Bioterrorism – a new challenge for public health." *Int J Antimicrob Agents* **21**(2): 200–206.

Voelker, R. (2002). "Listeriosis outbreak prompts action – finally." *Jama* **288**(21): 2675–6.

Walther, B. A. and P. W. Ewald (2004). "Pathogen survival in the external environment and the evolution of virulence." *Bio Rev Camb Philos Soc* **79**(4): 849–69.

Watanabe, Y., K. Ozasa, et al. (1999). "Factory outbreak of Escherichia coli O157:H7 infection in Japan." *Emeg Infect Dis* **5**(3): 424–8.

Webster, R. G. (1997). "Influenza virus: transmission between species and relevance to emergence of the next human pandemic." *Arch Virol Suppl* **13**: 105–13.

Weinberg, P. D., J. Houmshell, et al. (2002). "Legal, financial, and public health consequences of HIV contamination of blood and blood products in the 1980s and 1990s." *Ann Intern Med* **136**(4): 312–19.

Weir, E., K. Dore, et al. (2004). "Enhanced surveillance for Salmonella Newport." *Cmaj* **171**(2): 127–8.

Williams, R. A. and K. M. Thompson (2004). "Integrated analysis: combining risk and economic assessments while preserving the separation of powers." *Risk Anal* **24**(6): 1613–23.

Wilson, D. W. and P. T. Beers (2001). "Global trade requirements and compliance with World Trade Organization agreements: the role of tracing animals and animal products." *Rev Sci Tech* **20**(2): 379–84.

Wilson, K. and M. N. Ricketts (2004). "The success of precaution? Managing the risk of transfusion transmission of variant Creutzfeldt-Jakob disease." *Transfusion* **44**(10): 1475–8.

Windsor, R. S. (2002). "Relating national veterinary services to the country's livestock industry: case studies from four countries – Great Britain, Botswana, Peru, and Vietnam." *Ann N Y Acad Sci* **969**: 39–47.

Wolf, D. G., D. Rekhtman, et al. (2004). "A summer outbreak of influenza A virus infection among young children." *Clin Infect Dis* **39**(4): 595–7.

World Bank Group (2002). Developing countries – Health, Nutrition – 2002.

World Health Organization. *WHO trade and health*, from http://www.who.int/trade/en/.

World Health Organization Drug Resistance.

World Health Organization (2001). Health Aspects of Biological and Chemical Weapons.

World Health Organization (2001). "WHO Global Strategy for Containment of Antimicrobial Resistance." 2.

World Health Organization (2002). Food safety and foodborne illness.

World Health Organization (2002). Future Trends in Veterinary Public Health. *WHO Technical Report Series*. Geneva.

World Health Organization (May 23, 2005). World health assembly adopts to International Health Regulations: New rules govern national and international responses to disease outbreaks.

World Health Organization/World Trade Organization (2002). WTO Agreements and Public Health: A joint study by the WHO and the WTO Secretariat. Geneva, WHO/WTO.

World Trade Organization (1999). Technical Barriers to the Market Access of Developing Countries.

Zhu, T., B. T. Korber, et al. (1998). "An African HIV-1 sequence from 1959 and implications for the origin of the epidemic." *Nature* **391**(6667): 594–7.

缩 略 语

AIDS	获得性免疫缺陷综合征（艾滋病）
APEC	亚太经济合作组织
ASEAN	东南亚国家联盟
BSE	牛海绵状脑病（俗称疯牛病）
BWC	禁止细菌（生物）及毒素武器的发展、生产及储存以及销毁这类武器的公约（简称禁止生物武器公约）
CAR	中非共和国
CDC	（美国）疾病控制和预防中心
CFSAN′	美国食品安全和应用营养中心
CISET	白宫国际科学工程技术委员会
ELISA	酶联免疫吸附试验
EIS	流行病情报服务
EU	欧洲联盟（简称欧盟）
FSIS	美国农业部食品安全监督服务局
FAO	联合国粮食及农业组织（简称粮农组织）
FAOSTAT	联合国粮食及农业组织数据库
FDA	美国食品药品管理局
FERN	食品紧急事件应对网
FNB	美国食品与营养委员会
GAO	美国审计总署（又称政府问责署，政府责任办公室；曾称总会计办公室）
GATT	关税及贸易总协定（简称关贸总协定）
GATS	服务贸易总协定
GOARN	全球疫情警报和反应网
GSS	全球沙门菌监测网
HEPA	高效过滤式空气净化器
HIPPA	健康保险责任法案
HIV	人类免疫缺陷病毒
HPAI	高致病性禽流感

IHR	国际卫生条例
IOM	美国医学研究所
IPPC	国际植物保护公约
ISO	国际标准化组织
MBM	肉骨粉
MMWR	发病率和死亡率周报
nvCJD	新型克–雅病
NARMS	国家抗菌药物耐药监测系统
NAFTA	北美自由贸易协定
NIH	美国国立卫生研究院
OECD	经济合作与发展组织（简称经合组织）
OIE	世界动物卫生组织（又称国际兽疫局、国际动物流行病办公室）
PAHO	泛美卫生组织
RNA	核糖核酸
SARS	严重急性呼吸综合征（传染性非典型肺炎，"非典"）
SPS	实施动植物卫生检疫措施的协议
TBCA	泰国艾滋病防治商业联盟
TEPHINET	流行病及公共卫生干预网络培训项目
TBT	技术性贸易壁垒协议
TRIPS	与贸易有关的知识产权协定
USDA	美国农业部
WHO	世界卫生组织
WPRO	世界卫生组织西太平洋区域办事处
WTO	世界贸易组织（简称世贸组织）

各章节图题

各章节表题